U0325145

The Ultrasonic Diagosis of Gynecopathy

实用妇科疾患超声诊断

主　编　吴钟瑜　张志坤

编　委　姜　珊　李慧东

摄　影　刘　念　张桃英

天津出版传媒集团

天津科技翻译出版有限公司

图书在版编目(CIP)数据

实用妇科疾患超声诊断/吴钟瑜,张志坤主编. —天津:天津科技翻译出版有限公司,2016.9

ISBN 978-7-5433-3601-8

Ⅰ.①实… Ⅱ.①吴… ②张… Ⅲ.①妇产科病-超声波诊断 Ⅳ.①R710.4

中国版本图书馆 CIP 数据核字(2016)第095164号

出　　版:天津科技翻译出版有限公司
出 版 人:刘 庆
地　　址:天津市南开区白堤路244号
邮政编码:300192
电　　话:(022)87894896
传　　真:(022)87895650
网　　址:www.tsttpc.com
印　　刷:山东鸿君杰文化发展有限公司
发　　行:全国新华书店
版本记录:889×1194　16开本　10印张　200千字
2016年9月第1版　2016年9月第1次印刷
定价:158.00元(配3张DVD)

主编简介

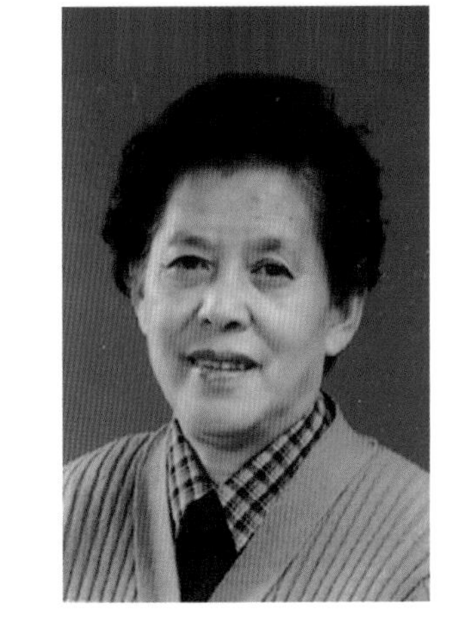

吴钟瑜,主任医师,享受国务院专家津贴荣誉。1958年毕业于天津医学院医疗系本科,毕业分配到天津市中心妇产科医院工作。1982年赴美国San Diego加州大学医学院学习,专攻妇产科超声诊断专业。回国后继续深入刻苦钻研,积累了大量丰富的国内第一手资料,并出版了《实用妇产科超声诊断学》,这在当时填补了国内有关妇产科超声诊断专著的空白。1983年建立了天津市中心妇产科医院基础水平雄厚的超声科室,成为天津地区的妇产科超声中心。

出版了《实用妇产科超声诊断学》《实用妇产科超声彩色图谱》《妇产科超声鉴别诊断图谱》《新编实用妇产科超声学》《实用经阴道超声诊断学》《妇科肿瘤超声诊断》《产科超声诊断:先天性胎儿畸形与产科疾患》等多部图书。荣获科技成果奖8项,发表论文20余篇,共举办15次妇产科超声诊断学习班。

吴钟瑜在妇产科超声诊断学方面为我国做出了卓越贡献。

前　言

鉴于超声仪器性能的快速发展和诊断技术的逐渐成熟,超声检查已成为妇产科临床诊断不可缺少的工具,不仅可作为器质性病变的诊断方法,同时在功能性病变的诊断中起着越来越重要的作用。

继《妇科肿瘤超声诊断》及《产科超声诊断:先天性胎儿畸形与产科疾患》出版后,《实用妇科疾患超声诊断》即将问世。这三本书均以二维及超声多普勒图像为基础,辅以三维图像,以加深读者对声像图的理解。

之所以应用电子版方式出版三本超声诊断书籍,是为了使读者更加便于阅读、便于记忆。其方式是以书籍作为指导,读者可应用动态声像图了解各种疾病的演变过程,同时辅以标本图像与病理结果作为佐证,使诊断更加精确。

企望本书能对妇产科超声医生和妇产科临床医生的日常工作有所帮助。不当之处,敬请批评指正。

吴钟瑜

2016.1

目录

第 1 章

盆腔内女性生殖器官的超声特点

盆腔脏器的应用解剖图像

- 盆腔内肌肉
- 盆腔内生殖器官
- 盆腔内泌尿器官
- 盆腔内骨界
- 盆腔内血管
- 盆腔内肠管

盆腔内脏器

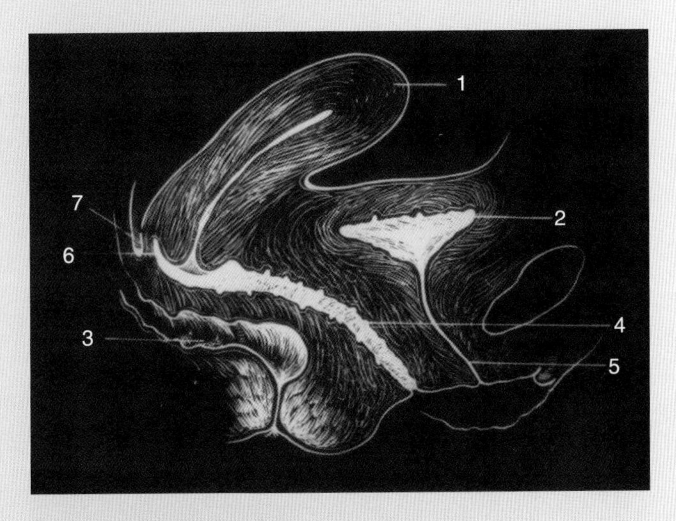

图 1.1　盆腔内脏器示意图。
1.子宫;2.膀胱;3.直肠;4.阴道;5.尿道;6.后穹隆;7.子宫直肠窝

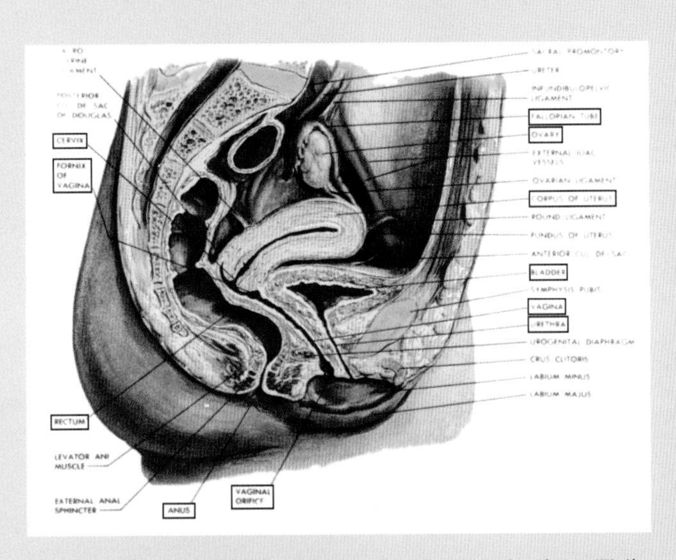

图 1.2　盆腔内脏器的彩色解剖图。图上可见子宫、直肠、阴道、膀胱、输卵管及卵巢、子宫直肠窝。

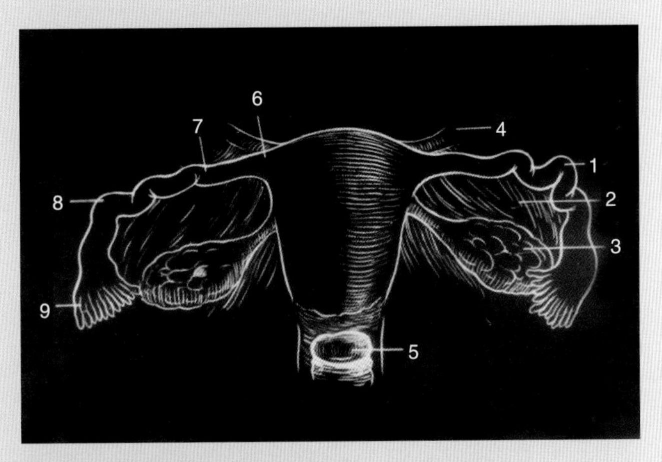

图 1.3　子宫后面观。图上可见子宫、输卵管及卵巢的关系。
1.输卵管;2.输卵管系膜;3.卵巢;4.圆韧带;5.宫颈;6.间质部;7.峡部;8.壶腹部;9.伞部

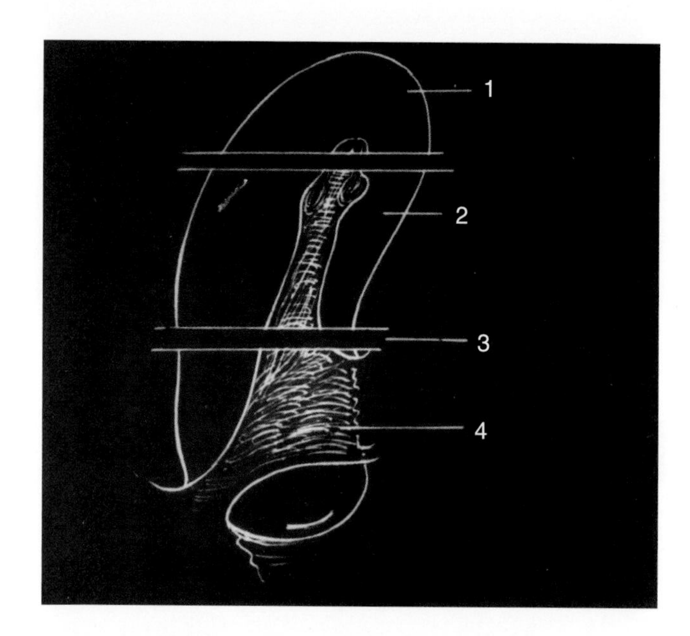

图 1.4 子宫侧面观。子宫分为宫底、宫体、宫颈三部分。
1.宫底；2.宫体；3.峡部；4.宫颈

图 1.5 子宫矢状面、冠状面示意图。(A)子宫矢状面：从外向内可见浆膜层、肌层、黏膜层。(B)子宫冠状面：可见三角形的宫腔及梭状子宫颈管。
1.宫底；2.宫腔；3.峡部；4.子宫颈管；5.宫外口；6.浆膜层；7.肌层；8.黏膜层；9.宫体，占 2/3；10.宫颈，占 1/3 ；11.宫内口

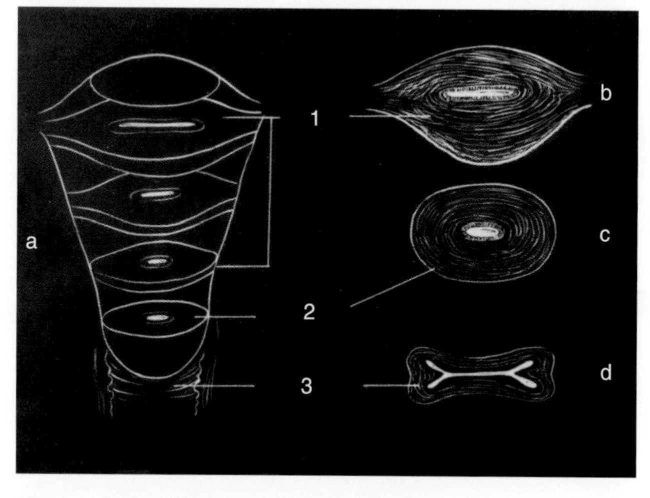

图 1.6 宫体、宫颈及阴道的横切面示意图。
a.子宫多个横切面；b.宫体(输卵管水平)横切面；c.宫颈横切面；d.阴道上段横切面；1.宫体；2.宫颈；3.阴道

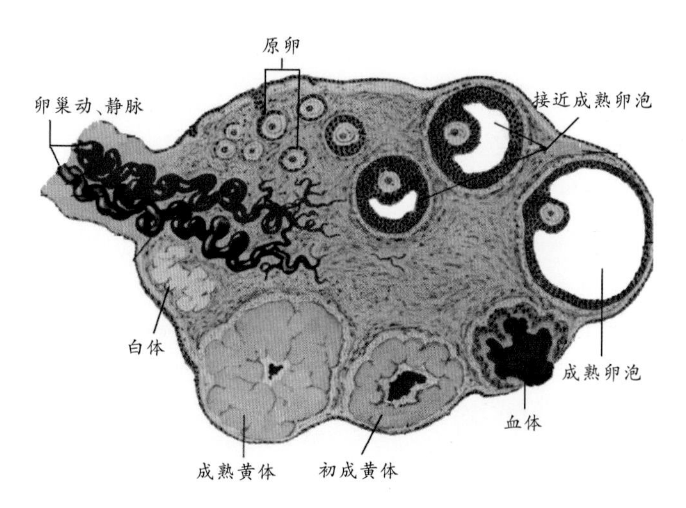

图 1.7 卵巢彩色示意图。图上可见卵巢动、静脉及各个时期卵巢滤泡的结构。

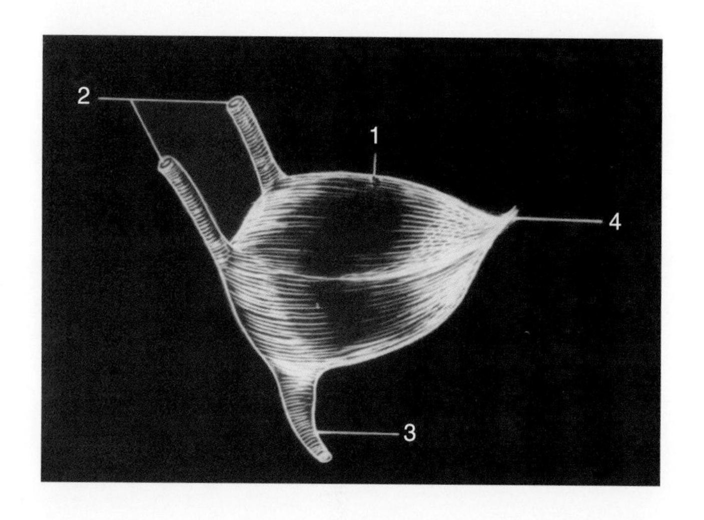

图 1.8 膀胱侧面外观示意图。
1.膀胱；2.输尿管；3.尿道；4.脐尿管

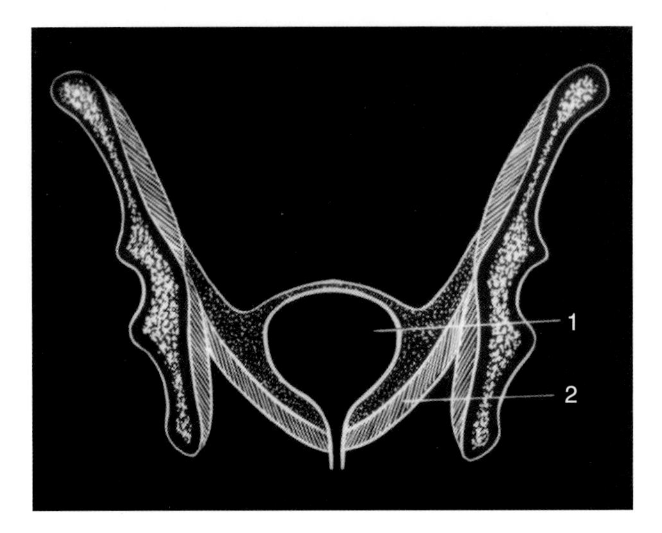

图 1.9　膀胱冠状切面示意图。膀胱呈方圆形。
1.膀胱;2.盆膈膜

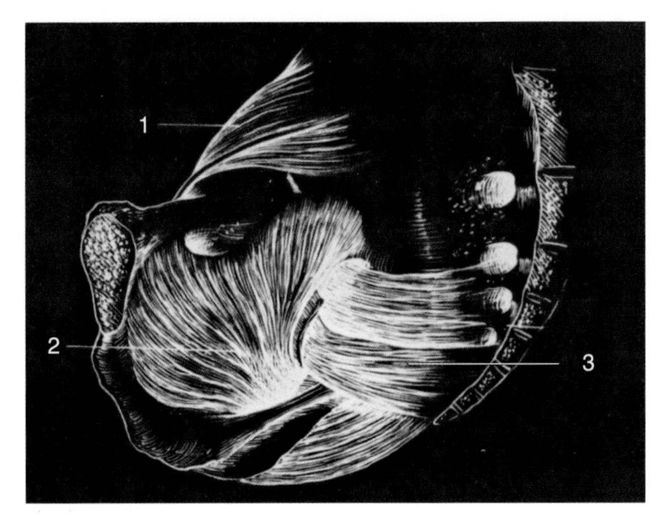

图 1.10　骨盆内壁肌肉示意图。
1.髂腰肌;2.闭孔内肌;3.梨状肌

骨盆内壁肌肉

盆腔内可见到三对肌肉:髂腰肌(IP)、闭孔内肌(IO)和梨状肌(PI)。

髂腰肌:纵切面,下腹两侧斜切可见两条长带状肌肉,中央有一条亮线(腱鞘)。

闭孔内肌:位于小骨盆内侧,呈扇面形,不易查见,横切面扫查时,向尾部倾斜 10° ~15° ,则可能见到此对肌肉。

梨状肌:在宫颈下方两侧的两条肌肉。

髂窝三角的构成

- 髂窝三角的上边为腹壁腹膜。
- 髂窝三角的下边为髂腰肌的上缘。
- 髂窝三角内在正常情况下充满肠管。
- 髂窝三角内如有液体,其底边为活动的肠管,如髂窝内有囊肿,呼吸时肠管不进入。

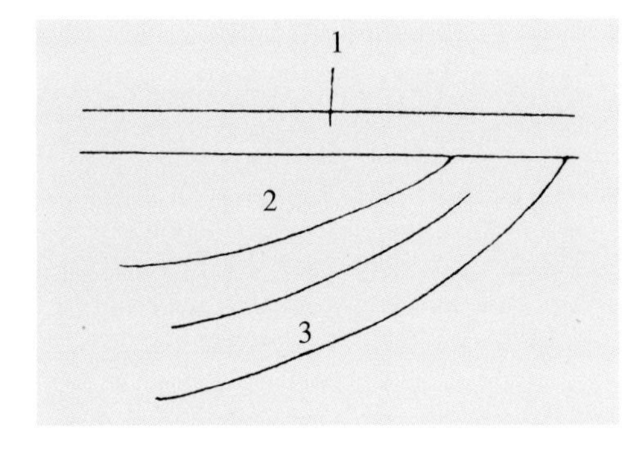

图 1.11　髂窝三角示意图。
1.腹壁(最内层为腹膜);2.髂窝三角由 1、3 形成锐角,三角内充满小肠;3.髂腰肌(带状),此三角为窥测腹腔液体极敏感的地方

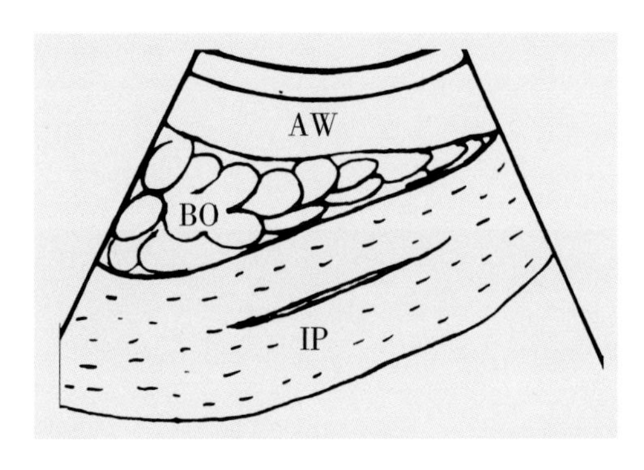

图 1.12　髂窝三角示意图。髂窝三角由腹壁与髂腰肌夹角构成。此角为一锐角,内充满肠管,当腹腔有液体时,此角内可见液性暗区。
BO,肠管;IP,髂腰肌;AW,腹壁

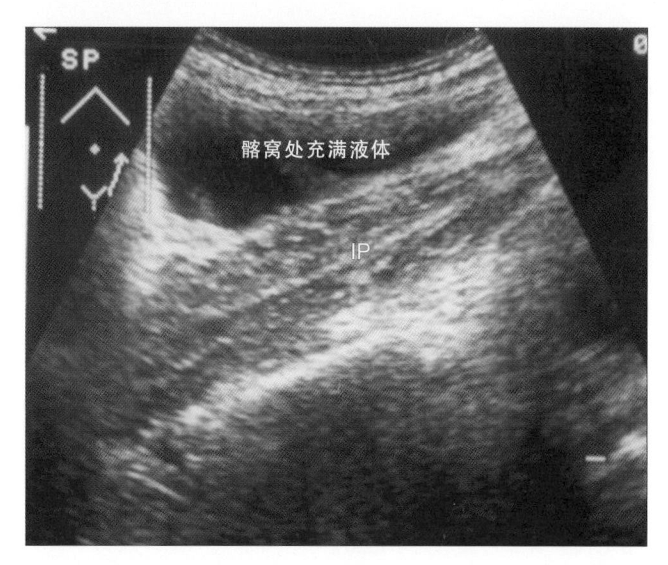

图 1.13 髂窝三角超声图像。髂腰肌位于下腹两侧，斜切可见两条长带状肌肉，中央有一条亮线（腱鞘）。

IP，髂腰肌

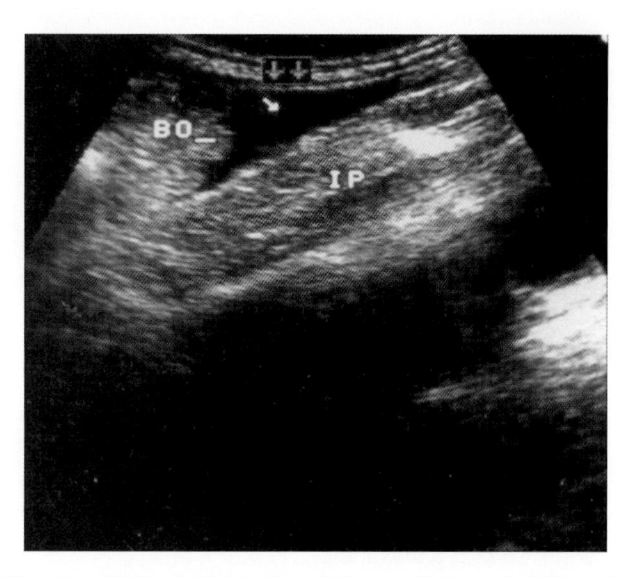

图 1.15 髂窝三角超声图像。髂窝三角（箭头）内发现腹水，形成一三角形液性暗区。上边为腹壁，下边为髂腰肌，底部为漂动的肠管。

BO，肠管；IP，髂腰肌

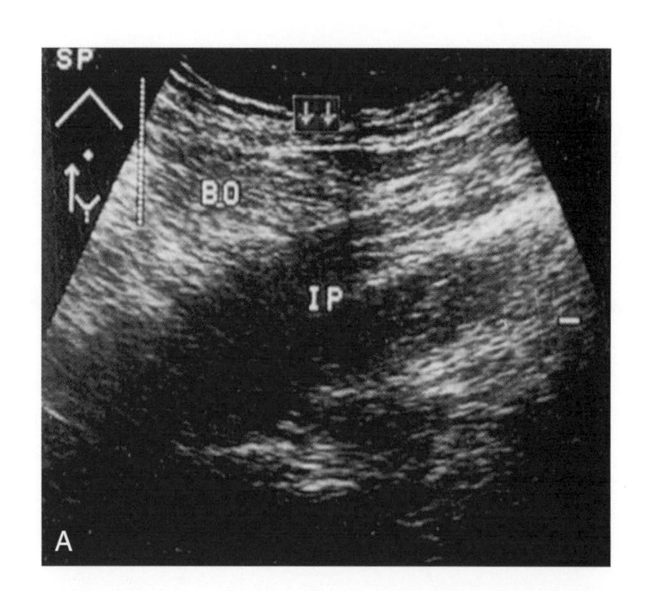

图 1.14 髂窝三角超声图像。箭头所指处为髂窝三角的上缘，此为腹壁；IP 为髂腰肌，构成了髂窝三角的下缘。髂窝三角内充满了肠管。

BO，肠管

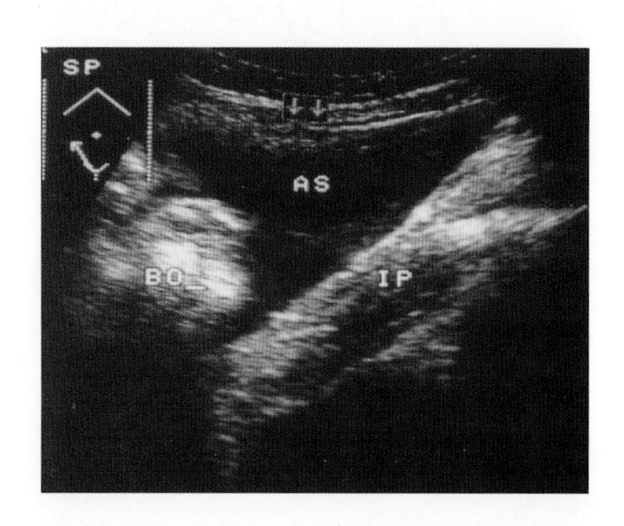

图 1.16 髂窝三角大量腹水超声图像。右侧髂窝三角内发现大量腹水，形成一三角形液性暗区。上边为腹壁（箭头），下边为髂腰肌，底部为漂动的肠管，肠管随呼吸上下移动。

AS，液性暗区；IP，髂腰肌；BO，肠管

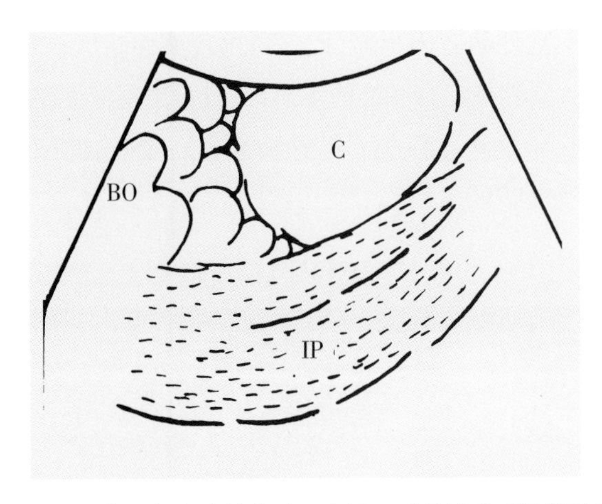

图 1.17　髂窝三角内液性囊肿示意图。呼吸运动时肠管被囊壁挡住不能进入髂窝。

IP,髂腰肌;BO,肠管;C,囊肿

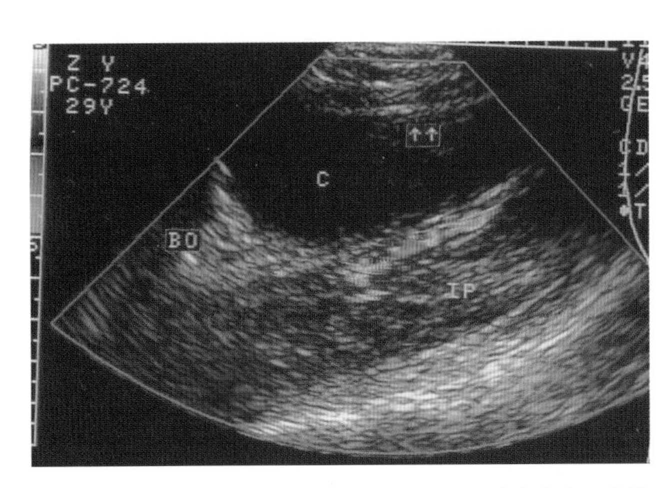

图 1.18　髂窝内液性囊肿超声图像。图上可见髂窝内有一液性囊肿。箭头所指处为囊壁上方的腹壁,呼吸运动时肠管被囊壁挡住不能进入髂窝。

C,囊肿;IP,髂腰肌;BO,肠管

髂腰肌横切面的超声特点

充盈膀胱的两侧上方突出的圆形包块为髂腰肌的横切面。

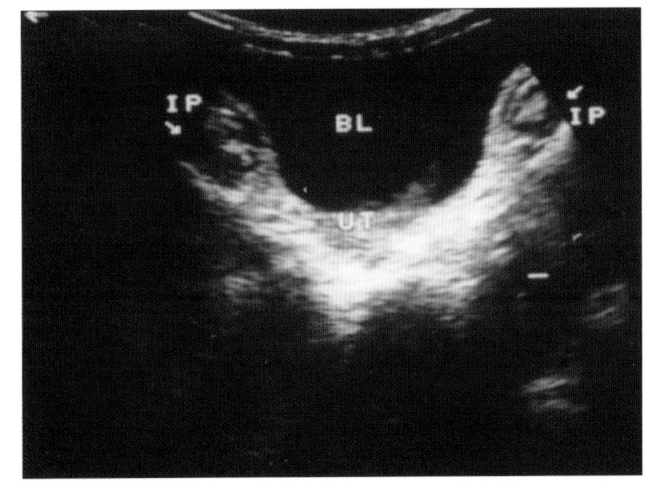

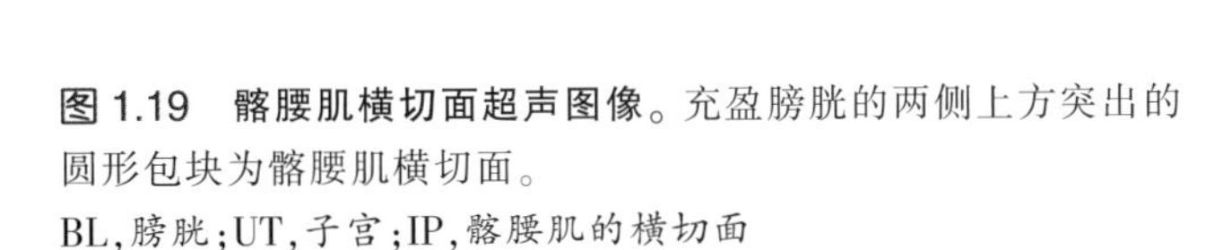

图 1.19　髂腰肌横切面超声图像。充盈膀胱的两侧上方突出的圆形包块为髂腰肌横切面。

BL,膀胱;UT,子宫;IP,髂腰肌的横切面

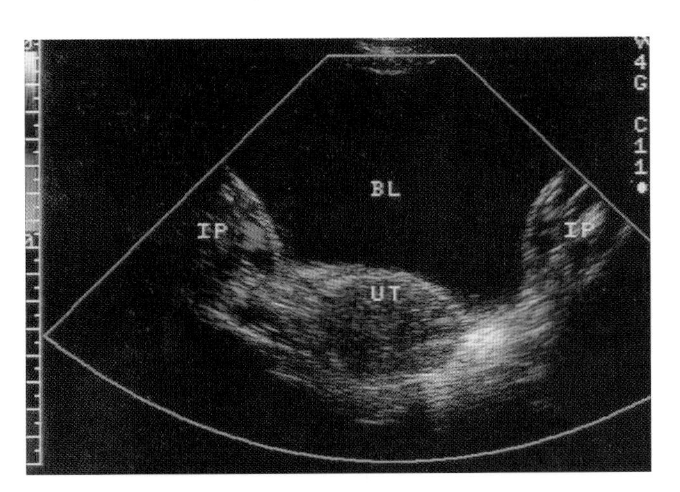

图 1.20　髂腰肌横切面的彩色超声图像。充盈膀胱的两侧上方突出的圆形包块为髂腰肌横切面,其内可见髂内、外血管通过。髂腰肌内红蓝相间的血流图像为髂内、外血管的横切面。

BL,膀胱;UT,子宫的横切面;IP,髂腰肌

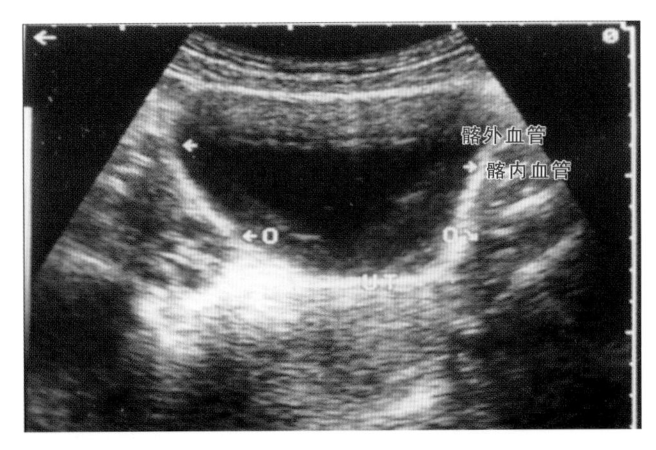

图 1.21　髂腰肌的横切面,即髂内、外血管的超声图像。充盈膀胱的两侧上方的圆形包块可见髂腰肌横切面, 其内可见髂内、外血管通过。髂腰肌附近可见双侧卵巢回声。

UT,子宫的横切面;O,卵巢

髂窝三角的临床意义

- 正常髂窝三角充满了小肠。
- 髂窝三角出现液性暗区时应引起注意。
  - 宫外孕有内出血，此三角出现液性暗区。
  - 盆腔炎症有脓性液渗出，此三角出现液性暗区。
  - 卵巢和盆腔的恶性肿物或术后复发，此三角可出现液性暗区。

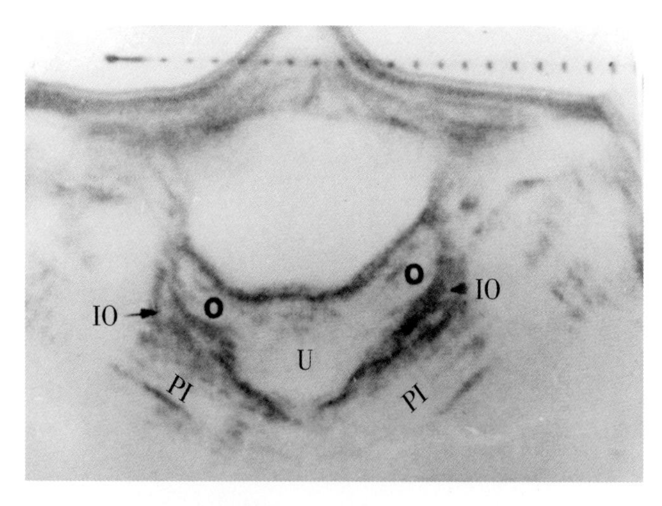

图 1.22 闭孔内肌示意图。闭孔内肌位于小骨盆内侧，呈扇面形，不易查见。

U，子宫；O，卵巢；IO，闭孔内肌；PI，梨状肌

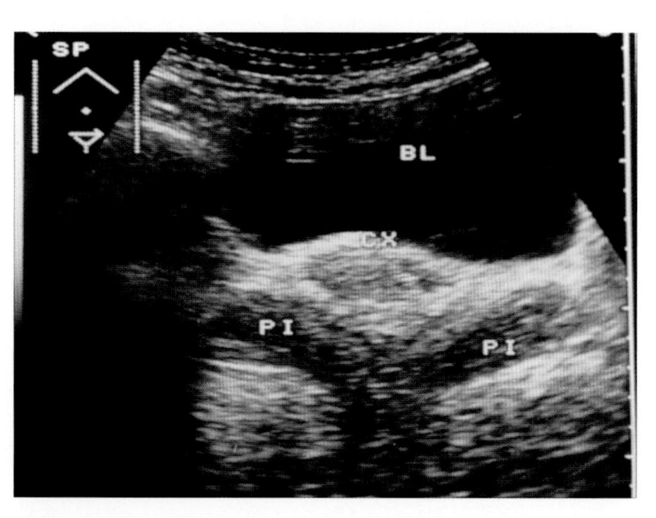

图 1.23 梨状肌超声图像。横切面：在宫颈下方两侧的两条肌肉为梨状肌。

BL，膀胱；CX，宫颈；PI，梨状肌

盆腔内生殖器官

各个时期的子宫声图像

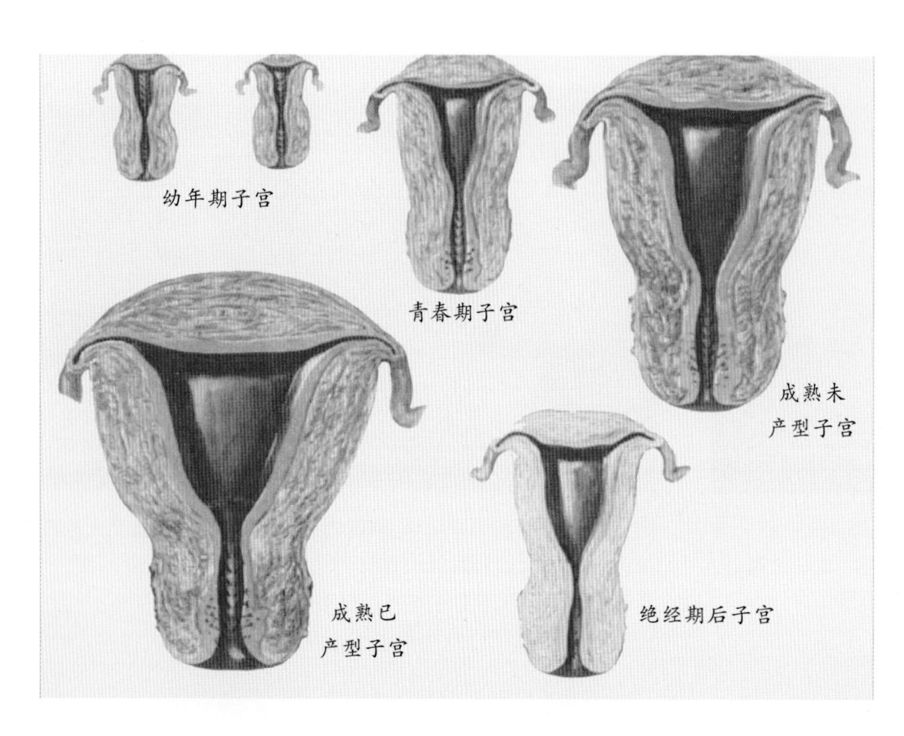

图 1.24 各个时期的子宫示意图。

幼年期

2 个月至 7 岁，此期子宫不发育，很小，宫体：宫颈 =1：1，卵巢细长，卵巢未发育。7~12 岁，子宫逐渐发育，卵泡发育，但不排卵。

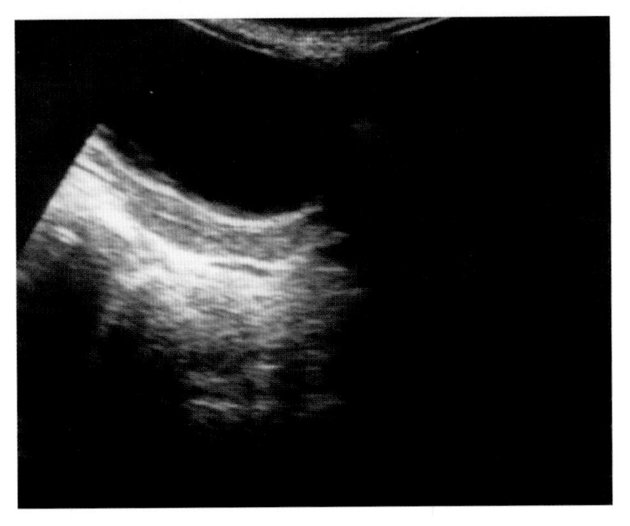

图 1.25　幼年期子宫超声图像。患者，3 岁，幼年期子宫，宫体与宫颈之比约为 1:1，可见线形宫波。

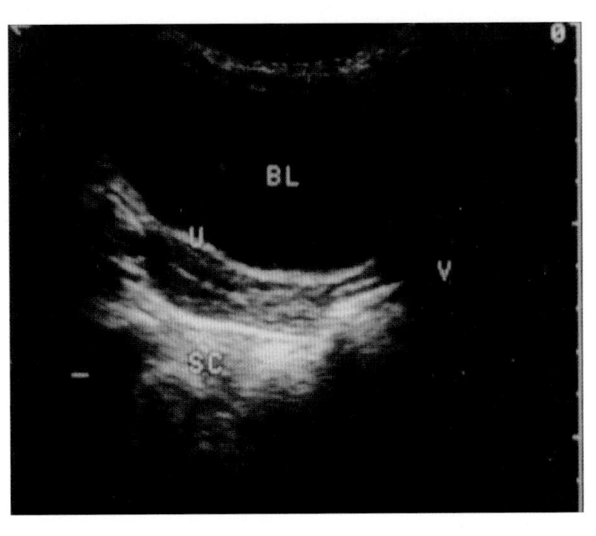

图 1.26　幼年期子宫超声图像。患者，8 岁，幼年期子宫，宫体与宫颈之比约为 1:1，可见宫波及阴道气线。
U，子宫；BL，膀胱；V，阴道，SC，骶骨

青春期

13~18 岁，此期生殖器官发育很快，子宫明显增大。宫体：宫颈 =2：1。卵巢长大，卵泡发育，月经来潮。

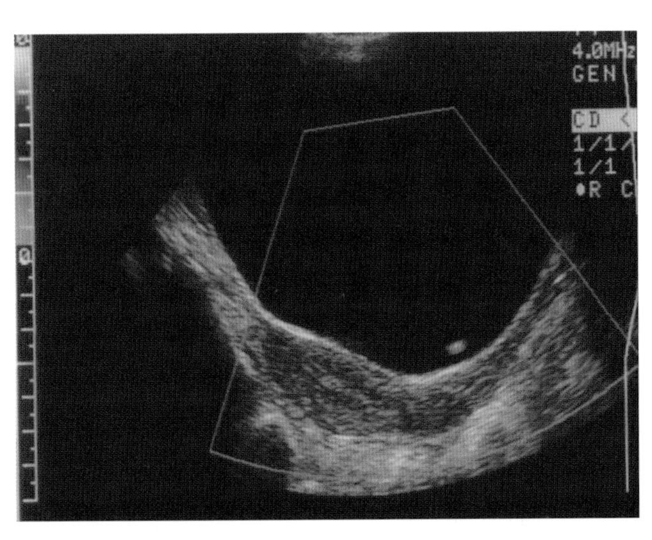

图 1.27　青春期子宫超声图像。子宫明显增大，宫体与宫颈之比约为 2:1，可见宫波。

生育期

此期约持续 30 年，未产妇与已产妇子宫形态有所不同，子宫内膜呈周期性变化，卵巢发育，并有排卵。

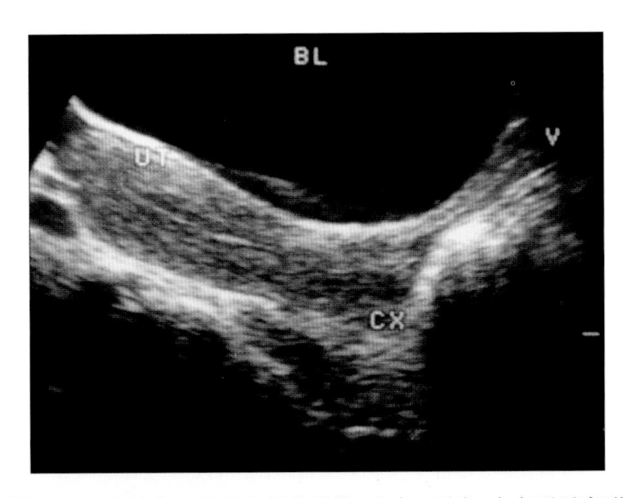

图 1.28　成熟未产型子宫超声图像。患者，28 岁，未产型子宫形态。膀胱下方可见前倾的子宫，表面光滑，宫肌为中等回声，中央一条亮线为宫波，宫体与宫颈之间界限可由子宫前表面轻度角度分开，宫颈后方条形衰减回声为阴道，内可见阴道气线。
BL，膀胱；CX，宫颈；V，阴道；UT，宫体

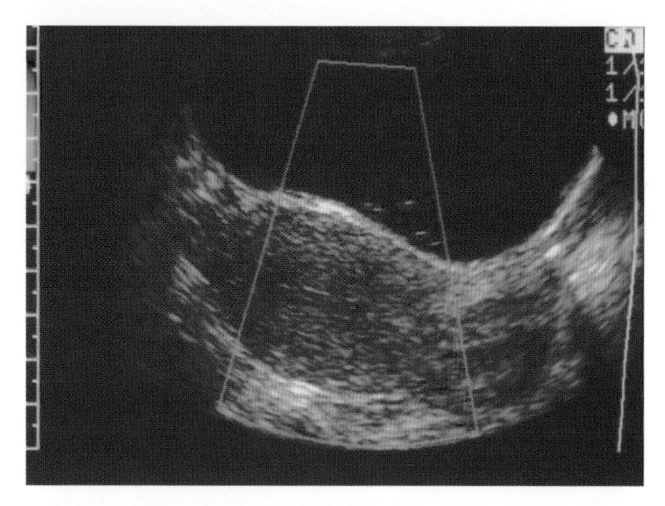

图 1.29　**成熟已产型子宫超声图像**。宫体明显增大，宫颈回声增强。

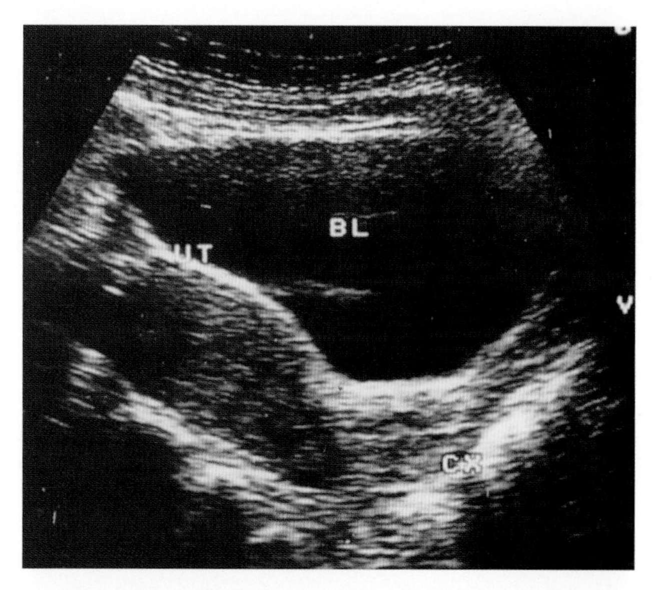

图 1.30　**宫颈与宫体超声回声对比图像**。这是已产型子宫超声图像，图上可见宫颈回声增强，宫体与宫颈回声不同，宫体回声较低，因宫颈纤维筋膜较多，宫颈回声较强。
BL，膀胱；CX，宫颈；UT，宫体；V，阴道

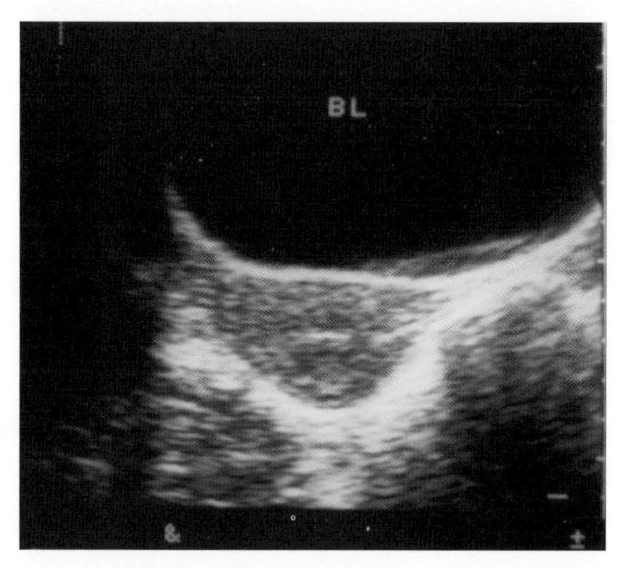

图 1.31　**生育期子宫横切面超声图像**。此切面位于输卵管水平，子宫前表面平坦，后表面突出呈三角形，子宫两侧突出如鸟嘴状，为阔韧带的一部分，宫波居中。
BL，膀胱

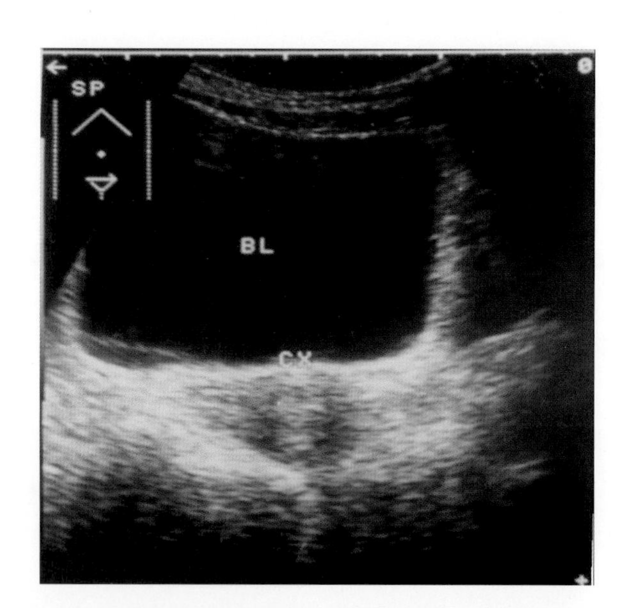

图 1.32　**宫颈横切面超声图像**。横切时，膀胱成方圆形。
CX，宫颈横切面；BL，膀胱

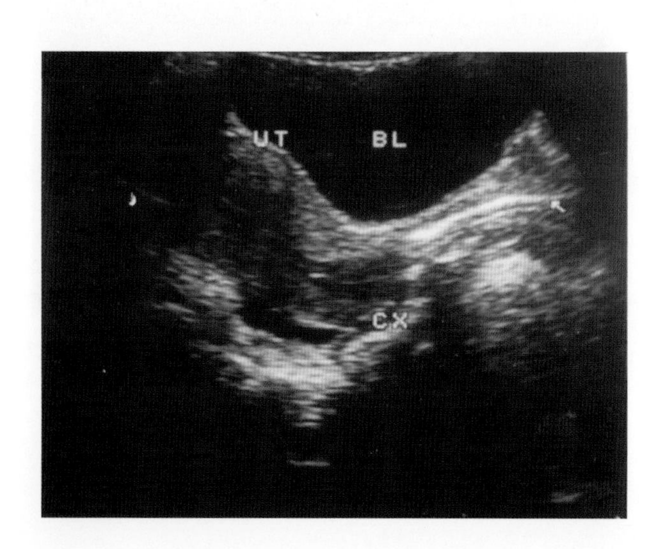

图 1.33　**阴道气线超声图像**。此图为 35 岁经产妇子宫纵切面超声图像，可见阴道前后壁之间有一条光亮长条为阴道气线（箭头）。
UT，宫体；CX，宫颈；BL，膀胱

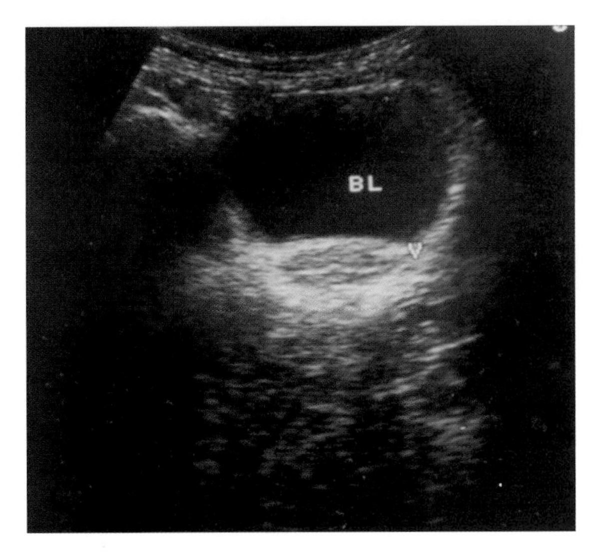

图1.34 阴道气线横切面超声图像。患者,27岁,膀胱后方可见一长条形衰减结构,其中央有一横线(阴道气线)。气线上方为阴道膀胱膈,气线下方为阴道直肠膈。

BL,膀胱;V,阴道

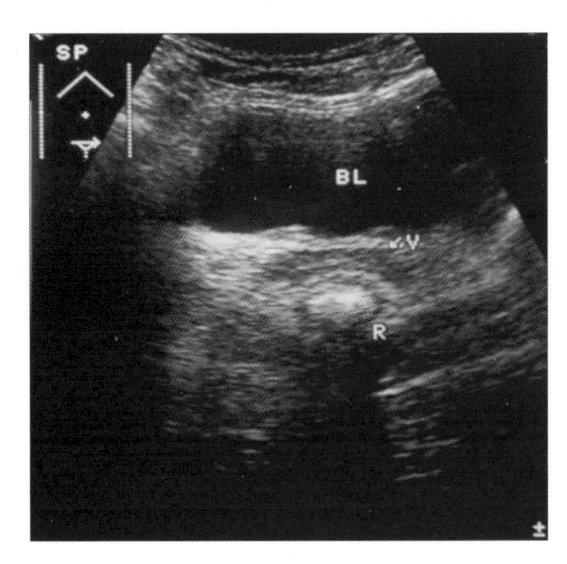

图1.35 阴道横切面超声图像。图1.34患者阴道横切面,其内的横线为阴道气线,其上方为膀胱。阴道直肠膈下方可见一稍强回声区为直肠影像。

BL,膀胱;V,阴道;R,直肠

更年期

45~50岁子宫变化不大,卵巢内卵泡虽然发育,但排卵功能障碍,常有无排卵性月经。

老年期

60岁以后,卵巢功能消失,子宫和卵巢均萎缩。

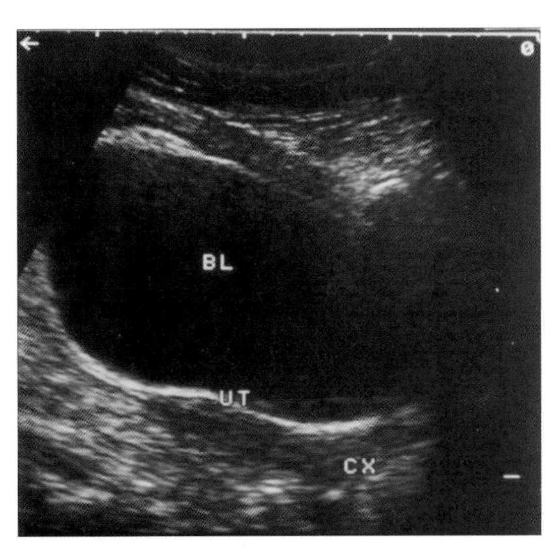

图1.36 更年期子宫超声图像。更年期子宫开始萎缩,宫体呈一梭形,宫波不明显。

UT,宫体;CX,宫颈;BL,膀胱

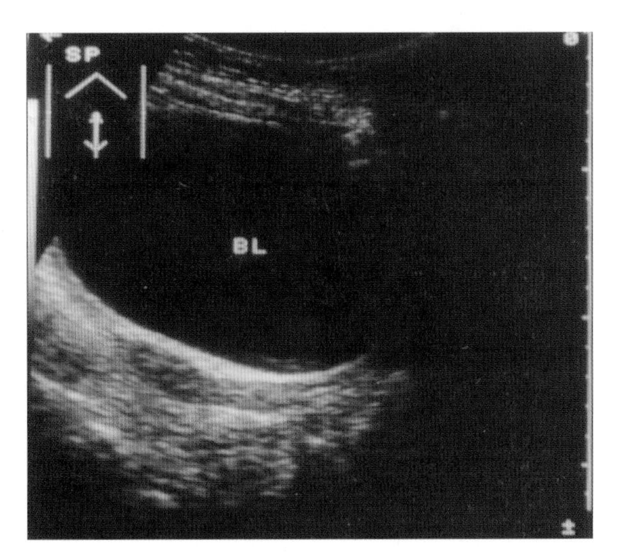

图1.37 老年期子宫超声图像。患者,65岁,绝经后12年。子宫萎缩变小,宫波显示不清。

BL,膀胱

子宫位置

子宫前位、前倾前屈位、水平位、后倾位、后倾后屈位均可由超声观察到。

注意：充盈的膀胱与排空后的膀胱子宫的位置可能有变化，因此不能作为手术定位。

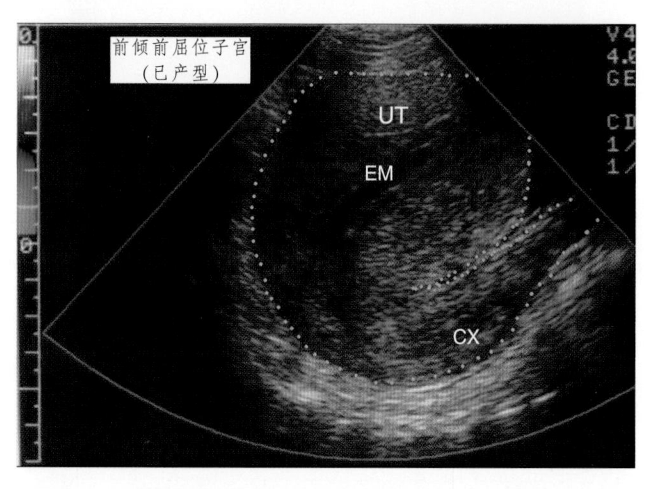

图 1.38 前倾前屈位子宫(已产型)超声图像。纵切面：在子宫峡部画一水平线，宫体在上方，宫颈在下方。子宫体从子宫峡部向前翻 180°，子宫前壁与宫颈前壁相贴。

UT，宫体；CX，宫颈；EM，子宫内膜

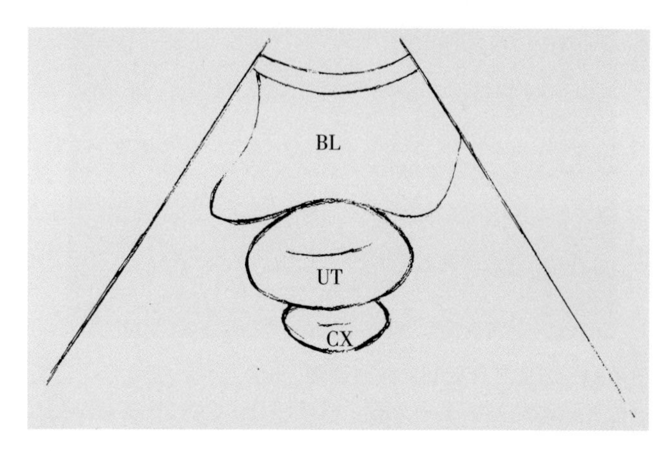

图 1.39 前倾前屈位子宫横切示意图。图上可见腹部横切面，在同一切面上还可看到宫体和宫颈的横切面，宫体在上，宫颈在下。

BL，膀胱；UT，宫体；CX，宫颈

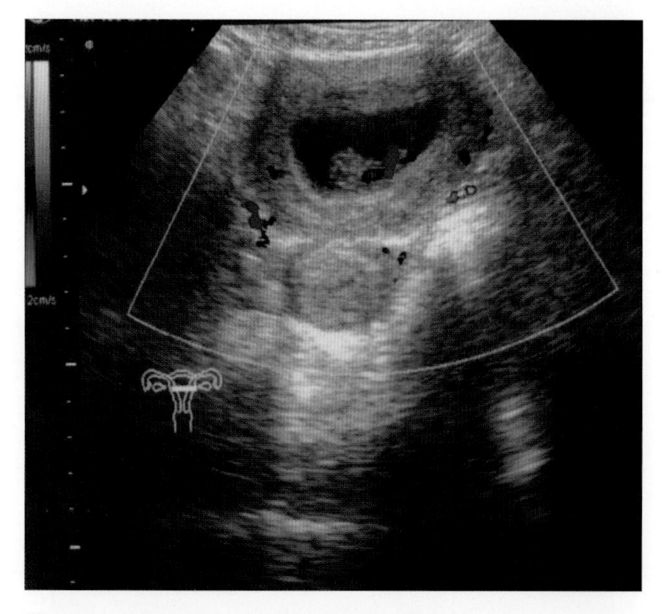

图 1.40 前倾前屈位子宫横切面超声图像。同一切面上可以看到宫体和宫颈的横切面，宫体在上，宫颈在下。宫腔内可见胎芽、心跳及血流信号。

后倾后屈位子宫的超声图像特点

纵切面：在子宫峡部画一水平线，宫颈在上方，宫体在下方。子宫体从子宫峡部向后翻 180° ，外形似一蜗牛，子宫后壁与宫颈后壁相贴。

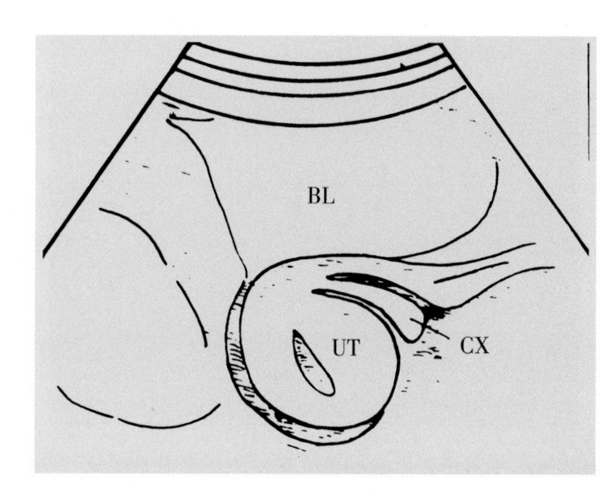

图 1.41 后倾后屈位子宫纵切面示意图。子宫体从子宫峡部向后翻 180°，外形似一蜗牛，子宫后壁与宫颈后壁相贴。自子宫峡部水平，宫体在下，宫颈在上。

BL，膀胱；UT，宫体；CX，宫颈

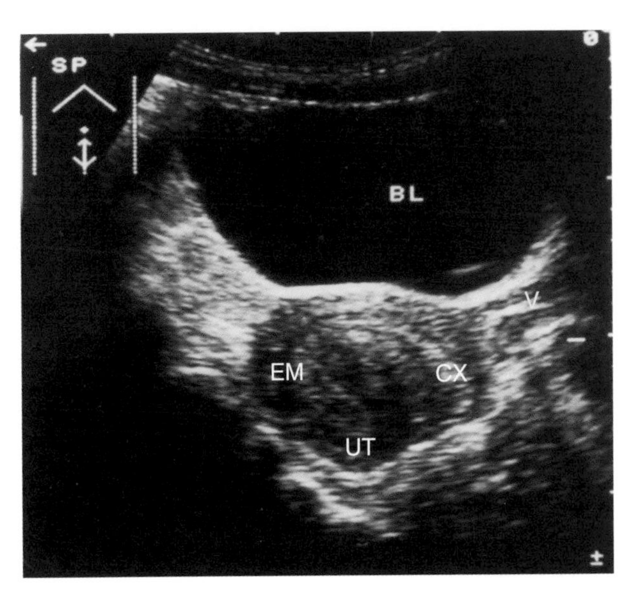

图 1.42　后倾后屈位子宫超声图像。纵切面：子宫峡部画一水平线，宫颈在上方，宫体在下方。子宫体从子宫峡向后翻 180°，外形似一蜗牛，子宫后壁与宫颈后壁相贴。

UT，宫体；CX，宫颈；EM，子宫内膜；V，阴道

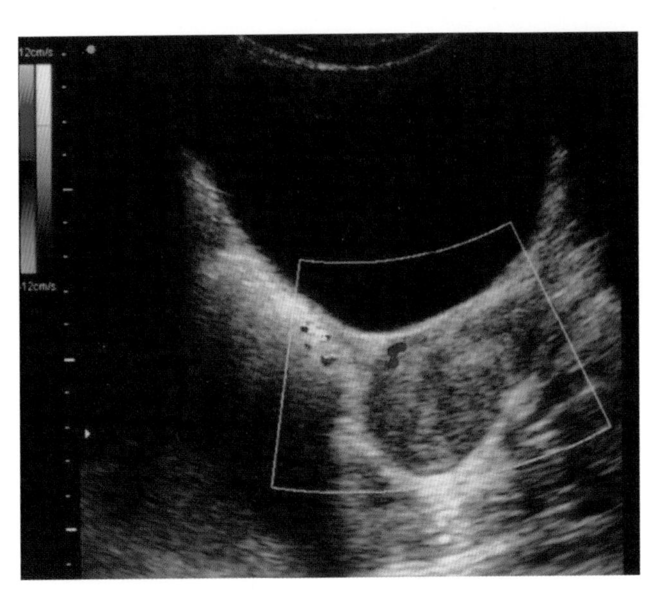

图 1.43　后倾位子宫超声图像。子宫后倾位，自子宫峡部画一水平线，宫颈在上方，宫体在下方。

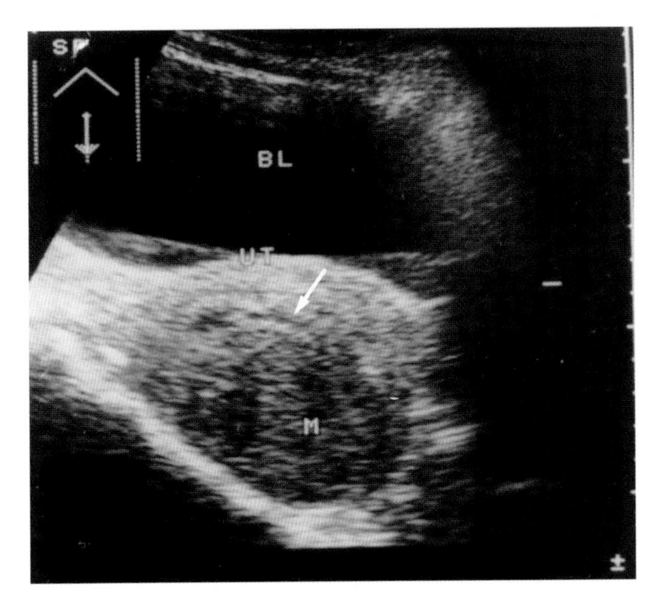

图 1.44　后倾位子宫合并后壁子宫肌瘤超声图像与后倾后屈位子宫超声图像的鉴别诊断。

M，肌瘤；UT，宫体；BL，膀胱；箭头，宫波

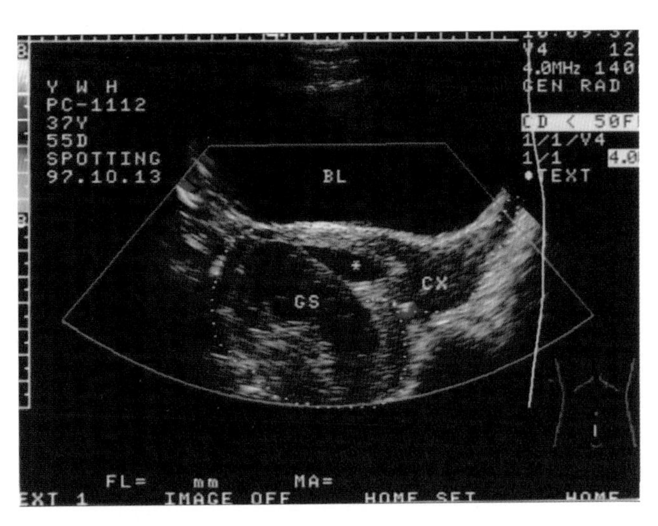

图 1.45　后倾后屈位子宫合并妊娠超声图像。子宫后倾后屈位，自子宫峡部画一水平线，宫颈在上方，宫体在下方。宫腔内可见胎囊。

BL，膀胱；CX，宫颈；GS，胎囊

横切面:①宫颈位于宫体上方,易被误认为浆膜下子宫肌瘤;②宫体在宫颈下方,回声衰减。

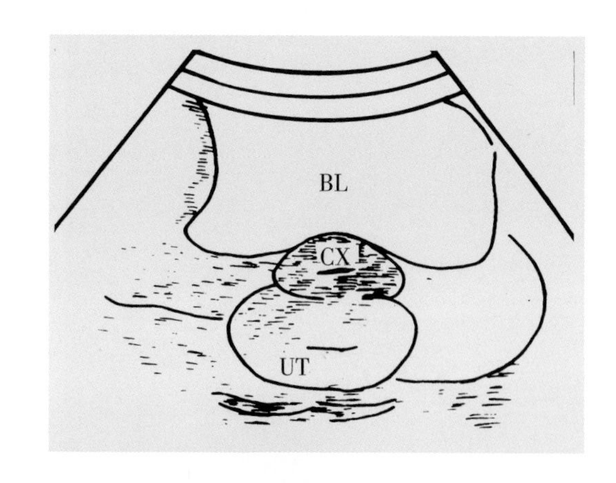

图 1.46 后倾后屈位子宫横切面。同一切面上可以看到宫体和宫颈的横切面,宫颈在上,宫体在下。
CX,宫颈;UT,宫体;BL,膀胱

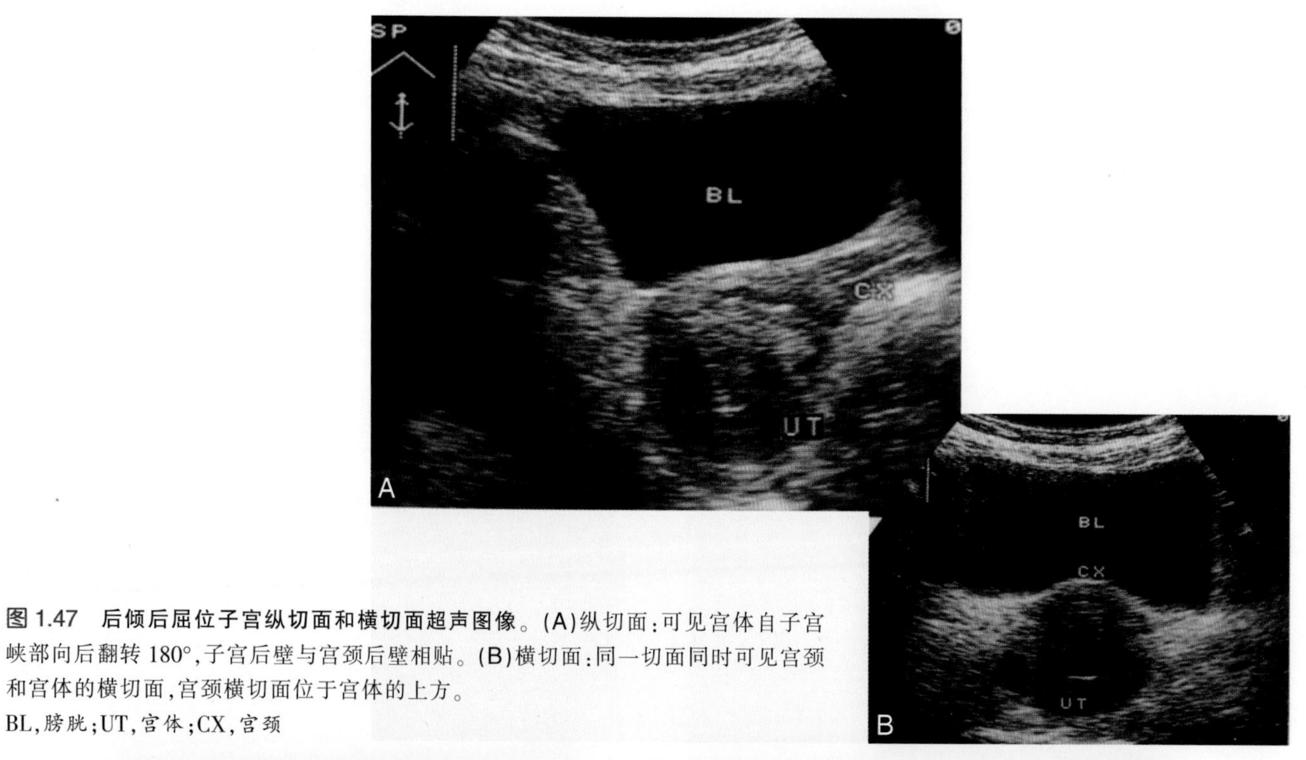

图 1.47 后倾后屈位子宫纵切面和横切面超声图像。(A)纵切面:可见宫体自子宫峡部向后翻转 180°,子宫后壁与宫颈后壁相贴。(B)横切面:同一切面同时可见宫颈和宫体的横切面,宫颈横切面位于宫体的上方。
BL,膀胱;UT,宫体;CX,宫颈

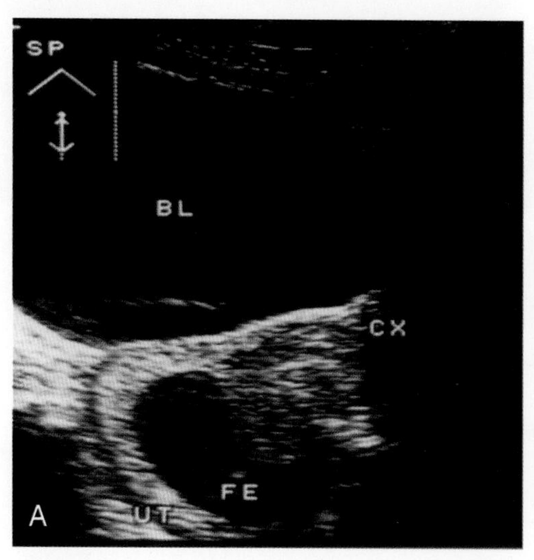

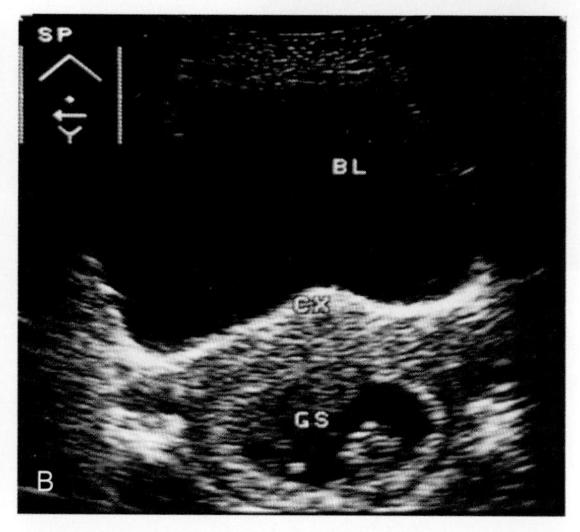

图 1.48 后倾后屈位子宫早期妊娠超声图像。(A)纵切面:可见宫体自子宫峡部向后翻转 180°,子宫后壁与宫颈后壁相贴,宫腔内可见胎囊。(B)横切面:同一切面同时可见宫颈和宫体的横切面,宫腔内可见胎囊及胎芽组织。
BL,膀胱;CX,宫颈;UT,宫体;FE,胎儿;GS,胎囊

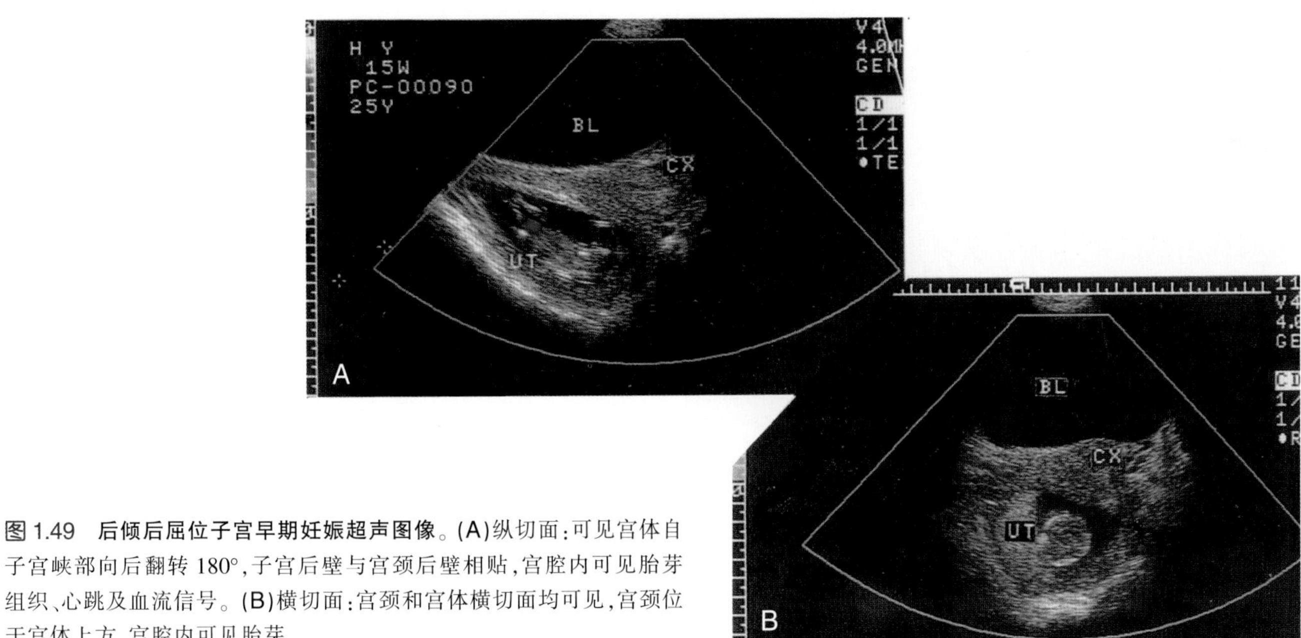

图 1.49　后倾后屈位子宫早期妊娠超声图像。(A)纵切面：可见宫体自子宫峡部向后翻转 180°，子宫后壁与宫颈后壁相贴，宫腔内可见胎芽组织、心跳及血流信号。(B)横切面：宫颈和宫体横切面均可见，宫颈位于宫体上方，宫腔内可见胎芽。

卵巢

卵巢位于子宫两旁，但亦可移位，可远离子宫，可上升至髂窝，亦可下垂于子宫下方，卵巢大小约为 3.0cm × 2.0cm × 1.0cm，含滤泡。

盆腔内泌尿器官

膀胱

充盈的膀胱是 B 超检查盆腔的声窗。

纵切面：子宫前上方见一囊性无回声区为膀胱，前方三角形，后方圆囊形，壁光滑。

横切面：膀胱为方圆形无回声区，经常见输尿管喷尿(多普勒显示为红色)。

参见图 1.8 和图 1.9。

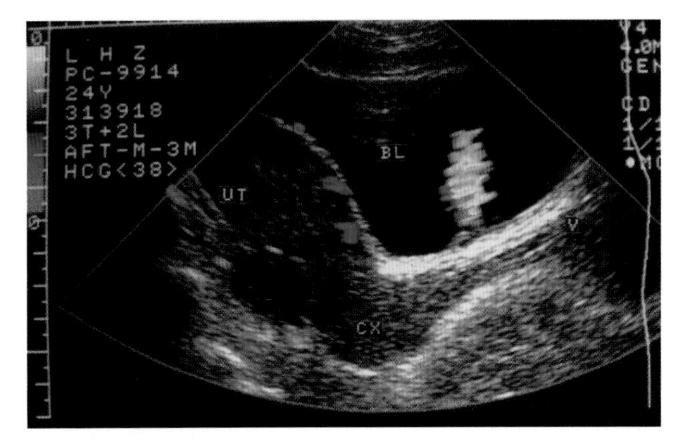

图 1.50　膀胱喷尿超声图像。膀胱纵切面呈三角形，膀胱内呈红色火焰样结构为输尿管喷尿。

UT，宫体；CX，宫颈；BL，膀胱；V，阴道

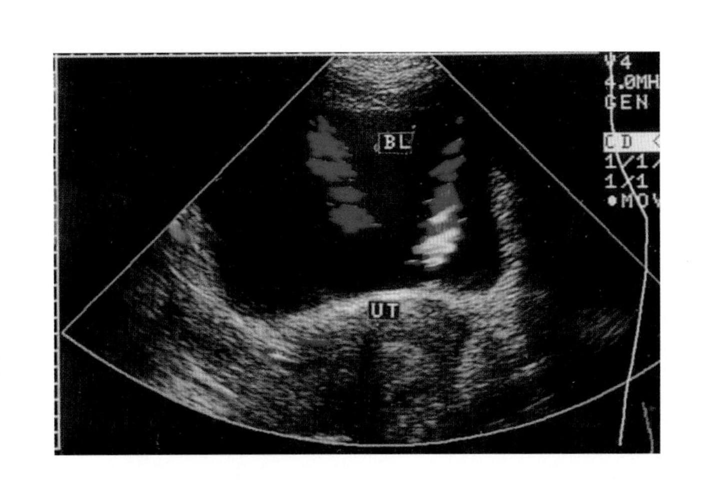

图 1.51　膀胱双侧输尿管喷尿超声图像。膀胱横切面呈方圆形，膀胱内双侧两道红色火焰样结构为双侧输尿管喷尿。

UT，宫体；BL，膀胱

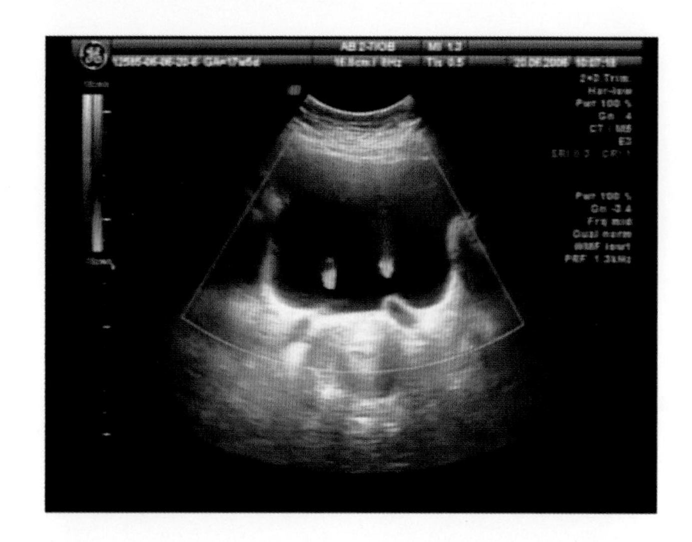

图 1.52 双侧输尿管喷尿超声图像。图上可见膀胱呈方圆形，内可见双侧输尿管喷尿，呈红色火焰样结构。

膀胱充盈度对盆腔超声检查的影响

• 膀胱排空：肠管充盈白茫茫一片，看不到任何盆腔脏器。

• 膀胱充盈欠佳：显影不佳，尤其不能暴露附件。

• 膀胱充盈过度：子宫变形，胎囊变形，盆腔关系改变，胎盘下缘下移，可误认为前置胎盘。

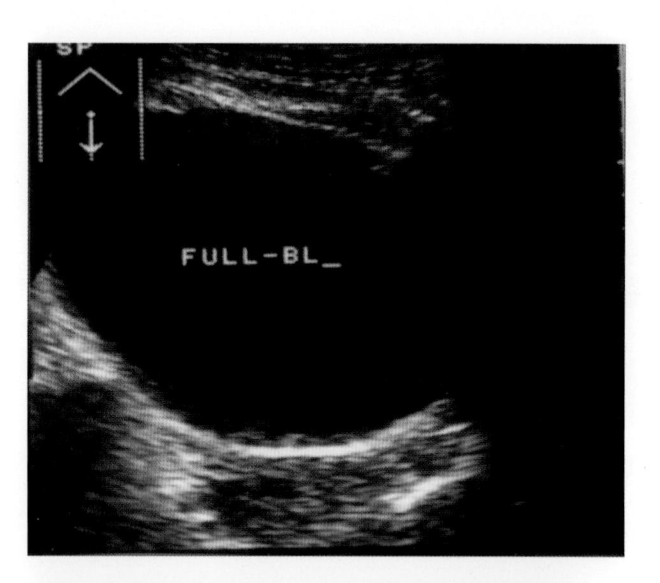

图 1.53 膀胱充盈过度超声图像。膀胱呈圆形，挤压子宫，使子宫变形。

FULL-BL，充盈过度的膀胱

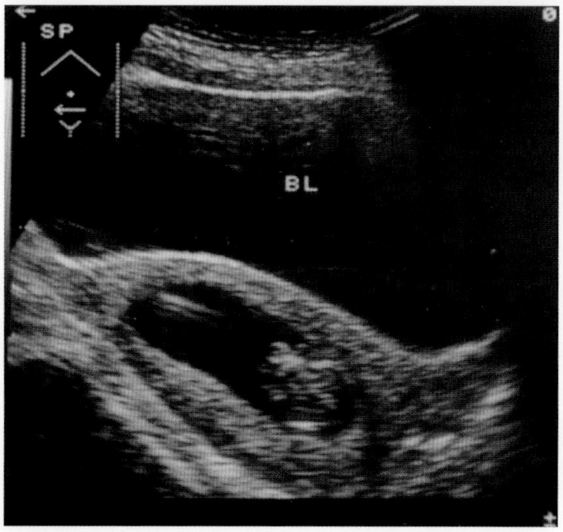

图 1.54 膀胱充盈过度（轻度）超声图像。膀胱挤压使子宫与胎囊变形。

BL，膀胱

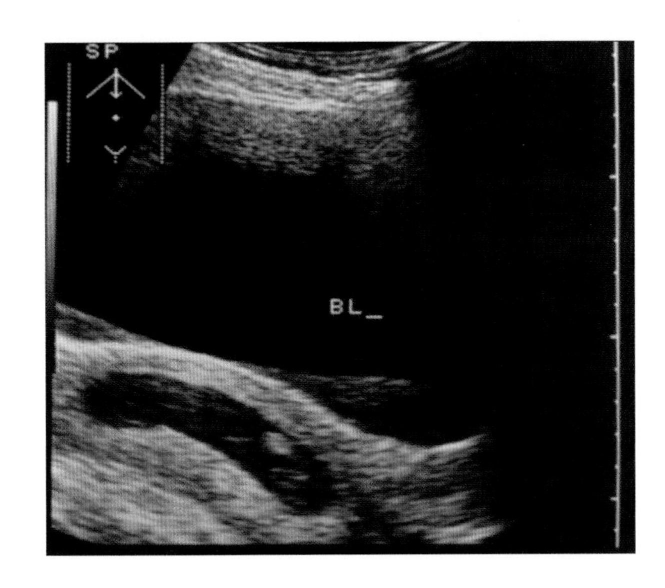

图 1.55　膀胱充盈过度(重度)超声图像。膀胱挤压使子宫与胎囊变扁。
BL,膀胱

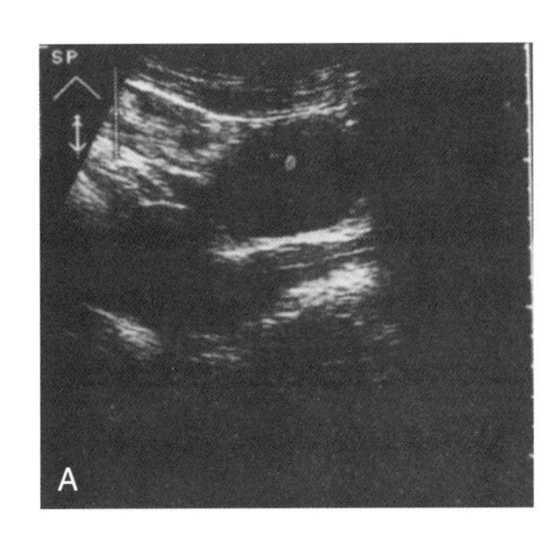

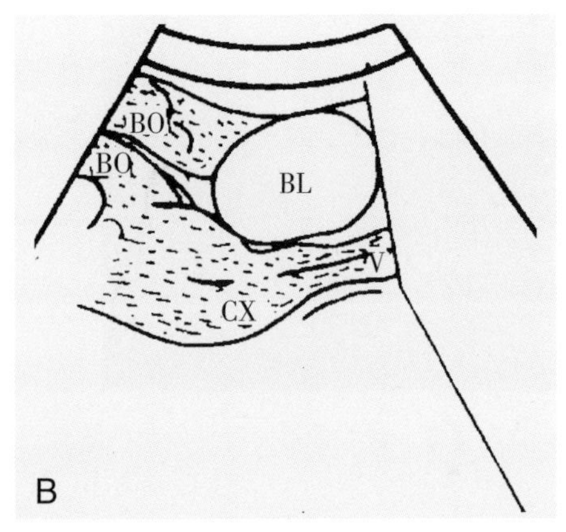

图 1.56　膀胱充盈不佳超声图像及示意图。子宫及双附件情况显示不清。
BL,膀胱;CX,宫颈;V,阴道;BO,肠管

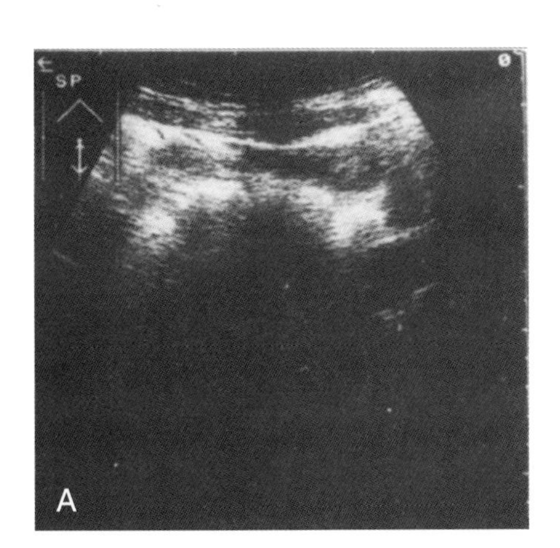

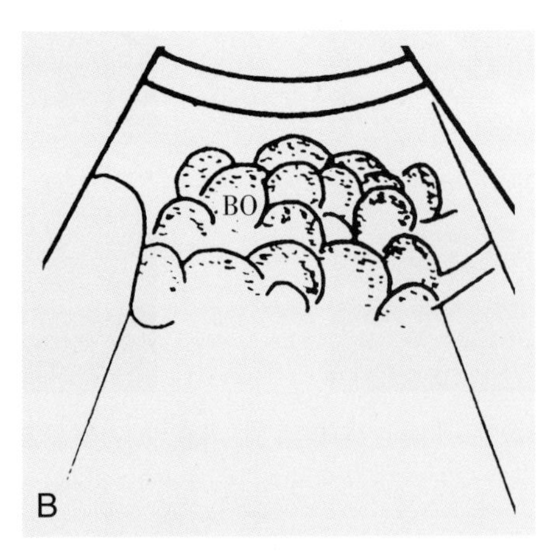

图 1.57　膀胱未充盈超声图像及示意图。膀胱未充盈时,盆腔情况显示不清,白茫茫一片,仅见部分肠管影像。
BO,肠管

输尿管

在子宫下段两侧可见输尿管，有扩张时更易看到。

注意：双侧输尿管喷尿在超声诊断中有一定的意义，术后如有输尿管创伤或输尿管完全（或部分）结扎后，超声图像可见输尿管不喷尿或点滴喷尿，此时应引起注意。

盆腔内肠管

• 膀胱排空后，肠管充满盆腔，超声不能获得任何盆腔内脏器的影像，只见云雾状一片。

• 盆腔内可见小肠、结肠。

• 子宫全切术后超声检查应选择腹部超声。膀胱排空后，肠管充满盆腔，造成盆腔病变不易查出，因此尽量避免阴道超声检查。

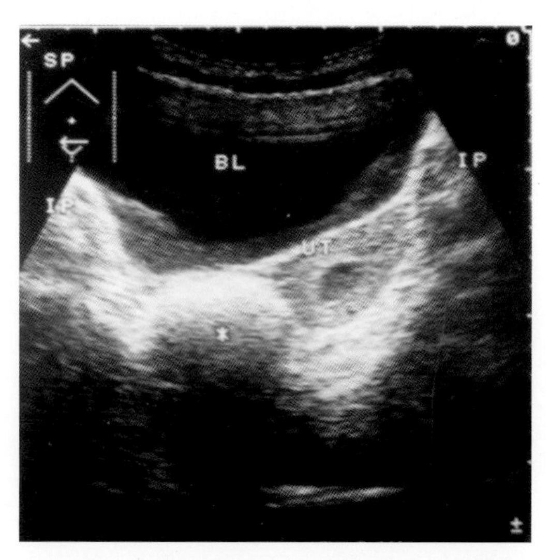

图 1.58　盆腔内肠管超声图像。盆腔横切面可见盆腔内肠管。*，盆腔内肠管横切面，呈强回声，云雾状一片。UT，宫体；BL，膀胱；IP，髂腰肌

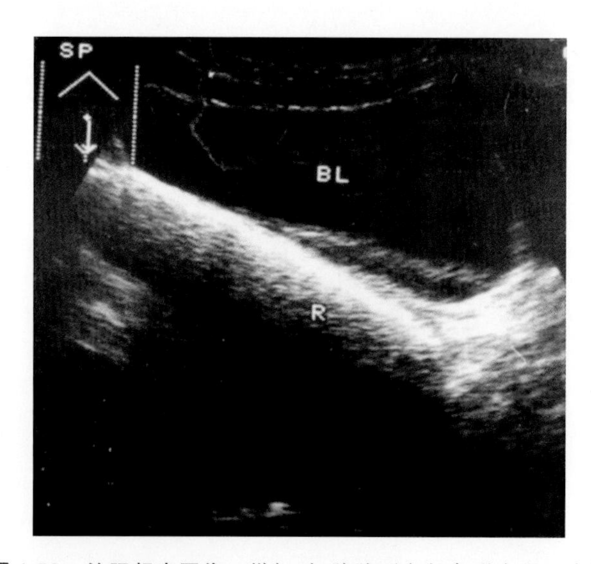

图 1.59　结肠超声图像。纵切时，膀胱下方长条形中强回声结构为结肠。
BL，膀胱；R，结肠

盆腔内骨界

包括骶骨、骶骨岬和耻骨联合。

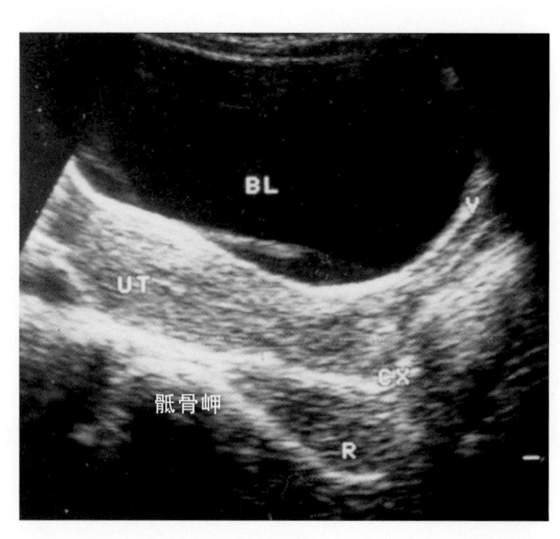

图 1.60　子宫后下方直肠超声图像。子宫后下方可见一团块结构，即为直肠，后经指肛检查证实。
UT，宫体；CX，宫颈；BL，膀胱；V，阴道

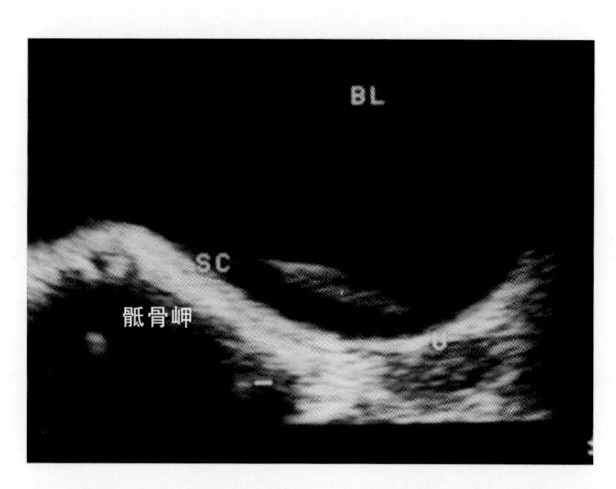

图 1.61　骶骨及骶骨岬超声图像。解剖图像上骶骨呈倒三角形，底向上，尖向下。前面凹陷上缘中分，向前隆突，称为岬。超声图像上骶骨呈一弧形的中强回声区，其上缘向前隆突，为骶骨岬。
BL，膀胱；SC，骶骨

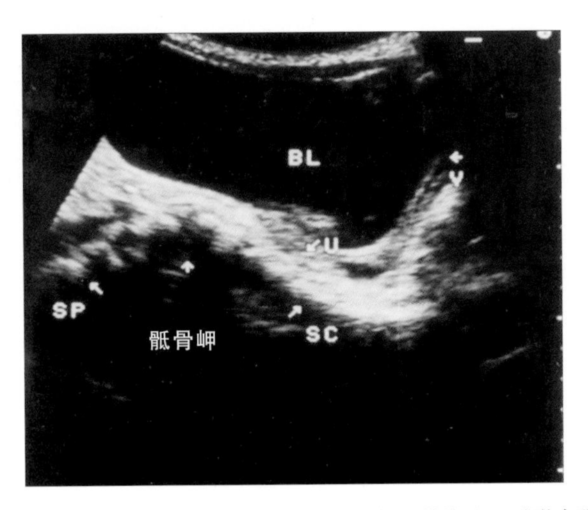

图 1.62 **5 岁幼儿骶骨及骶骨岬超声图像**。骶骨呈一弧形中强回声区。骶骨上缘向上隆突，为骶骨岬。

SC，骶骨；U，幼年期子宫；BL，膀胱；V，阴道；SP，脊柱

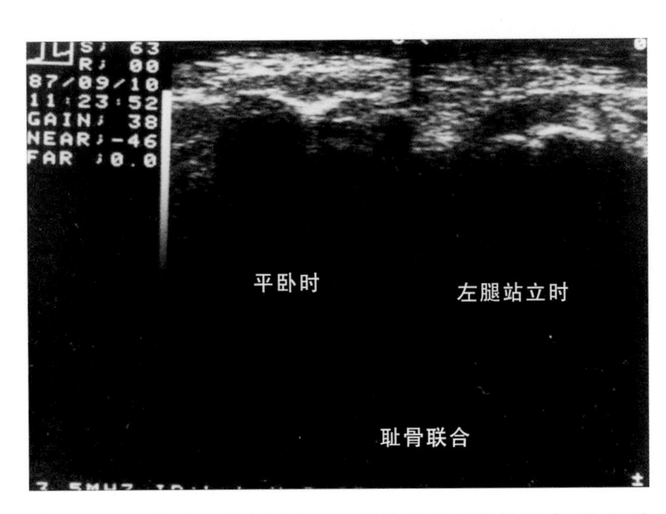

图 1.63 **耻骨联合超声图像**。左图为平卧时耻骨联合，耻骨联合外侧分离呈一小燕状。右图为左腿站立时耻骨联合，可见耻骨联合分离。

子宫的血管分布

- 髂外动、静脉
- 髂内动脉
- 子宫动脉
- 卵巢血管
- 子宫内血管
  - 弓形动脉
  - 放射动脉
  - 螺旋动脉

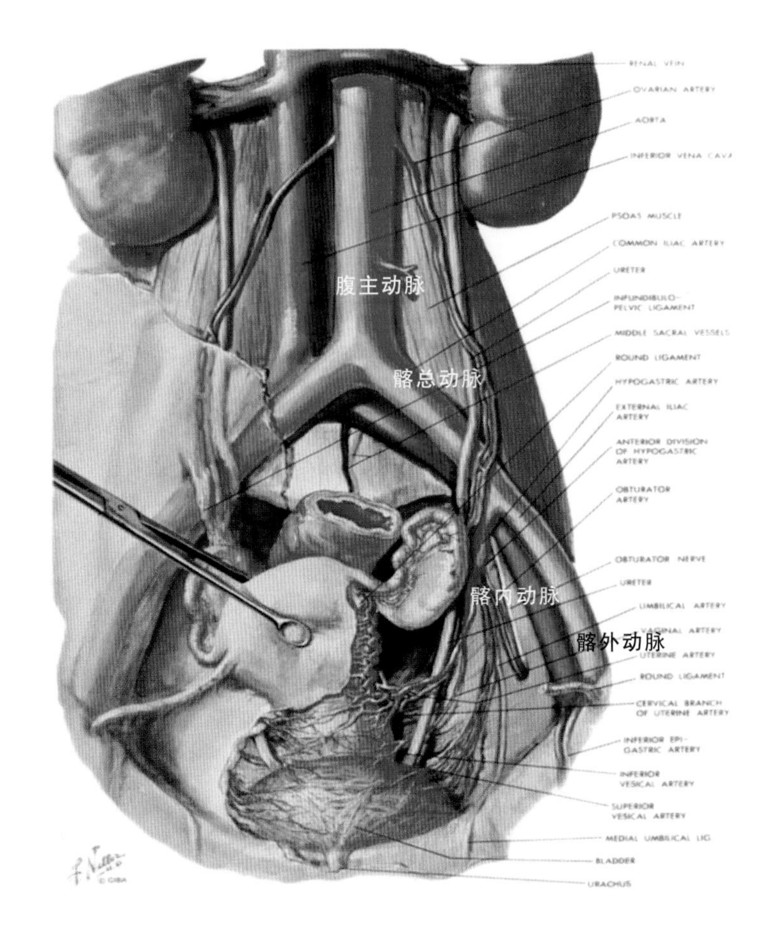

图 1.64 **盆腔主要血管分布解剖示意图**。髂总动脉由腹主动脉分出，髂总动脉又分为髂内、外动脉。

髂外动、静脉

纵切面：在两侧髂腰肌上可见两条血管，即髂外动、静脉。

横切面：在充盈膀胱两侧上方可见髂外动、静脉的横切面。

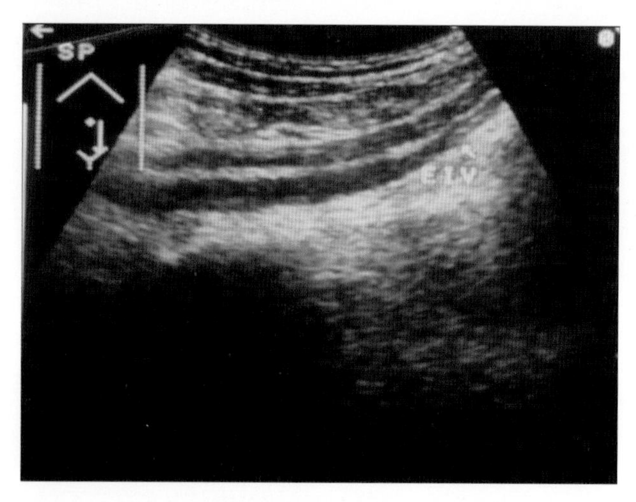

图 1.65 髂外动、静脉纵切面超声图像。在髂腰肌上方的两条血管为髂外动、静脉。

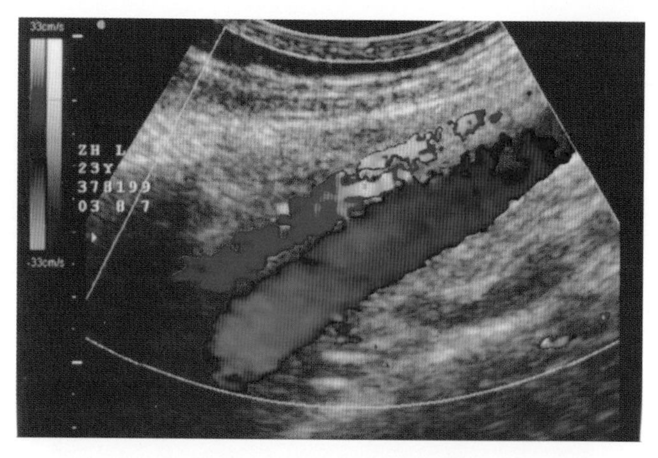

图 1.66 髂外动、静脉纵切面多普勒超声图像。在髂腰肌上方红蓝条状血管回声为髂外动、静脉。

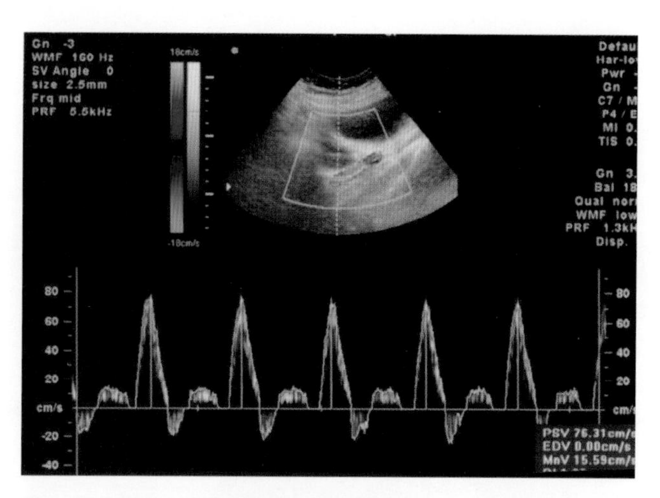

图 1.67 髂外动脉多普勒频谱超声图像。峰值较高且可见反向频谱。

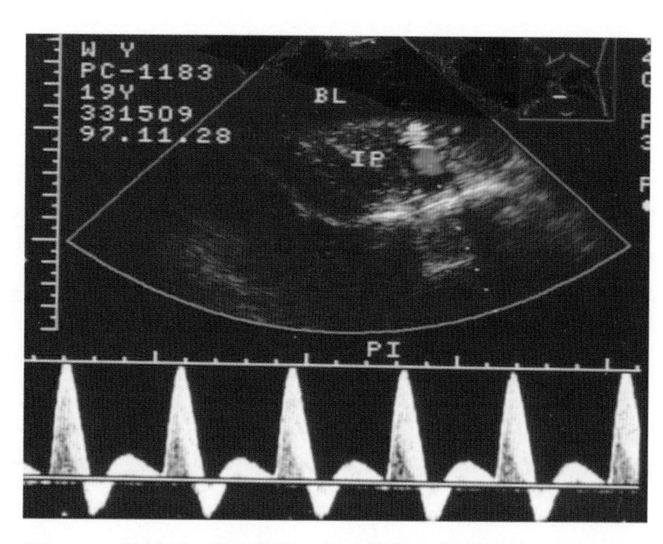

图 1.68 髂外动、静脉横切面多普勒超声图像。髂腰肌横切面旁可见红色和蓝色的血管，横切面为髂外动、静脉，下方为髂外动脉的多普勒频谱，动脉峰值较高且可见反向频谱。

BL，膀胱；IP，髂腰肌

髂内动脉

在两侧卵巢后方，可见髂内动脉搏动。

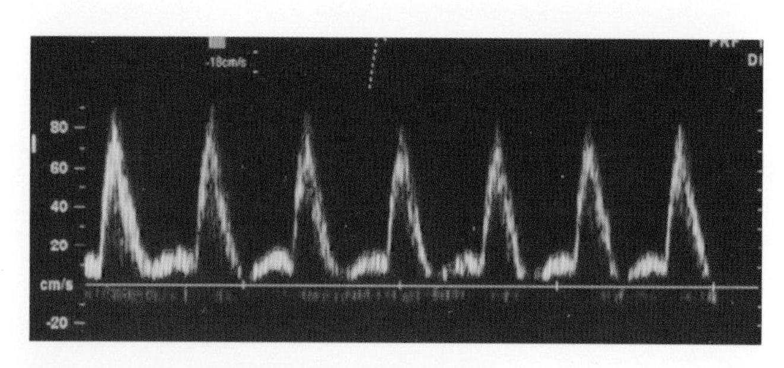

图 1.69 髂内动脉多普勒频谱超声图像。

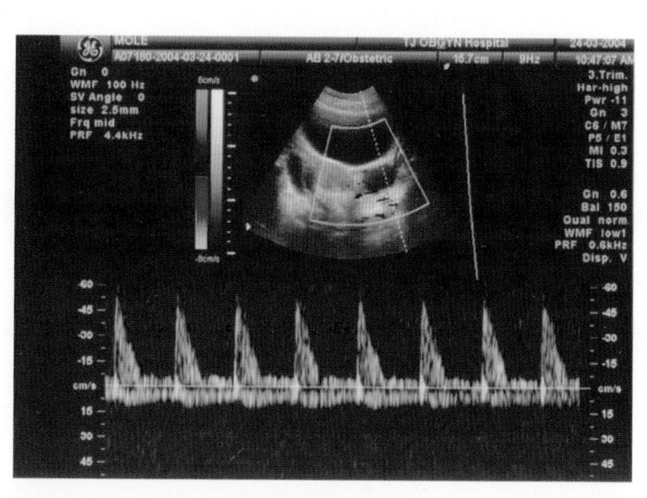

图 1.70 髂内动脉多普勒频谱超声图像。

子宫动脉

纵切面：在子宫两侧边缘可见子宫动脉。

横切面：在子宫峡部两旁可见子宫动脉。

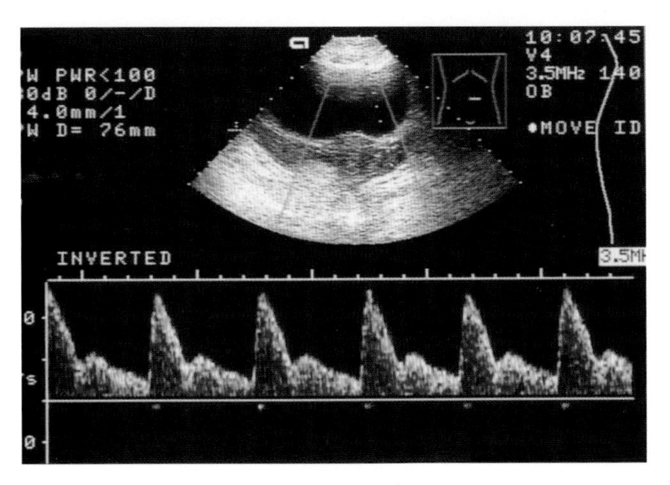

图 1.71　子宫动脉多普勒频谱超声图像。

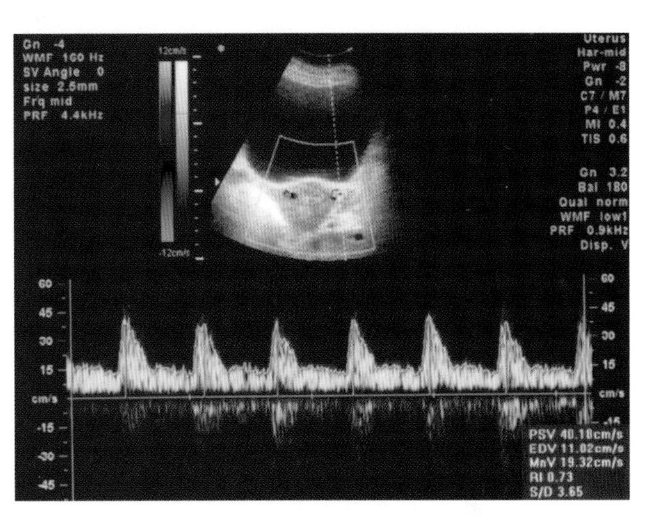

图 1.72　子宫动脉多普勒频谱超声图像。

子宫弓形动脉、放射动脉及螺旋动脉

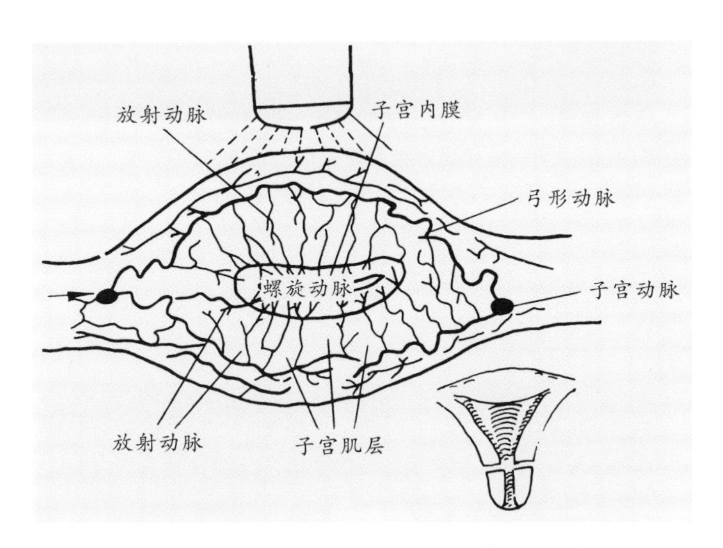

图 1.73　子宫弓形动脉、放射动脉、螺旋动脉横切面示意图。

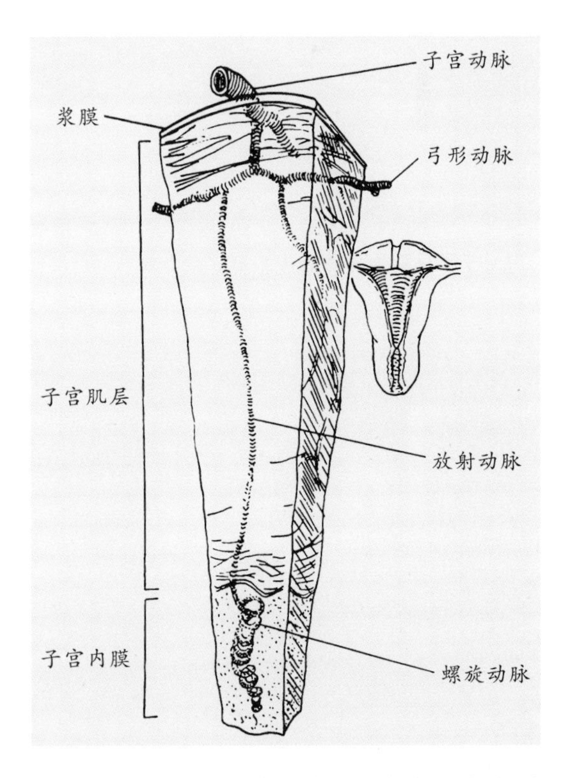

图 1.74　子宫动脉、弓形动脉、放射动脉、螺旋动脉纵切面示意图。

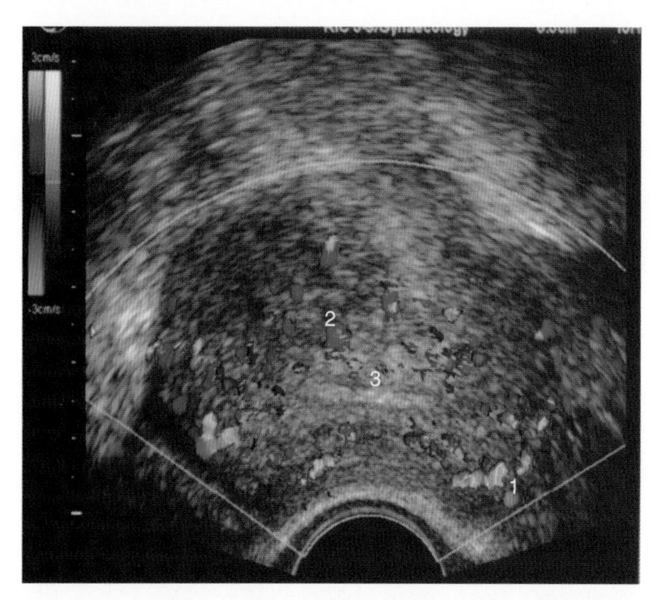

图 1.75 弓形动脉、放射动脉、螺旋动脉多普勒超声图像。
1.弓形动脉；2.放射动脉；3.螺旋动脉

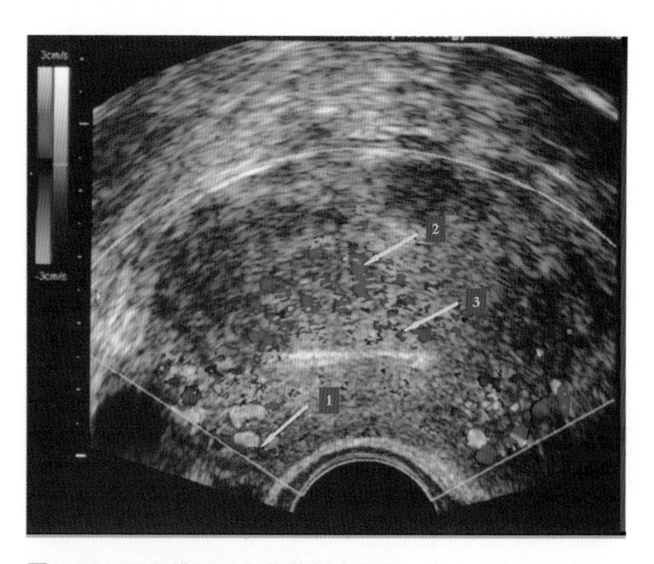

图 1.76 子宫横切时多普勒超声图像。
1.弓形动脉；2.放射动脉；3.螺旋动脉

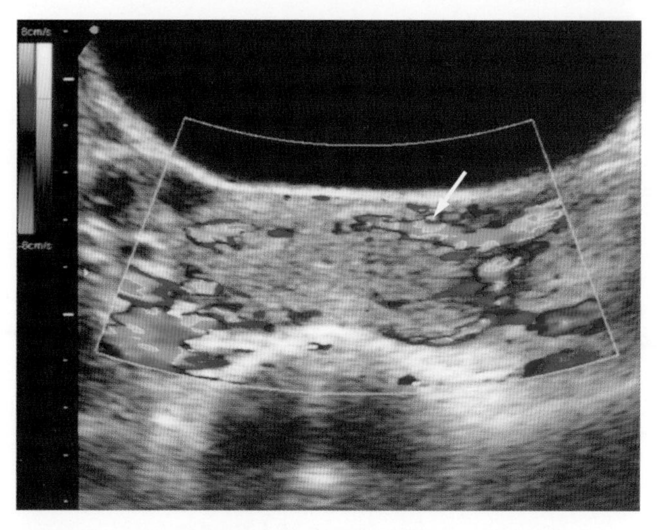

图 1.77 子宫横切面彩色超声图像。箭头处为弓形动脉。

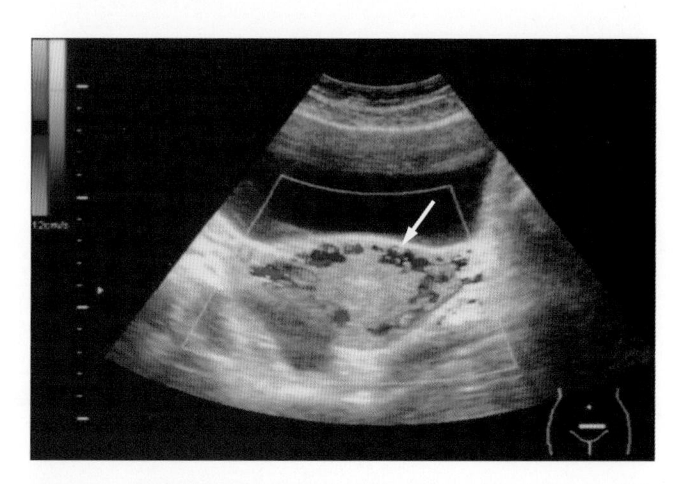

图 1.78 子宫横切面彩色超声图像。图上可见子宫弓形动脉(箭头)。刮宫不当可伤及子宫弓形动脉。

卵巢动脉

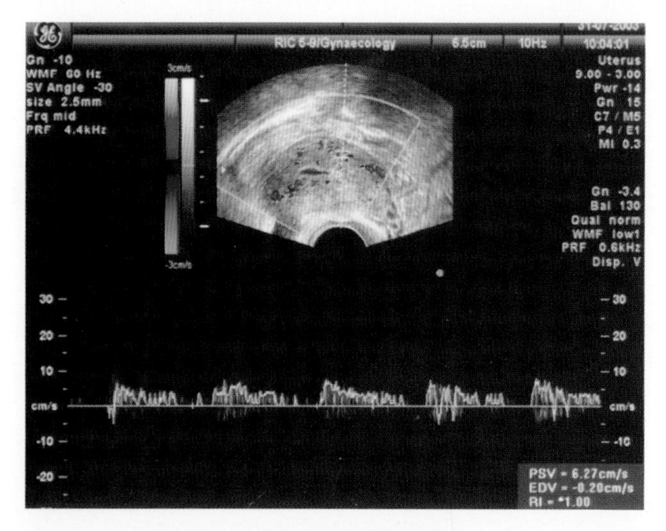

图 1.79 子宫弓形动脉多普勒频谱超声图像。

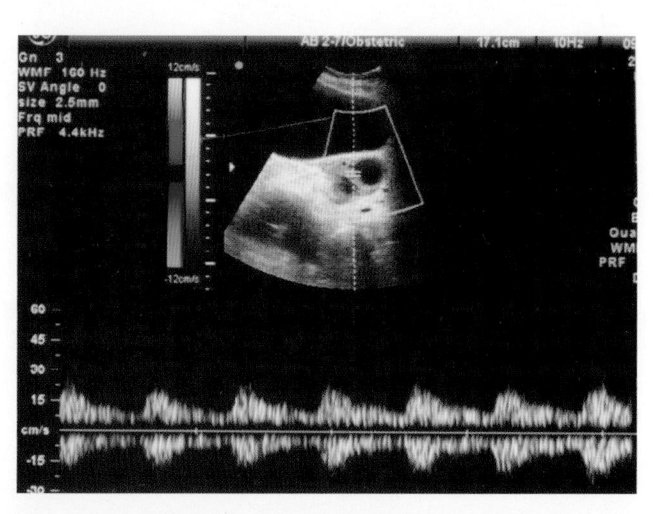

图 1.80 卵巢动脉多普勒频谱超声图像。呈双向性。

第 2 章

女性生殖器官发育异常的超声诊断

各类生殖道畸形

- 先天性无子宫
- 始基子宫
- 幼稚子宫
- 弧形子宫
- 纵隔子宫
- 双角子宫
- 双子宫、双宫颈
- 重复子宫
- 阴道斜隔综合征
- 残角子宫
- 处女膜闭锁
- 宫颈缺如、无阴道
- 假两性畸形
- 盆腔异位脏器

病理

• 两侧副中肾管(Mullerian duct)在演化过程中受到某种因素干扰，在演化不同阶段停止发育，而形成各种发育异常的子宫。

• 先天性生殖器官发育异常为常见疾病，有较大临床意义。

先天性无子宫

病理

子宫是两侧副中肾管向中线横行延伸汇合而形成，如果停止发育则不能形成子宫。无子宫常合并无阴道，但可有输卵管与卵巢。

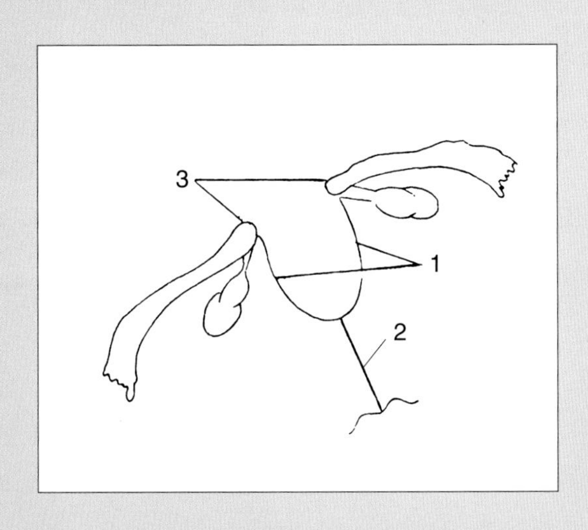

图 2.1 先天性无子宫示意图。
1.双侧副中肾管未发育，无子宫；2.合并无阴道；3.可见双侧输卵管和卵巢

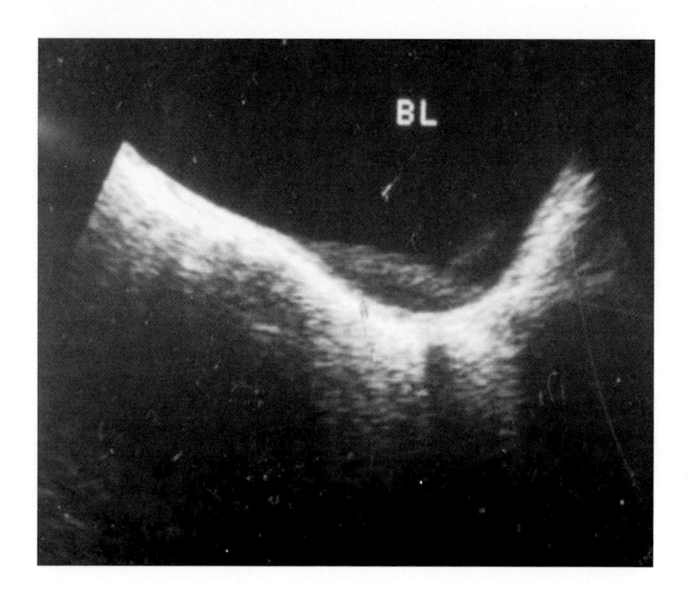

图 2.2 先天性无子宫、无阴道超声图像。患者，14 岁，未月经来潮就诊。充盈膀胱的后方仅可见弧形骶骨，上方有一薄层软组织，未见子宫影像及阴道气线。
BL，膀胱

始基子宫

病理

两侧副中肾管向中线延伸，汇合不久即停止发育，形成始基子宫，这种子宫很小，多无宫腔及子宫内膜，故无月经，多数无阴道，但有卵巢与输卵管。

超声图像特点

纵切面：子宫很小，无宫波。

横切面：可见两侧较小卵巢。

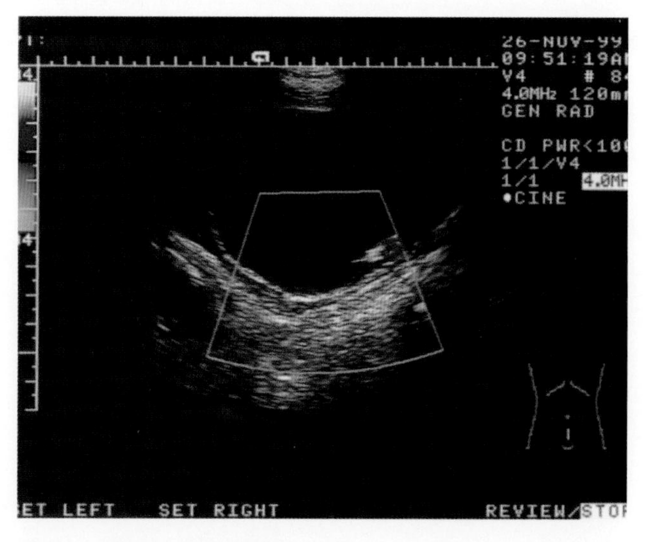

图 2.3 始基子宫超声图像。患者，13 岁，因无月经来潮就诊。超声图像显示，纵切面子宫很小，未见宫波影像。

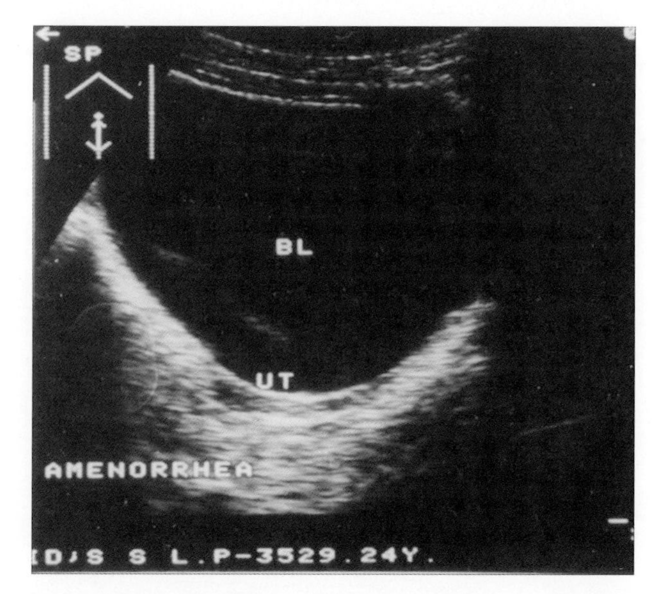

图 2.4 始基子宫超声图像。患者，24 岁，原发闭经。纵切面可见一很小的子宫影像，未见明显宫波。
BL，膀胱；UT，子宫

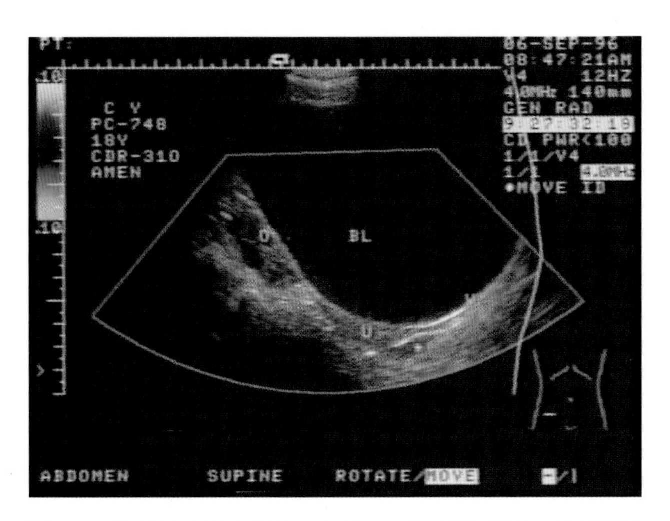

图 2.5　始基子宫超声图像。患者，18 岁，原发闭经。超声图像显示，纵切面可见一很小的子宫影像，未见明显宫波，可见阴道气线及卵巢组织。

BL，膀胱；U，子宫；O，卵巢；V，阴道

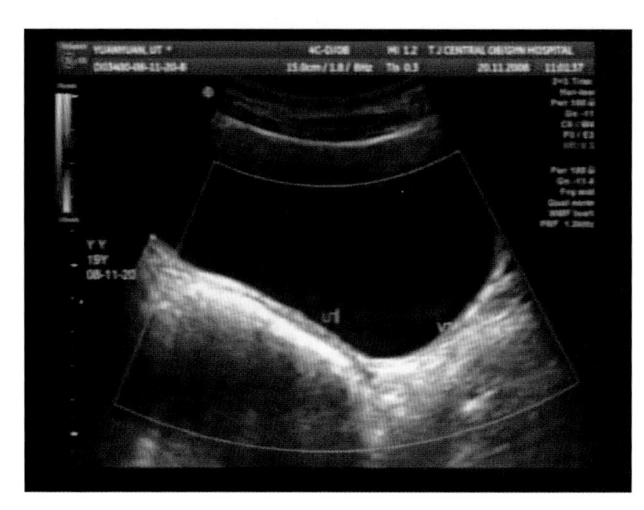

图 2.6　始基子宫超声图像。患者，19 岁，原发闭经。纵切面可见一细窄条状子宫影像，未见宫波，可见双侧卵巢及阴道气线。

UT，子宫；V，阴道

幼稚子宫

病理

青春期任何时间子宫发育停止，出现各种不同程度的子宫发育不全，表现宫颈比宫体长；宫颈小；常呈前屈或后屈位，可有痛经、月经量少、闭经或不孕。

超声图像特点

纵切面：子宫小，可有线样宫波。宫颈：宫体 = 2：1 或 1：1。

横切面：子宫小，两侧卵巢可见。

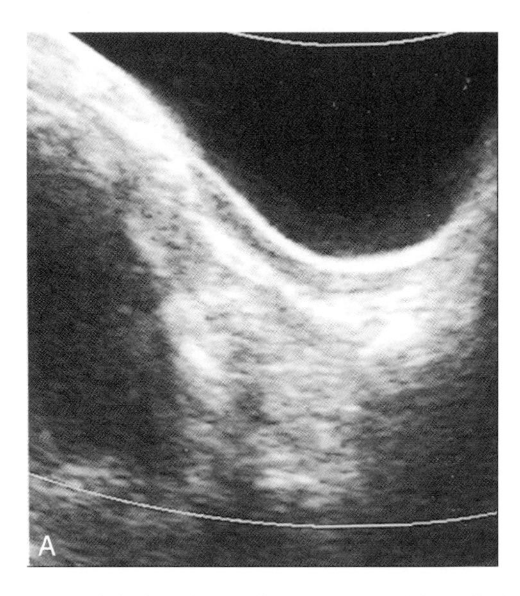

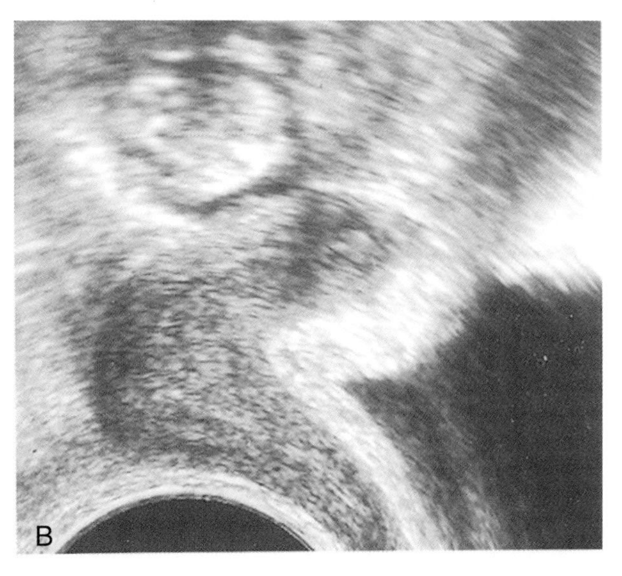

图 2.7　幼稚子宫超声图像。患者，28 岁，因原发闭经就诊。(A)经腹部超声图像可见，纵切时子宫较小，似始基子宫，未见明显宫波。(B)经直肠检查，图上可见子宫前屈位，子宫小，可见子宫内膜，考虑为幼稚子宫。

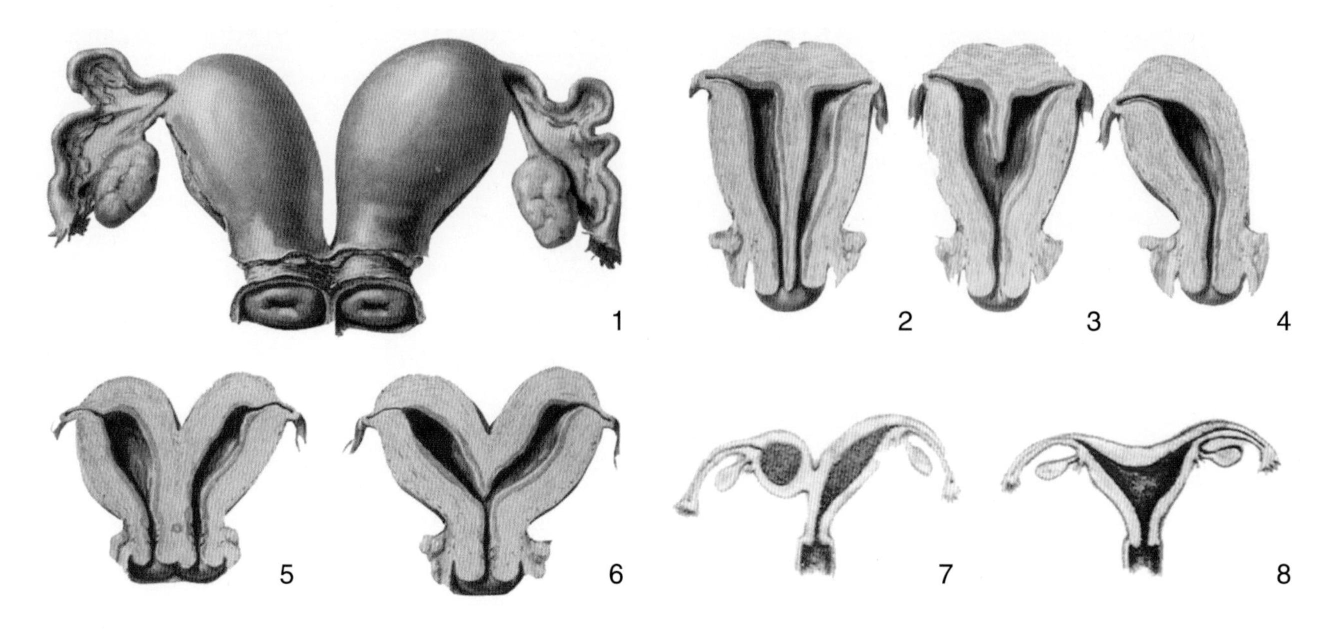

图 2.8 **先天性生殖道畸形示意图**。
1.双子宫、双宫颈;2.完全纵隔;3.不全纵隔;4.单角子宫;5.重复子宫;6.双角子宫;7.残角子宫;8.弧形子宫

弧形子宫

此亦为子宫发育欠佳,一般弧形子宫在怀孕时才能被发现,宫腔呈心形。

横切面:子宫宫底内面突出一嵴,轻度弧形子宫对妊娠影响不大。

图 2.9 **弧形子宫合并妊娠超声图像**。早期妊娠超声图像横切面可见宫腔呈心形,宫底可见一嵴突向宫腔,胎囊空间较大,尚未对胎儿造成影响。

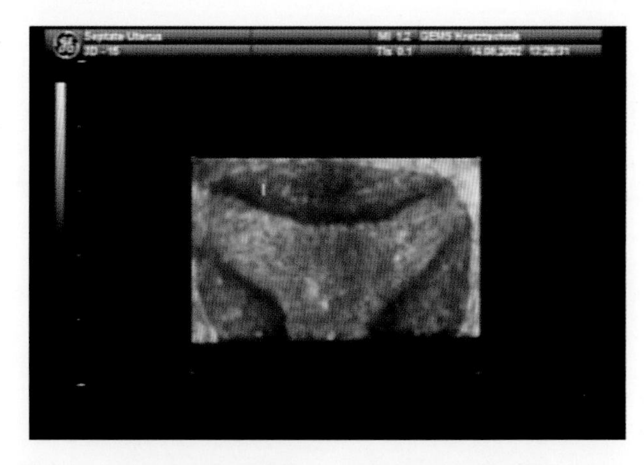

图 2.10 **弧形子宫超声图像**。三维图像显示,冠状切面可见宫底有一嵴突向宫腔,宫腔呈 Y 形,子宫横径较宽。

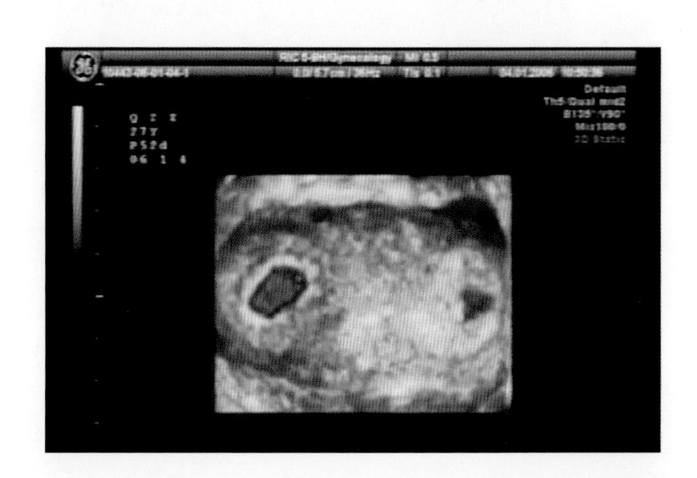

图 2.11 **弧形子宫合并妊娠超声图像**。早期妊娠横切时宫底显示较宽,可见一低回声嵴突向宫腔内,宫底处凹陷,宫腔内可见胎囊。

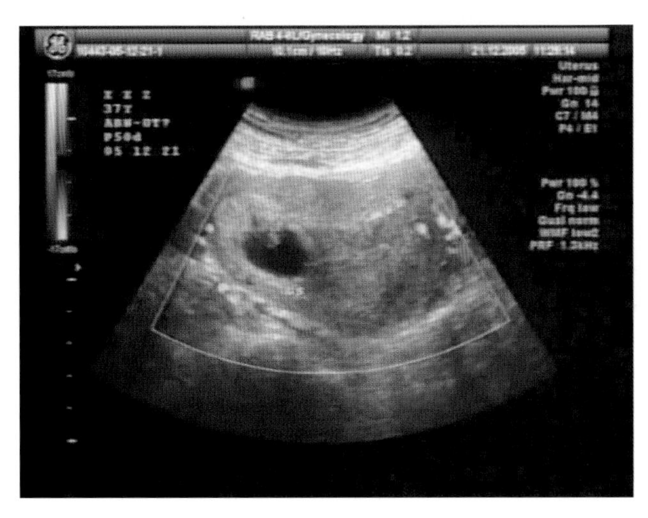

图 2.12 弧形子宫合并右侧妊娠超声图像。患者,37 岁。子宫横切时宫底显示较宽,向内凹陷,右侧妊娠。

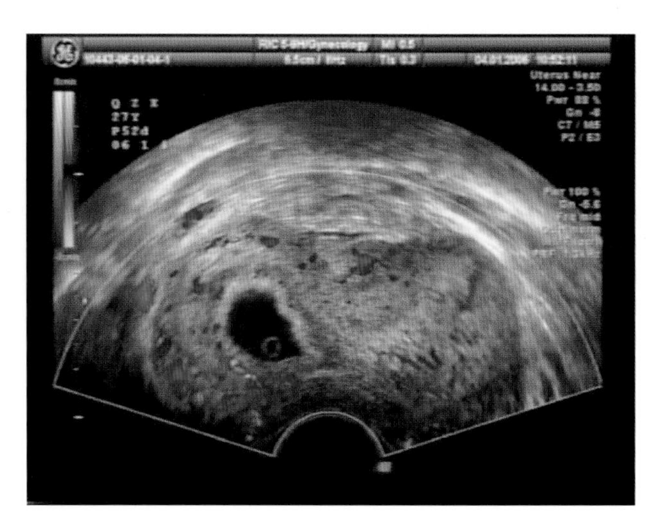

图 2.13 弧形子宫合并右侧妊娠超声图像。患者,37 岁。横切时宫底显示较宽,向宫腔内凹陷,内膜呈心形,右侧妊娠。

纵隔子宫

病理

两侧副中肾管汇合后,纵隔未被吸收而将子宫分为两半,纵隔分为不全纵隔及完全纵隔,隔可伸至宫颈内,以前者多见。

完全纵隔子宫的超声图像特点

横切面:①子宫横径较宽,宫底弧形平滑;②可见两个宫波;③两个宫波间有纵行衰减条,由宫底延伸至宫内口(少部分病例由宫底延伸至宫外口)。

经阴道超声三维成像可立体显示宫腔内纵隔。纵隔由宫底延伸至宫内口或宫外口。

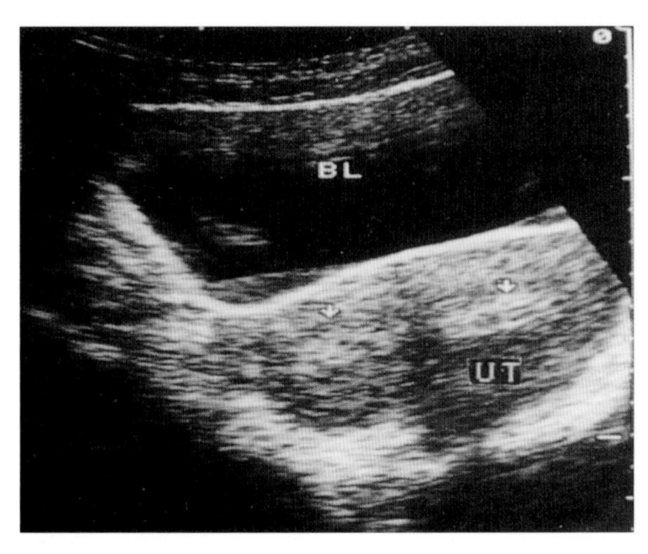

图 2.14 完全纵隔子宫超声图像。横切面时,可见子宫横径较宽,箭头所指处为两侧宫波及中间的衰减隔。
BL,膀胱;UT,子宫

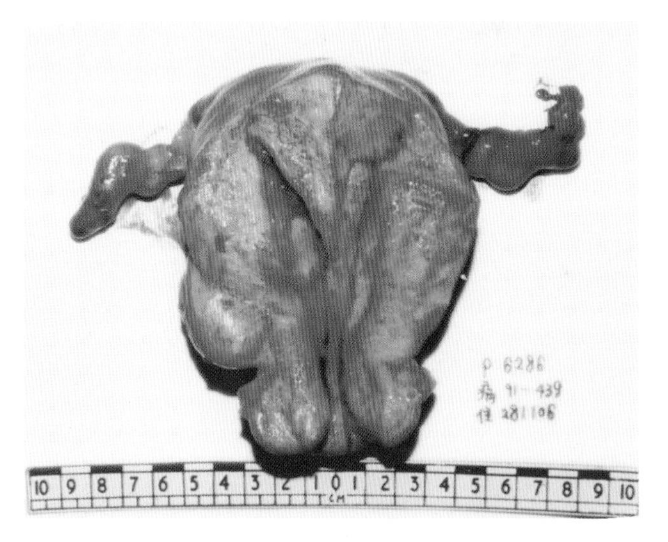

图 2.15 完全纵隔子宫术后标本。子宫完全纵隔,隔上方呈三角形,由宫底一直延伸至宫外口。

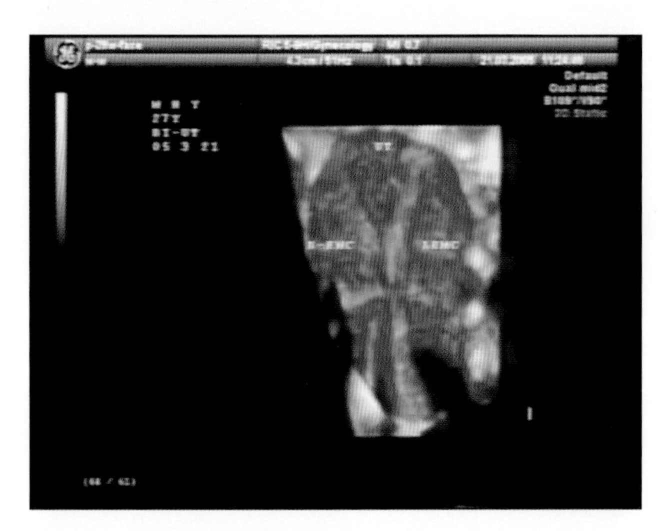

图2.16 **完全纵隔子宫超声图像**。子宫横径较宽，可见两侧宫波及中间的衰减隔。横切时，内膜被隔分开呈倒八字形。隔自宫底延伸至宫内口。

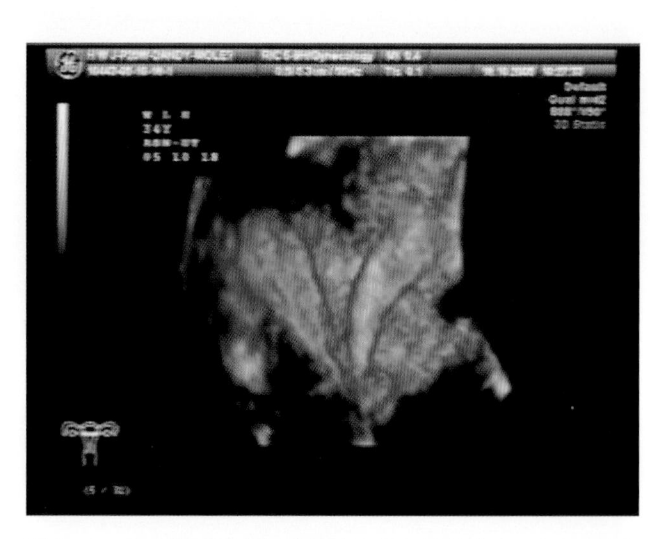

图2.17 **完全纵隔子宫超声图像**。子宫横径较宽，可见两侧宫波及中间的衰减隔。隔自宫底延伸至宫内口。

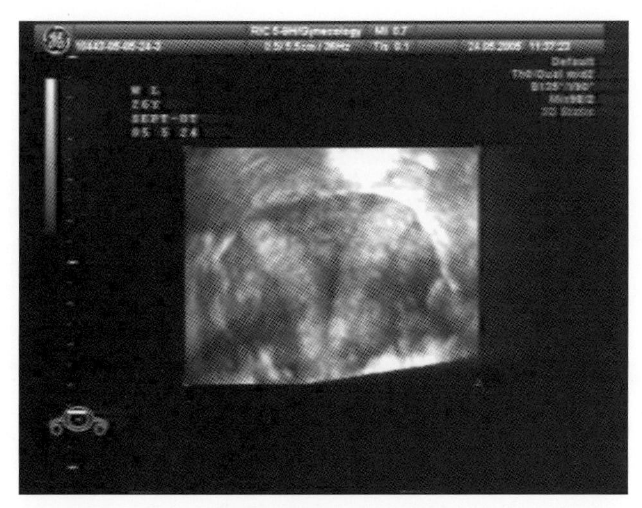

图2.18 **完全纵隔子宫超声图像**。患者，26岁，阴道超声图像显示，子宫横径较宽，可见两侧宫波及中间的衰减隔。

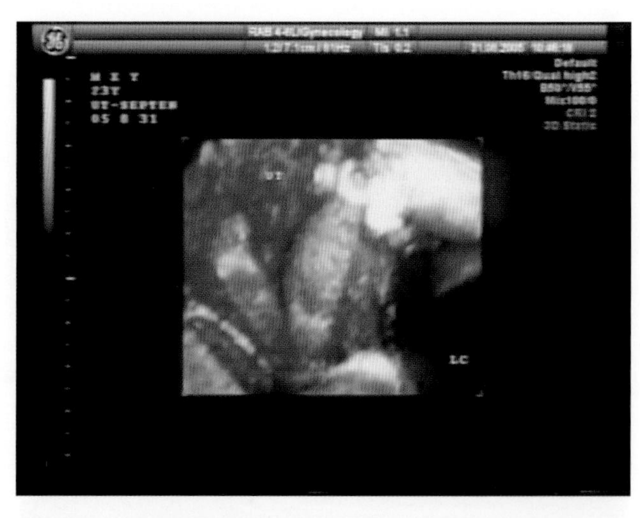

图2.19 **完全纵隔子宫超声图像**。患者，23岁，子宫出血史。横切时子宫显示较宽，可见一隔自宫底延伸至宫内口。

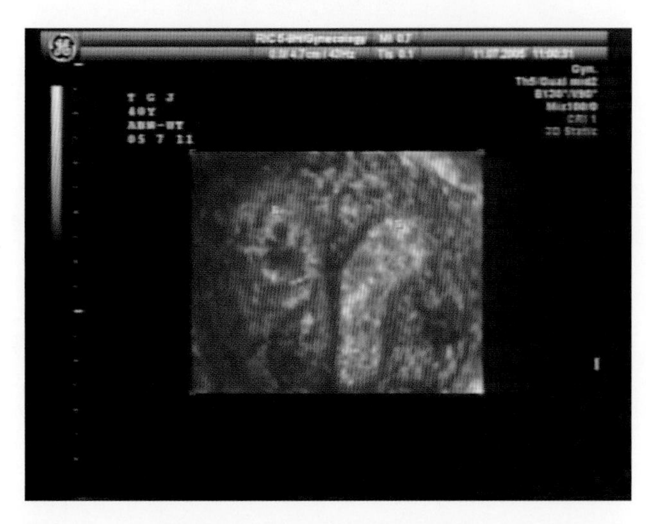

图2.20 **完全纵隔子宫合并右侧妊娠超声图像**。患者，40岁，宫腔内可见一隔自宫底延伸至宫内口，右侧宫腔内可见一胎囊。

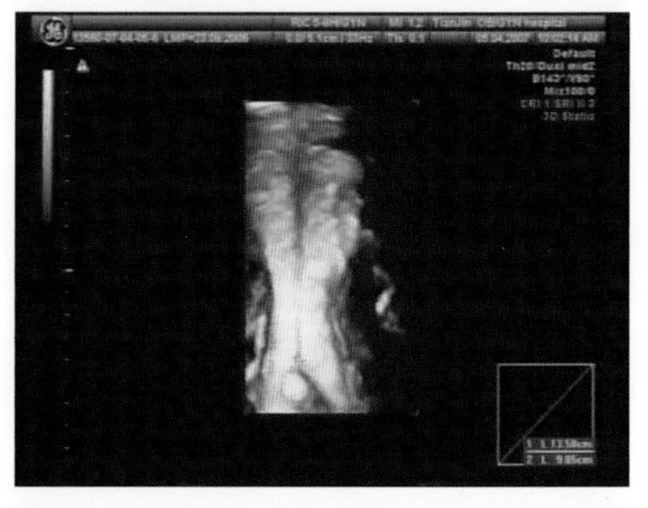

图2.21 **完全纵隔子宫三维超声图像**。宫腔内可见一低回声隔自宫底延伸至宫外口。

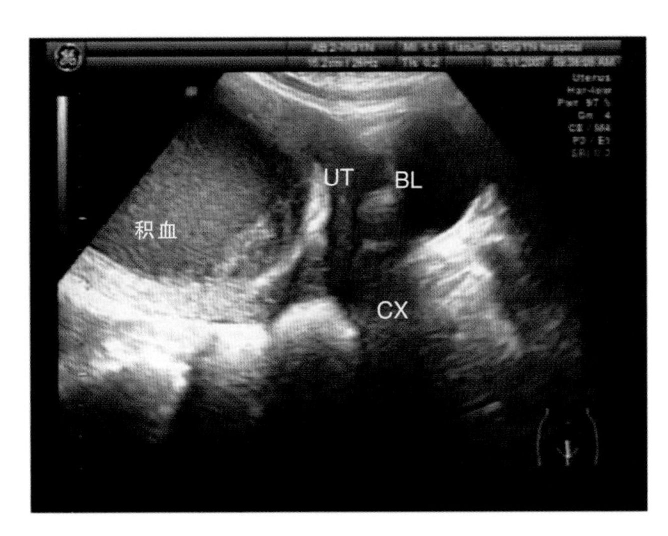

图 2.22 完全纵隔子宫一侧闭锁积血超声图像。患者,22 岁,主因"自触及下腹肿物 2 个月"入院。超声图像显示,一侧宫腔闭锁积血,另一侧宫腔与闭锁的宫腔间可见界限清晰的隔膜。
UT,子宫;BL,膀胱;CX,宫颈

不全纵隔子宫的超声图像特点

经阴道超声三维成像可立体显示宫腔内 Y 形宫波。

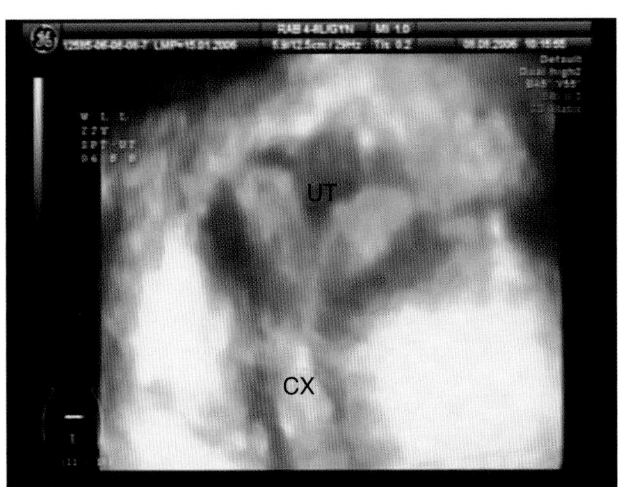

图 2.23 不全纵隔子宫超声图像。横切时,子宫显示较宽,可见宫腔内 Y 形宫波。
UT,子宫;CX,宫颈

纵隔子宫合并妊娠

1.纵隔子宫合并一侧早期妊娠

超声图像特点

- 横径较宽。
- 一侧可见胎囊。
- 中央有衰减纵隔。

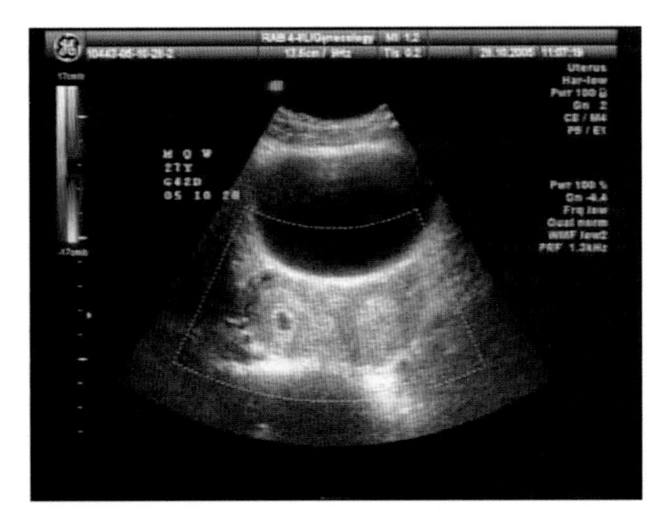

图 2.24 完全纵隔子宫合并右侧妊娠超声图像。患者,27 岁,闭经 42 天,完全纵隔合并右侧妊娠。横切时宫底显示较宽,可见一隔由宫底延伸至宫颈,可见两个宫波,内膜呈倒八字形,右侧宫腔内可见胎囊。

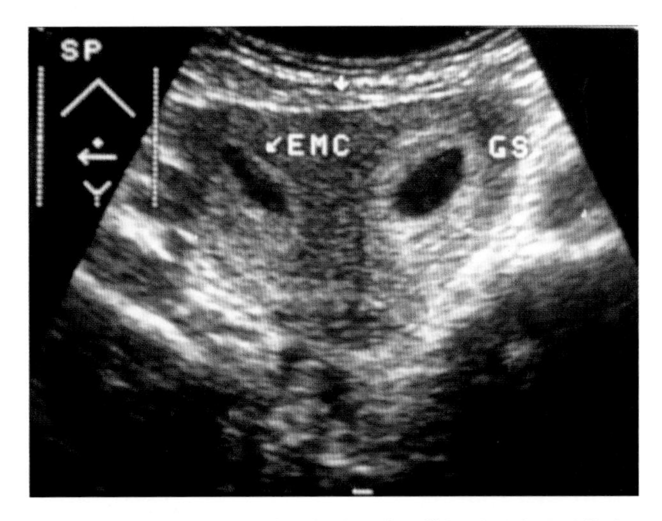

图 2.25 纵隔子宫合并妊娠超声图像。横切时子宫显示较宽,子宫中央可见一隔,左侧宫腔妊娠,可见胎囊,右侧增厚的子宫内膜夹杂一假胎囊。
GS,胎囊;EMC,子宫内膜

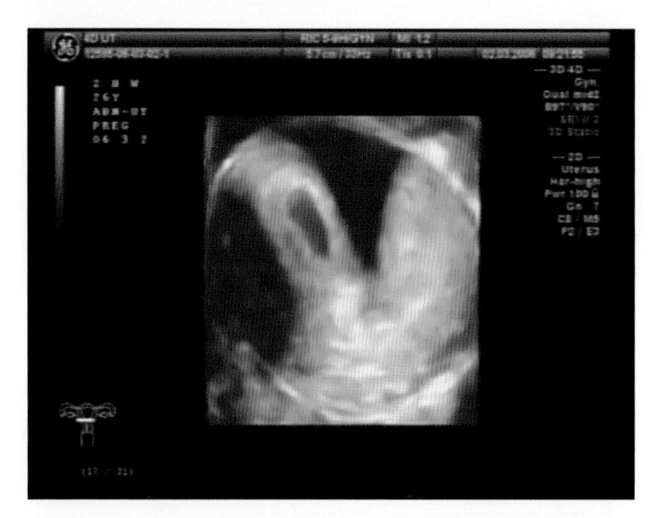

图 2.26 不全纵隔子宫合并右侧妊娠超声图像。患者,26 岁,横切时子宫显示较宽,不全纵隔,右侧宫腔内妊娠,右侧宫腔较窄。

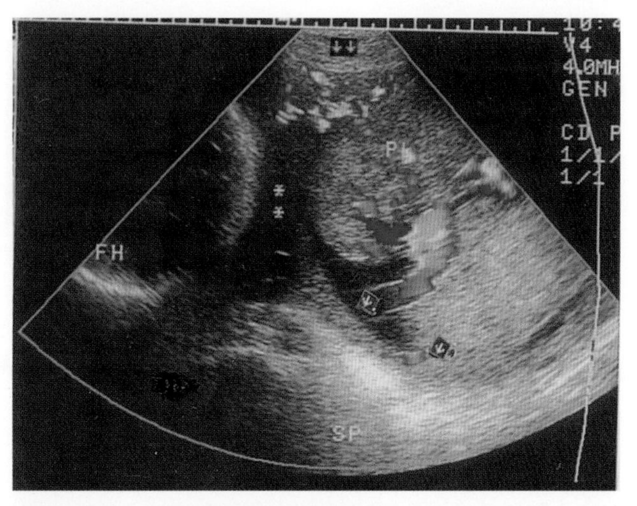

图 2.27 纵隔子宫晚期妊娠超声图像。宫腔内可见一隔,似一拉紧的弓弦,隔出自肌壁(箭头),隔在宫腔中将胎儿、胎盘各隔于一侧。
SP,脊柱;FH,胎头;PL,胎盘

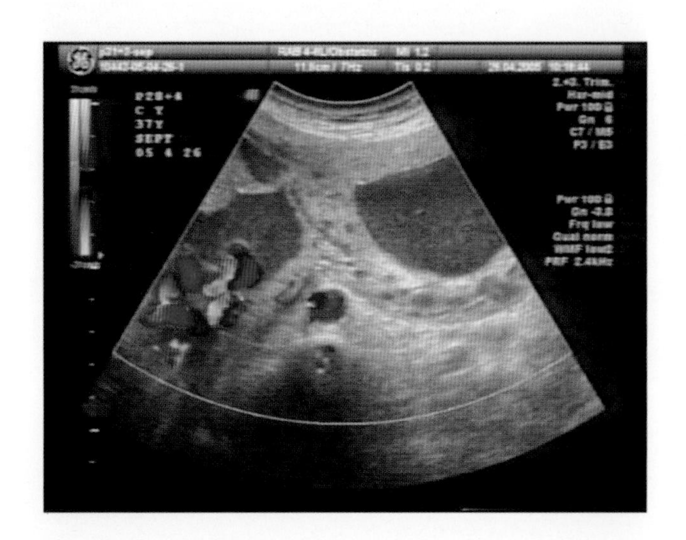

2.纵隔子宫晚期妊娠

超声图像特点

• 宫腔内见一隔,似一拉紧的弓弦,隔可在中央,亦可偏于一侧,此多为不全纵隔。

• 隔在宫腔中将胎儿、胎盘各隔于一侧,另一侧充满羊水,可有胎儿小部分或脐带,胎动时可见另一侧羊水被搅动。

• 注意:纵隔出自肌壁。

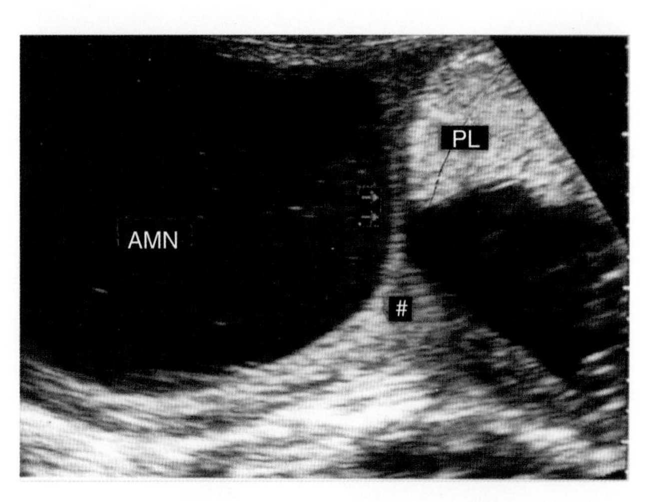

图 2.28 纵隔子宫晚期妊娠超声图像。不全纵隔出自肌壁,隔(箭头)在宫腔中将胎儿、胎盘隔于左侧,右侧充满羊水。
PL,胎盘;AMN,羊水

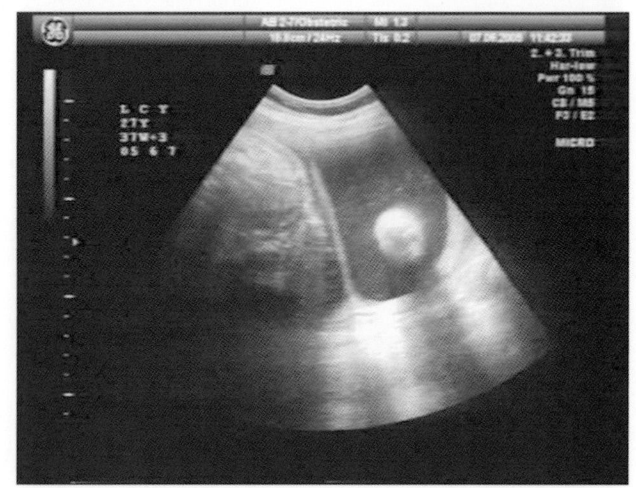

图 2.30 不全纵隔子宫合并右侧晚期妊娠超声图像。患者,27 岁,孕 37 周。子宫不全纵隔,隔较薄,隔的右侧可见胎体,左侧可见羊水及胎儿部分肢体。

图 2.29 不全纵隔子宫合并中期妊娠超声图像。患者,37 岁,中期妊娠。子宫不全纵隔,隔显示较宽,隔将胎盘、胎儿隔于宫腔右侧,左侧充满羊水,隔的一侧可见胎儿颜面。

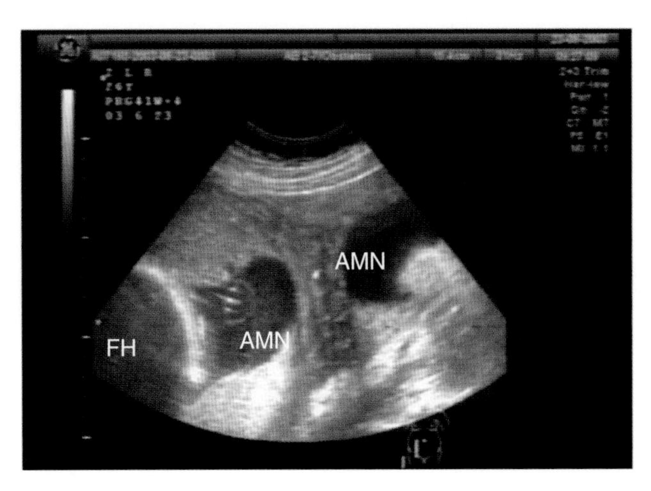

图 2.31 不全纵隔子宫合并晚期妊娠超声图像。患者，26 岁，孕 41 周。宫腔内胎盘下缘处可见一不全纵隔，隔稍厚，隔两侧均可看到胎儿部分肢体。

AMN：羊水；FH，胎头

子宫肌瘤囊性变的鉴别诊断

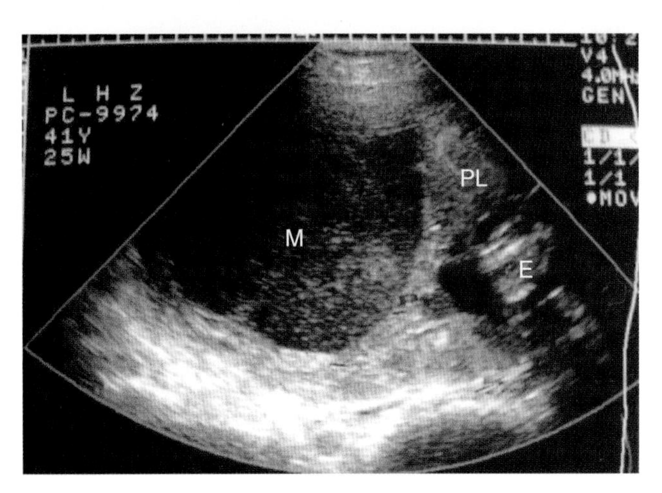

图 2.32 中期妊娠合并肌瘤囊性变超声图像。患者，41 岁，孕 25 周。子宫旁可见一较大的囊性肿物，考虑为肌瘤囊性变；观察过程中，胎儿活动时囊肿内液体不被搅动。

PL，胎盘；M，囊性肿物

双角子宫

病理

两侧副中肾管尾端大部分汇合，而子宫底部汇合不全，形成左右各一角，称双角子宫；一个宫颈，一个阴道。

超声图像特点

- 冠状切面：子宫底部呈羊角状，在膀胱内形成 V 字形。
- 一个宫颈。

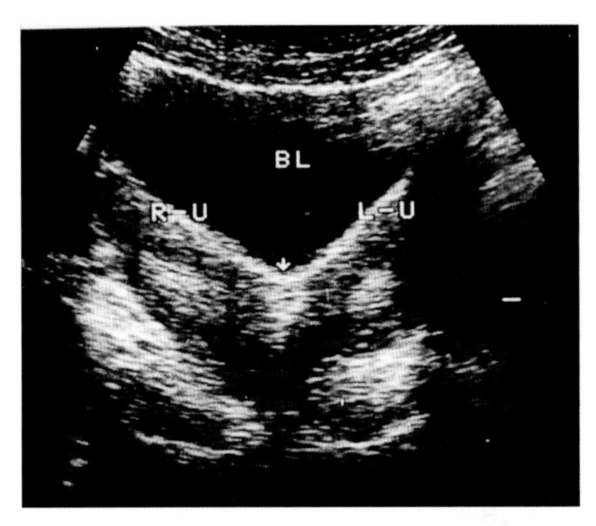

图 2.33 双角子宫超声图像。横切面显示，子宫底部（箭头）呈羊角状，在膀胱内形成 V 字形，双侧可见子宫内膜。

BL，膀胱；R-U，右子宫；L-U 左子宫

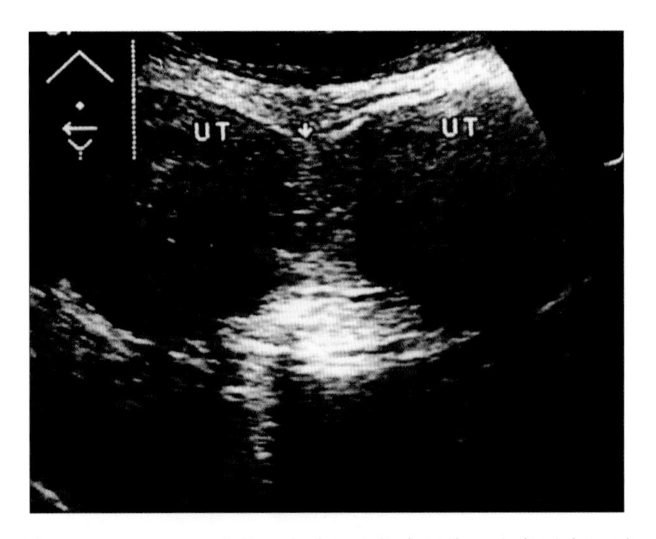

图 2.34 双角子宫合并子宫腺肌症超声图像。患者因痛经严重来诊，图示双角子宫，双侧宫体饱满、增大，两角间可见纤维带（箭头）相连，一个宫颈。

UT，子宫

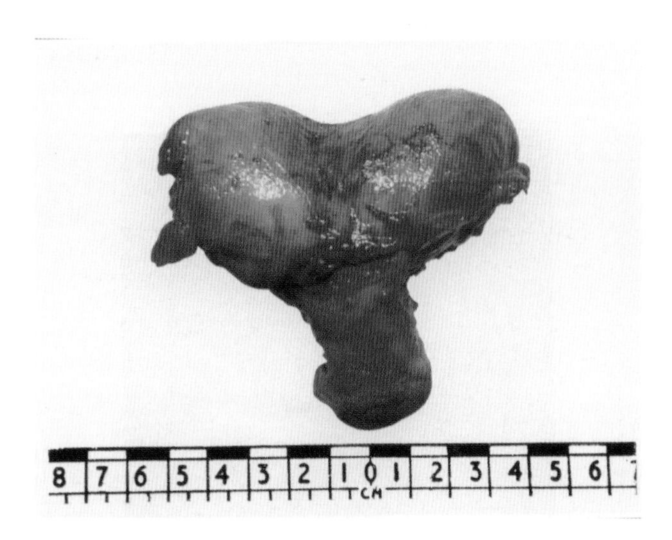

图 2.35 **双角子宫标本**。图 2.34 患者全切术后标本，子宫呈羊角状，两侧宫体饱满、增大，为双角子宫且合并子宫腺肌症。

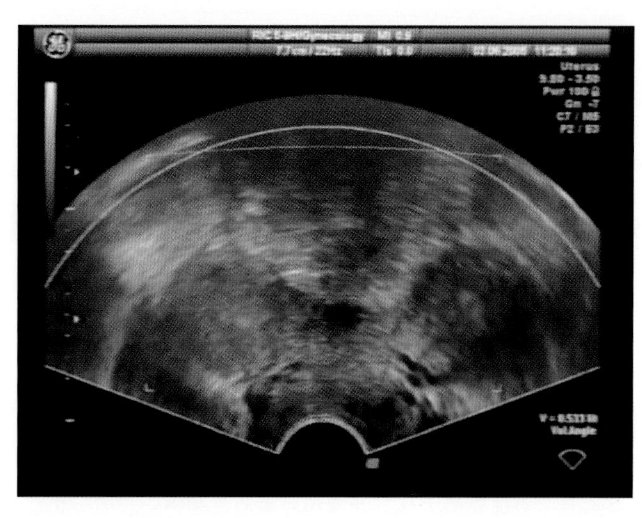

图 2.36 **双角子宫超声图像**。患者，24 岁，双角子宫。子宫底部呈羊角状，在膀胱内形成 V 字形，两角间可见纤维带相连，一个宫颈。

双子宫、双宫颈

病理

双侧副中肾管未完全融合，形成子宫、宫颈各两个，常合并阴道纵隔。

超声图像特点

横切面：①子宫底部见两个子宫，两个宫体可大小相等或不一，在宫颈部可有纤维带连续；②宫体呈哑铃状，内有两个宫波；③两个宫颈，各有宫颈波；④阴道较宽，或见两个气线。

如双子宫一侧早期妊娠则可见胎囊偏心，另一宫腔蜕膜增厚或有出血。

中期后妊娠应注意子宫下方周围，在子宫下方一侧可查见另一子宫，妊娠子宫升入腹腔。另一子宫留在盆腔，诊断成立，分娩可造成梗阻。

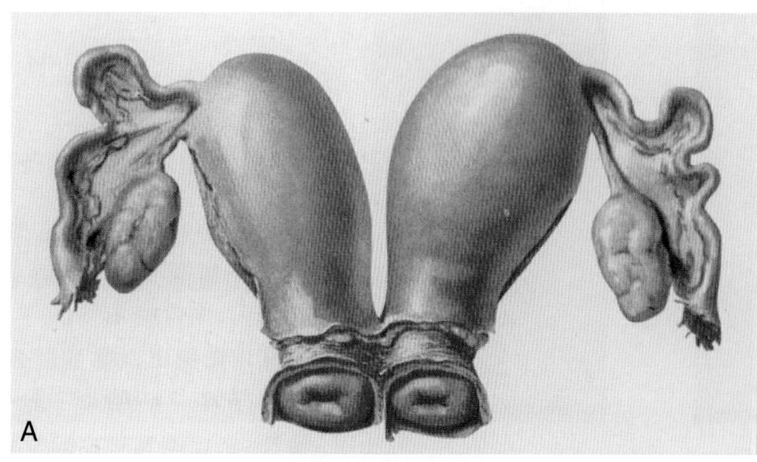

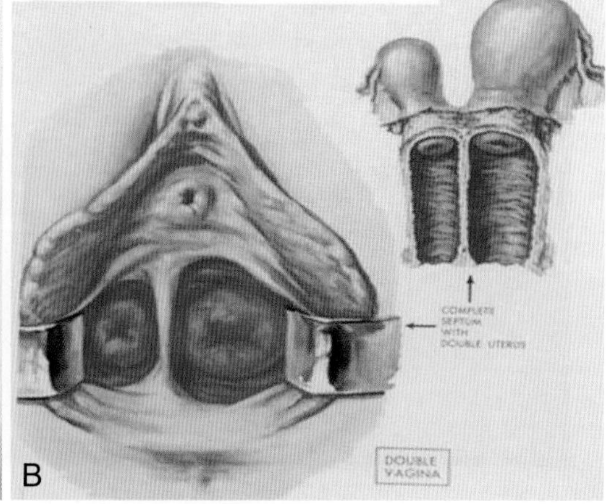

图 2.37 **双子宫、双宫颈示意图**。

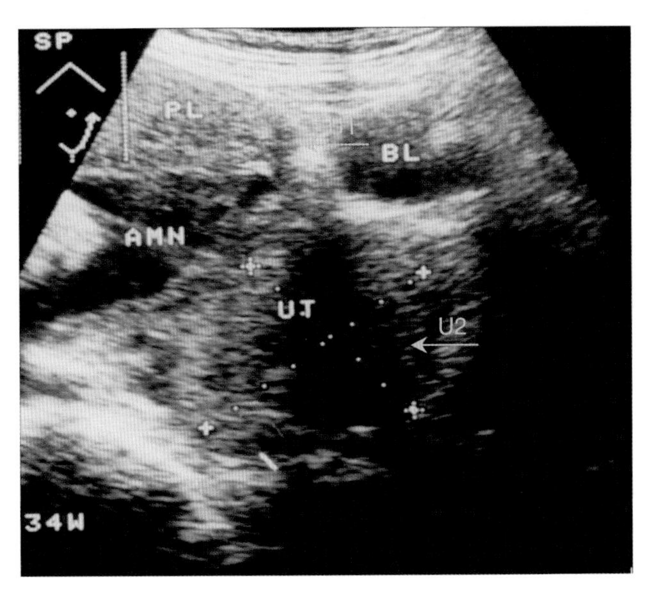

图2.38　**双子宫一侧妊娠超声图像。** 患者，孕34周，双子宫中期妊娠。图示双子宫，妊娠子宫上升，未妊娠子宫受压下移。U1，妊娠子宫；U2，未妊娠子宫；PL，脊柱；BL，膀胱；UT，子宫；AMN，羊水

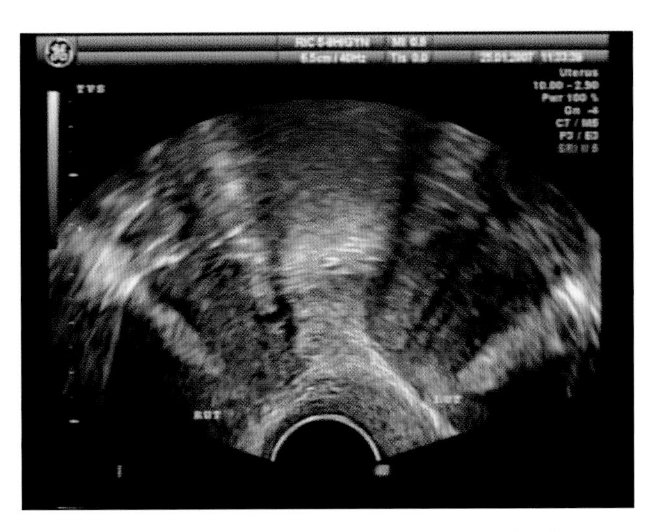

图2.39　**双子宫超声图像。** 盆腔可见两个子宫影像，横切时子宫底部可见两个宫体，有纤维带连续。

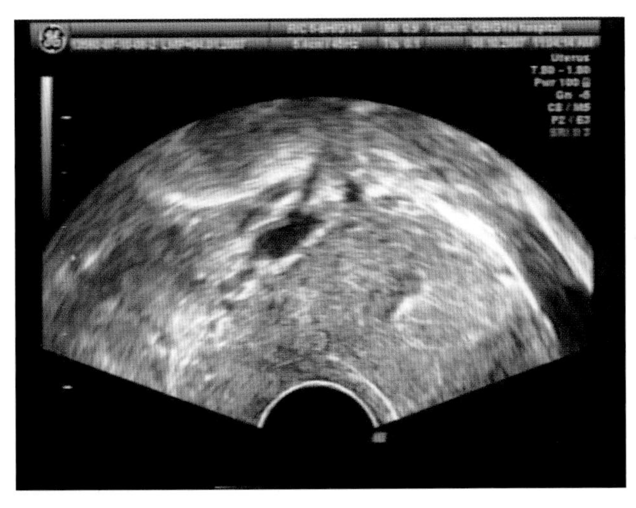

图2.40　**双子宫、双宫颈超声图像。** 图示盆腔内可见双子宫影像。横切时子宫底部可见双宫体、双宫颈。

重复子宫

病理

子宫、宫颈、阴道均隔成左右两部分，系副中肾管完全汇合，但中隔完全未被吸收所致。

超声图像特点

- 子宫较宽，宫底可见凹陷。
- 两个宫体共用内侧肌壁。
- 可见两个宫颈。

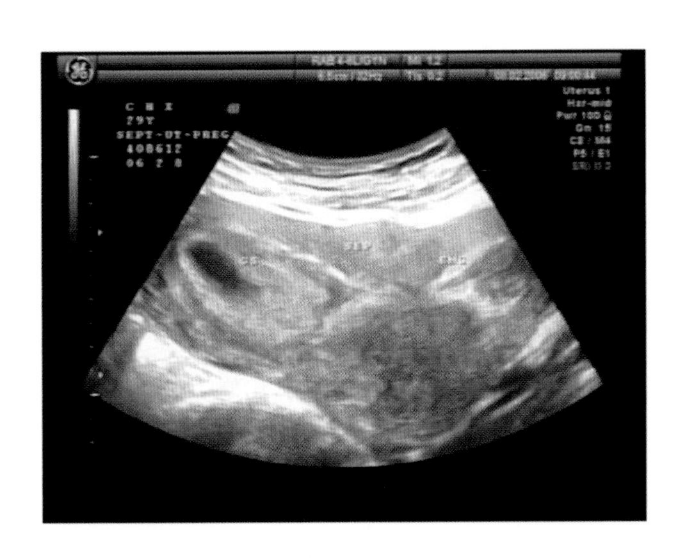

图2.41　**重复子宫超声图像。** 患者，29岁，重复子宫合并右侧宫腔妊娠。子宫较宽，宫底可见凹陷，两个宫体共用内侧肌壁，右侧宫腔内可见胎囊，左侧内膜增厚，可见两个宫波。

阴道斜隔综合征

病理

系一侧副中肾管正常发育、对侧发育异常所致。

阴道斜隔综合征系双子宫、双宫颈 、双阴道，一侧阴道完全或不完全闭锁，隔膜起于两个宫颈之间，向远侧端偏离中线斜行，与阴道外侧壁融合，形成一侧阴道腔为盲端，伴同侧肾脏、输尿管缺如，健侧肾脏代偿增大。

临床表现

可有月经或阴道淋沥出血、阴道流脓血、痛经、下腹包块。

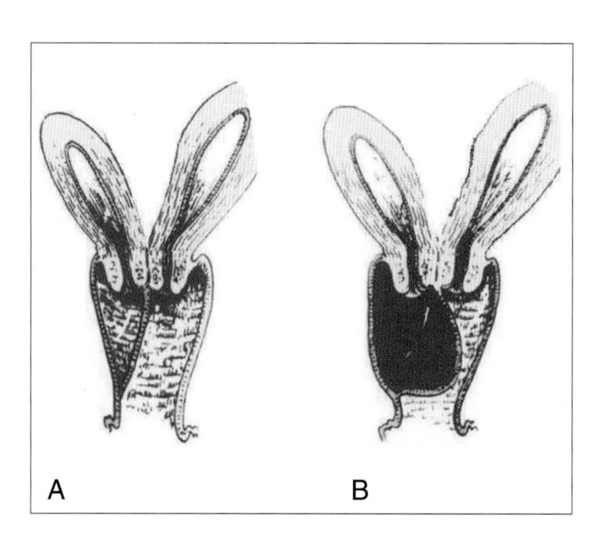

图 2.42 阴道斜隔综合征示意图。(A)为双子宫、双宫颈、双阴道，一侧阴道完全或不完全闭锁。隔膜起于两个宫颈之间，向远侧端偏离中线斜行，与阴道外侧壁融合，形成一侧阴道腔为盲端。(B)为阴道斜隔综合征积血、积脓，盲端阴道因血潴留，可误诊为盆腔阴道囊肿。

超声图像特点

- 横切面：宫底呈羊角形，展开角度较大。
- 宫体为两个。
- 宫颈为两个。
- 纵切面：一侧阴道通畅，另一侧阴道为盲端，积血形成血肿。
- 患侧肾缺如，健侧肾可代偿增大。

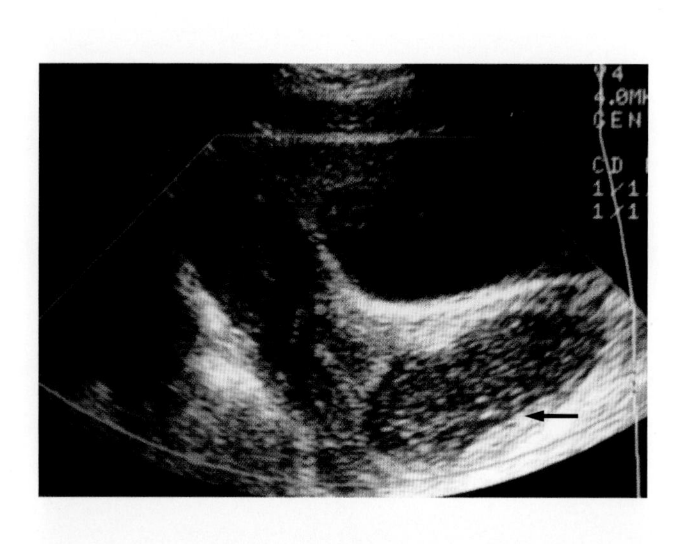

图 2.43 阴道斜隔综合征超声图像。纵切面：一侧阴道通畅，另一侧阴道为盲端。箭头所指处为盲端积血形成血肿。

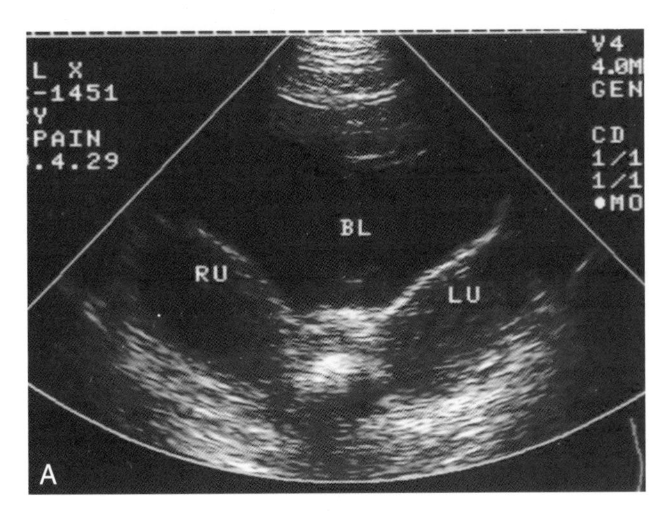

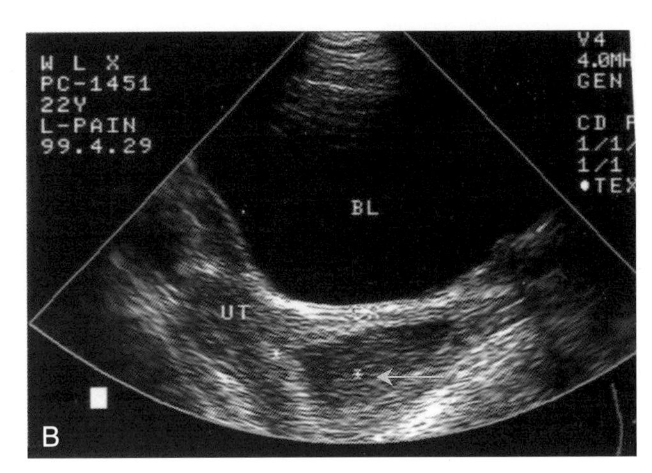

图2.44 阴道斜隔综合征超声图像。患者，22岁，左下腹痛，月经规则，常有阴道不规则出血或出脓。(A)横切面：可见双子宫、双宫颈。(B)侧切面：可见患侧宫体与阴道盲端积血，左侧阴道可见囊性包块，箭头所指处为阴道盲端积血。

BL，膀胱；RU，右子宫；LU，左子宫；UT，子宫

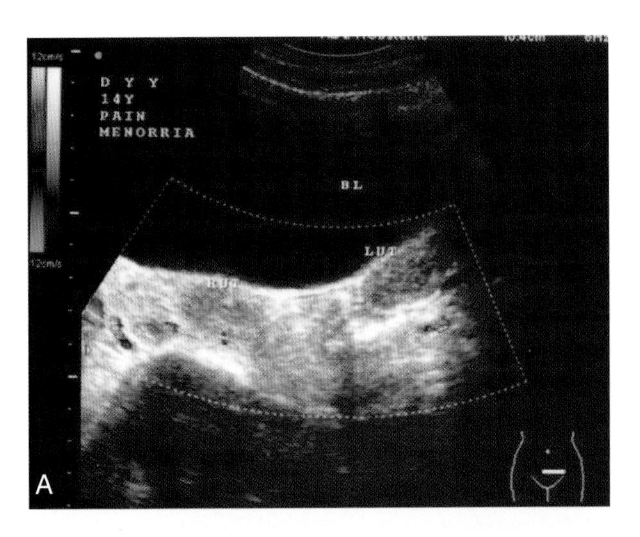

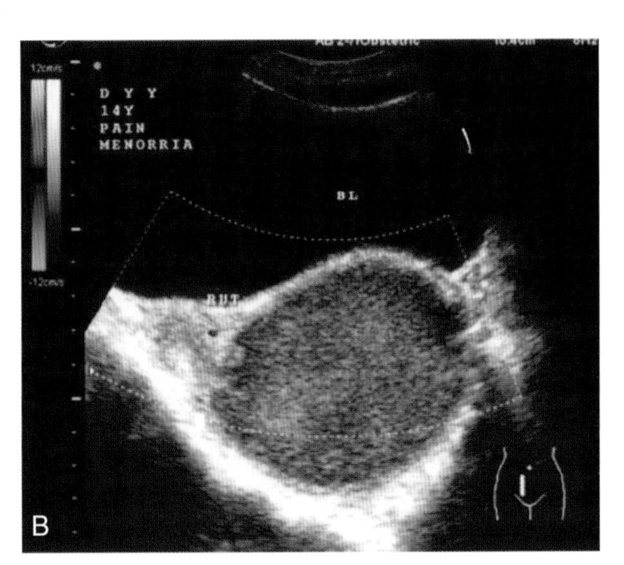

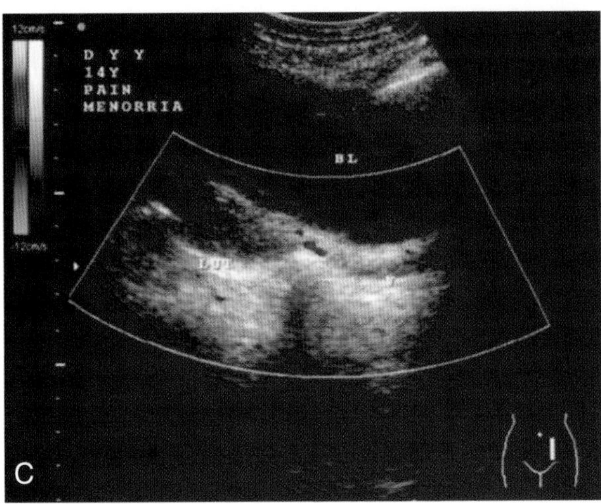

图2.45 阴道斜隔综合征超声图像。患者，14岁，因经期腹痛就诊。图示双子宫、双宫颈(常显示欠清晰)，右侧阴道有大量积血，左侧阴道通畅。(A)横切面：可见两侧宫体。(B)患侧宫体与阴道盲端积血形成血肿。(C)健侧正常宫体与阴道。

BL，膀胱；LUT，左子宫；RUT，右子宫

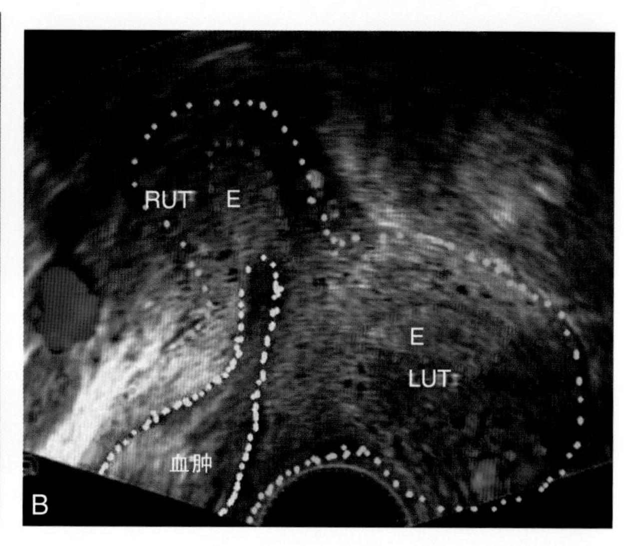

图 2.46 阴道斜隔综合征超声图像。患者，19 岁，因痛经就诊。图示双子宫、双宫颈，右侧阴道见囊性包块。阴道超声示左侧阴道通畅，右侧阴道为盲端，其内积血形成囊肿，可见血流低速流动。
RUT，右子宫；LUT，左子宫；E，囊肿

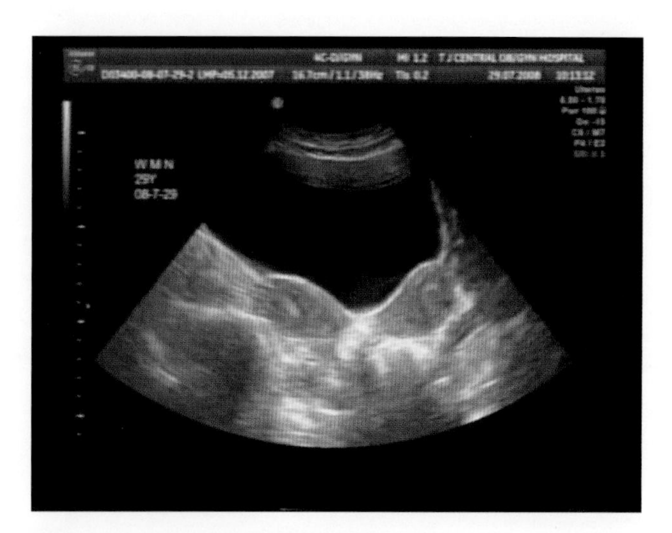

图 2.47 阴道斜隔综合征超声图像。患者，29 岁，因经期腹痛就诊。图示双子宫、双宫颈，右侧阴道可见积血，左侧阴道通畅。

图 2.48 阴道上端横膈超声图像。患者，13 岁，无月经来潮，腹痛就诊。图示，阴道上端横膈，宫颈口至阴道上端大量积血，阴道下端可见气线。

残角子宫

病理

残角子宫是一侧副中肾管中下段发育的缺陷，残角子宫有纤维组织的蒂，其与发育的侧子宫相连。双侧均具有输卵管及卵巢。残角子宫可怀孕。

分型

Ⅰ型：无宫腔，似浆膜下肌瘤。

Ⅱ型：如有宫腔及子宫内膜，但与主子宫不通，可有功能，可形成残角子宫的宫腔积血或妊娠，此型较多见。

Ⅲ型：有宫腔及子宫内膜，且与主宫腔相通（少见）。

残角子宫一侧均具有输卵管及卵巢。残角子宫可有一蒂与主子宫相连，远离主子宫，也可紧挨主子宫。

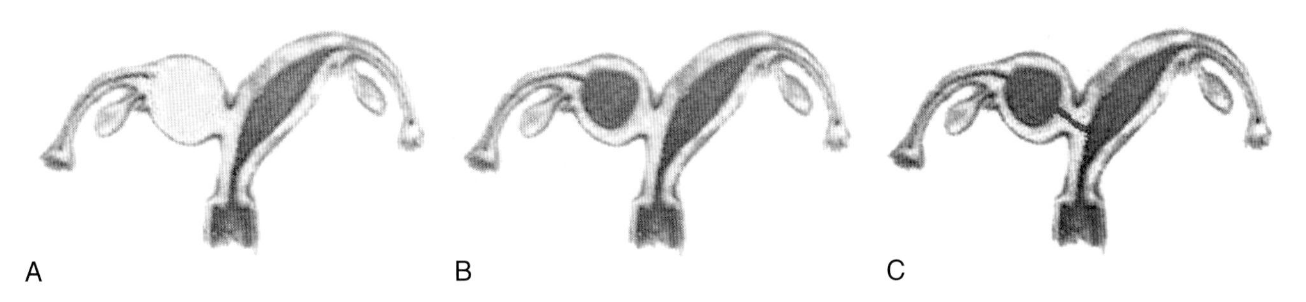

图2.49 **残角子宫分型示意图**。(A)Ⅰ型;(B)Ⅱ型;(C)Ⅲ型。

鉴别诊断

残角子宫可误认为:①浆膜下肌瘤;②附件的小型囊肿。

残角子宫妊娠

- 子宫一侧见一圆形小子宫,与主子宫以一蒂相连。
- 小子宫壁均匀而薄。
- 宫内胎芽活跃。
- 主子宫蜕膜很厚(见异位妊娠相关章节)。

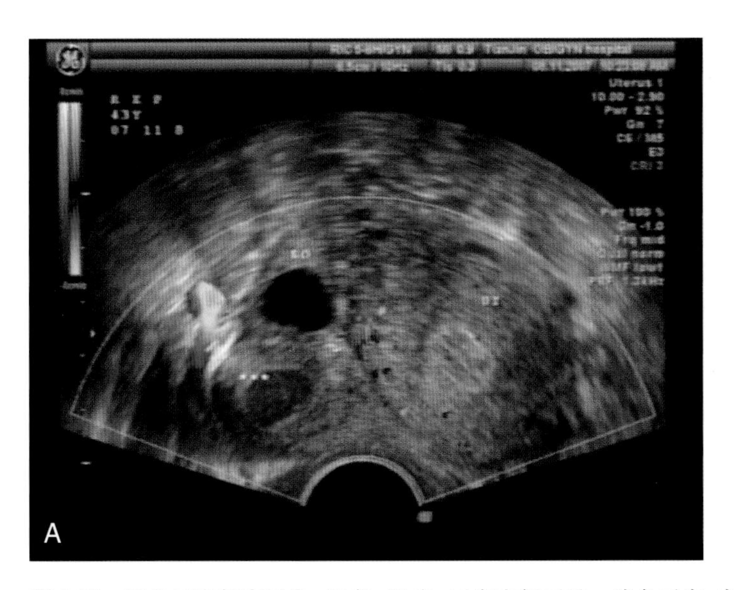

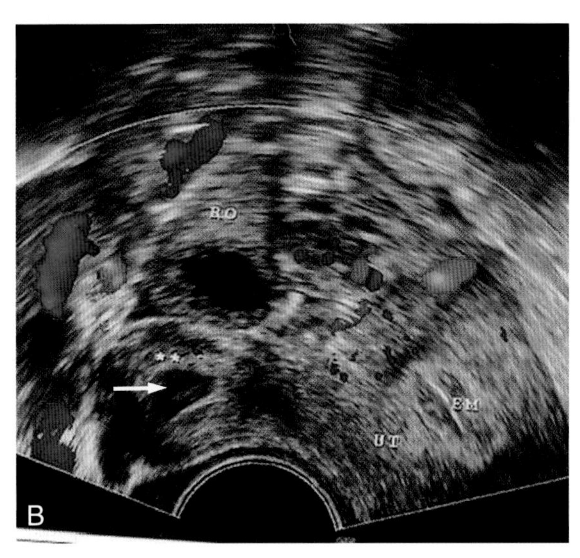

图2.50 **残角子宫超声图像**。患者,43岁。子宫右侧可见一残角子宫,宫腔内少量积血,其上方可见卵巢。箭头所指处为残角子宫,其与主子宫以一蒂相连。
UT,子宫;RO,右卵巢;EM,子宫内膜

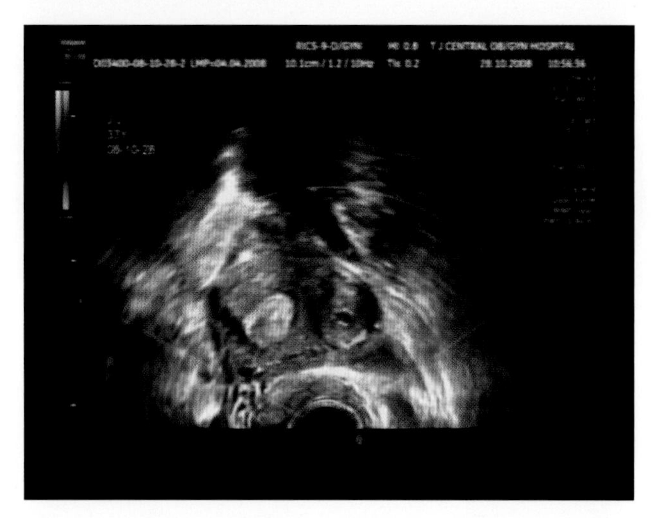

图 2.51 残角子宫超声图像。患者，33 岁，考虑残角子宫早早孕。横切时，主子宫左侧可见一圆形残角子宫，其内可见胎囊样环状暗区，周边可见蜕膜反应，主子宫内膜增厚。

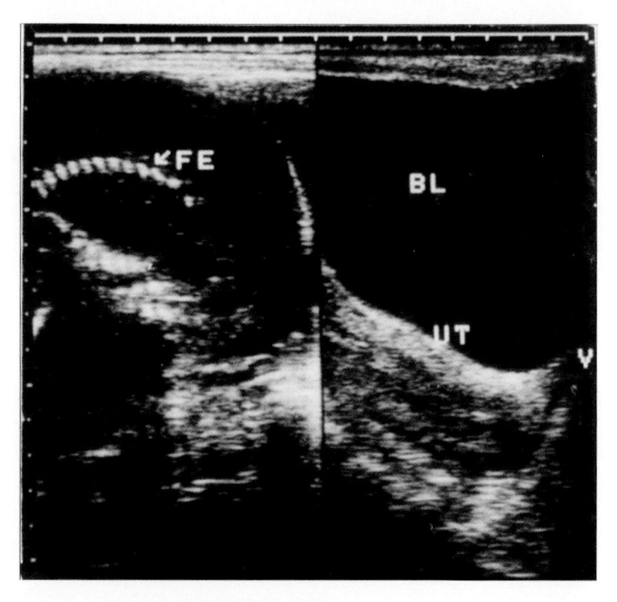

图 2.52 残角子宫妊娠超声图像。主子宫上方可见一增大的残角子宫，残角子宫壁比较薄，其内可见死胎，胎儿已变形。残角子宫妊娠，胎儿可增大至孕 2~3 个月大小。

BL，膀胱；UT，子宫；FE，死胎

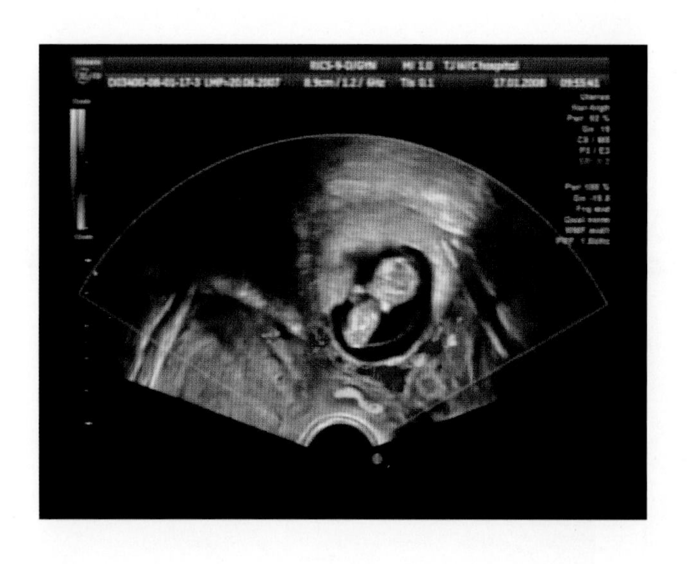

图 2.53 残角子宫妊娠超声图像。患者，22 岁，闭经 75 天，残角子宫妊娠。主子宫右侧可见一残角子宫，其与主子宫以一蒂相连，其上有丰富的血流与主子宫相通，残角子宫内可见活跃的胎儿，主子宫内可见蜕膜。

处女膜闭锁

此病系处女膜生长旺盛所致。如果子宫、阴道发育正常，青春期后经血不能外流，积存于阴道内形成阴道积血，如积血过多逐渐向宫腔内及输卵管延伸，致使输卵管伞端水肿、粘连、闭锁，可形成阴道、子宫、输卵管经血潴留。

超声图像特点

• 阴道积血：初期阴道内积血尚少，日久血量增多、张力增大，呈长圆形或烧瓶状积血囊肿，内含密集强回声的颗粒。

• 阴道、子宫积血

• 纵切面：扩张的阴道呈长圆形，张力大，内含密集颗粒，阴道壁薄而均匀。子宫亦有积血，壁厚。重者延伸至输卵管，致输卵管积血。

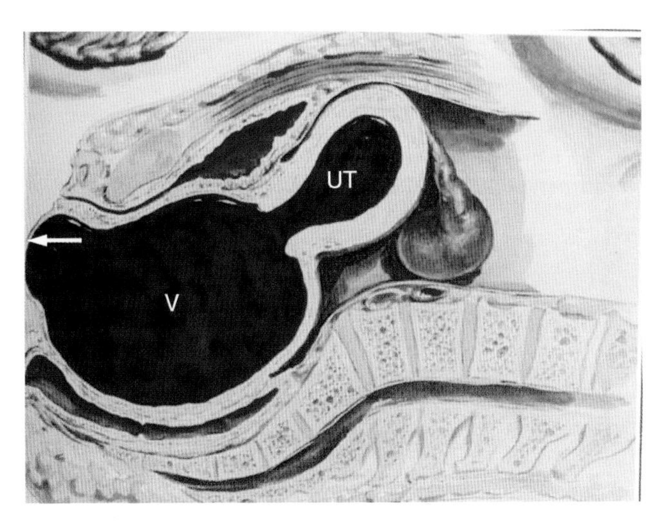

图 2.54 处女膜突出示意图。箭头所指处为处女膜突出。
UT,子宫;V,阴道

- 横切面
  - 阴道横切面:为一正圆形的囊性肿物,壁薄均匀,有时可见结石。
  - 子宫横切面:为椭圆形,肌壁较厚,内含液体。两侧附件区有时可见不规则的包块,为输卵管积血。
  - 子宫直肠窝有时可见液体。

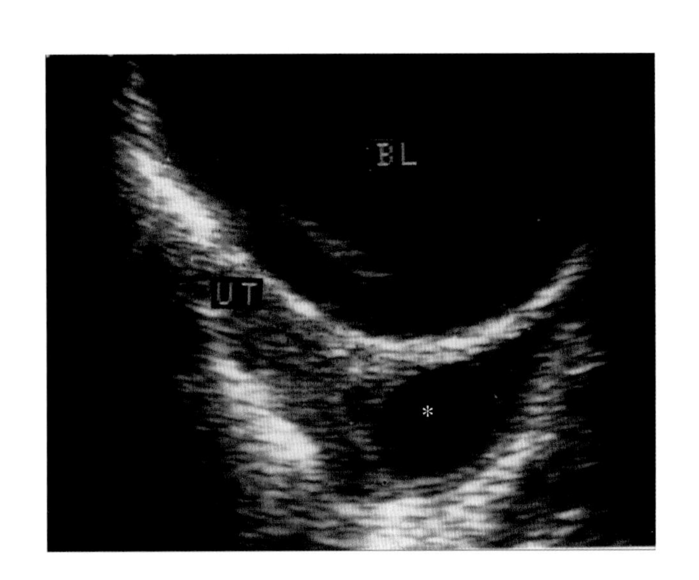

图 2.55 处女膜闭锁(轻度)超声图像。患者,15 岁,闭经、腹痛,阴道内可见少量积血(*)。
BL,膀胱;UT,子宫

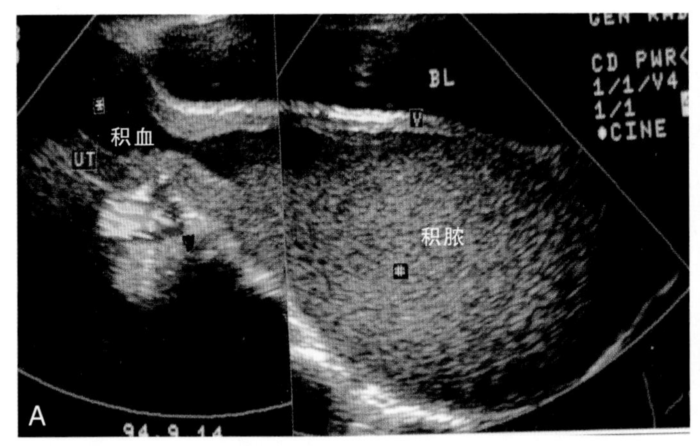

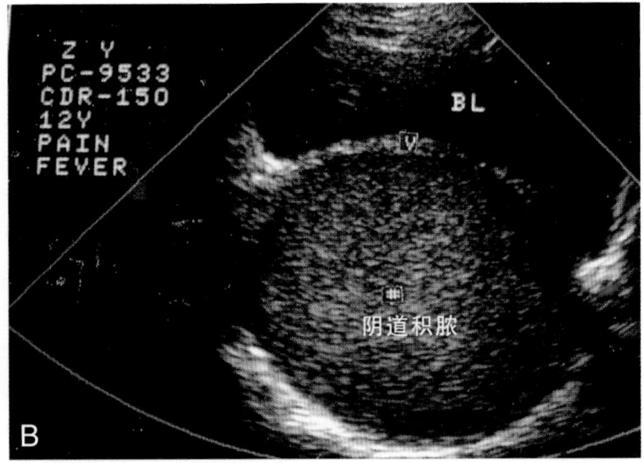

图 2.56 处女膜闭锁(轻度)超声图像。患者,12 岁,闭经、腹痛、发热,阴道和宫腔内积血合并感染。子宫至阴道内可见一烧瓶状积血、积脓囊肿,其内可见密集点状颗粒。(A)纵切面:可见宫腔积血,宫壁较厚,阴道大量积脓,呈长条形,阴道壁较薄。(B)横切面:阴道内大量积脓为密集点状颗粒。
BL,膀胱;UT,子宫;V,阴道

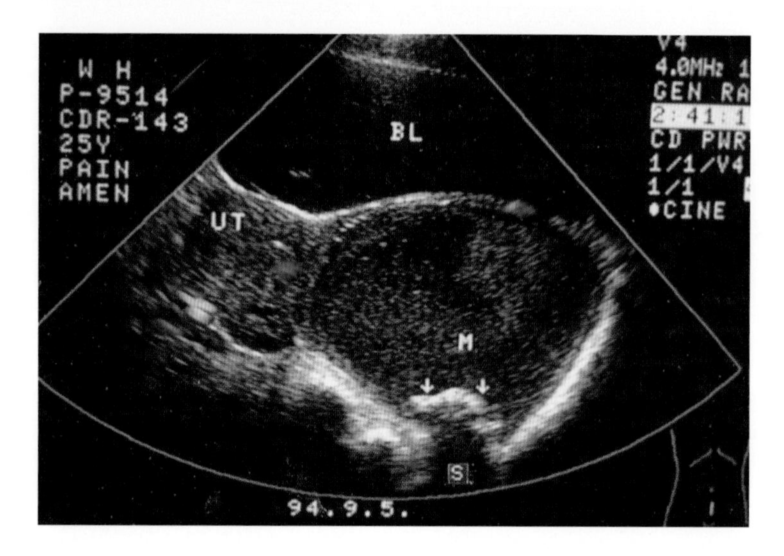

图 2.57　处女膜闭锁(含有结石)超声图像。患者,25岁,腹痛、闭经史。阴道内可见大量积血,并可见结石伴声影(箭头)。

UT,子宫;BL,膀胱

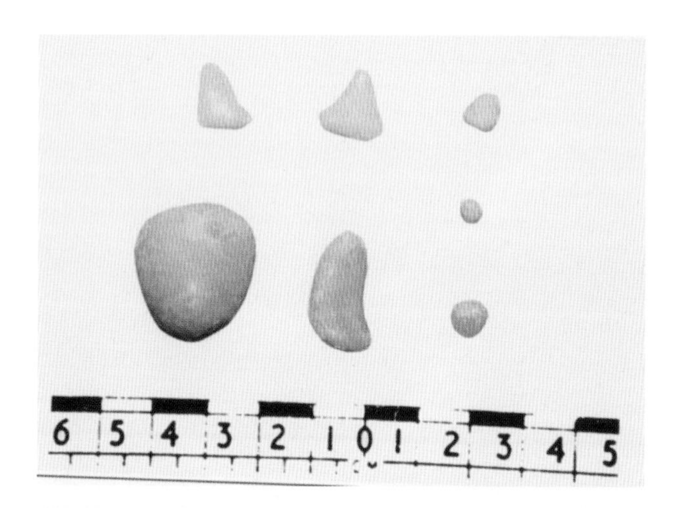

图 2.58　处女膜闭锁结石标本。与图 2.57 为同一患者。可见多个光滑的结石。

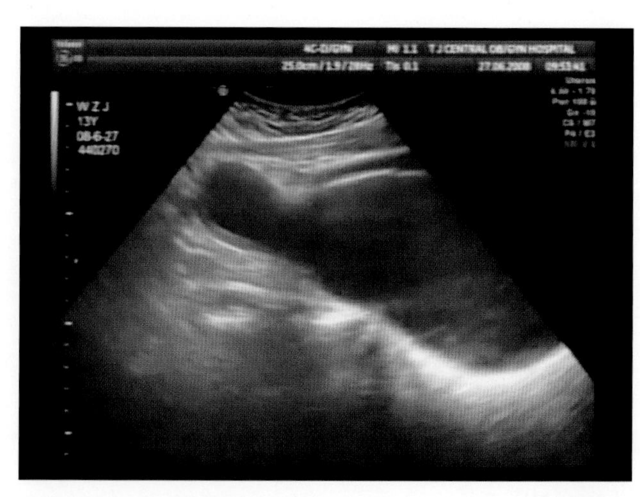

图 2.59　处女膜闭锁超声图像。患者,13 岁,闭经、腹痛史。阴道及宫腔内可见大量积血。

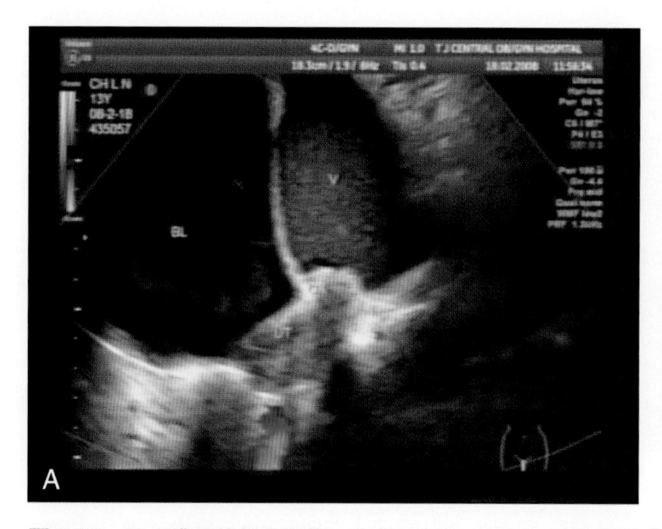

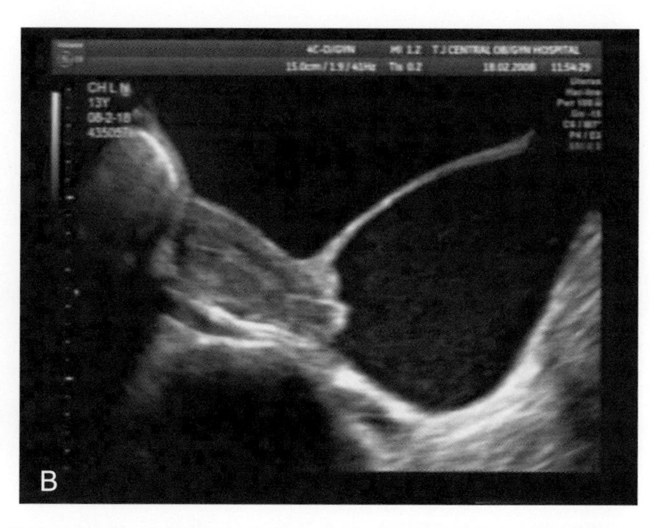

图 2.60　处女膜闭锁超声图像。患者,13 岁,无月经来潮,因腹痛就诊。阴道内大量积血,宫外口未开,宫颈后唇突出,考虑为处女膜闭锁,处女膜外凸。

BL,膀胱;V,阴道

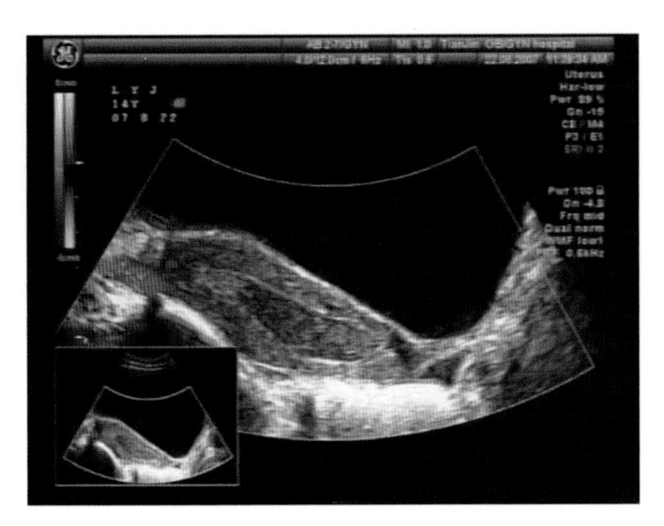

图 2.61 宫颈闭锁、宫腔积血超声图像。患者，14 岁，宫颈闭锁、宫腔积血。宫腔内可见大量缓慢流动的血液，宫颈发育不良、闭锁。

假两性畸形

假两性畸形分为男性假两性畸形和女性假两性畸形两种。

男性假两性畸形

指患者体内生殖腺是睾丸，但外生殖器却像女性外阴。患有此种畸形的男性，其阴茎萎缩，犹如女性的阴蒂，尿道下裂，好似女性的阴道口，阴囊分开，形若大阴唇。睾丸多为隐睾，隐匿于腹腔、腹股沟或酷似女性大阴唇的阴囊内。男性假两性畸形的染色体核型为 46XY，表象常似女性。

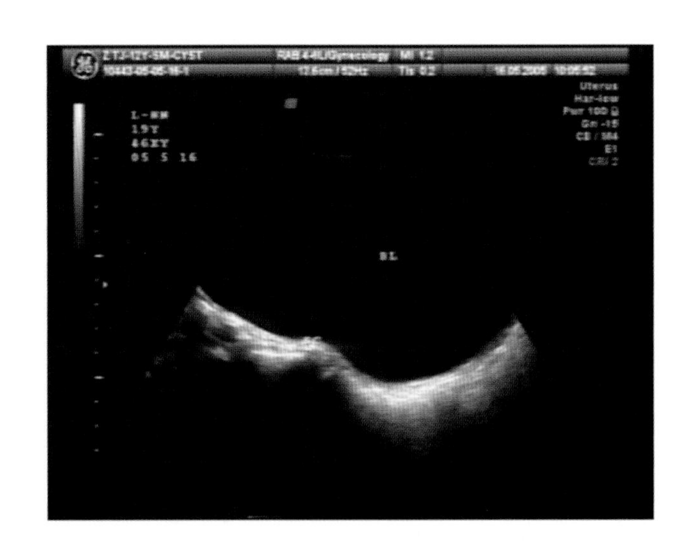

图 2.63 假两性畸形超声图像。患者，19 岁，染色体 46XY，男性假两性畸形。盆腔内未见子宫影像，仅可见两侧腹股沟睾丸图像。

BL，膀胱

宫颈缺如、无阴道

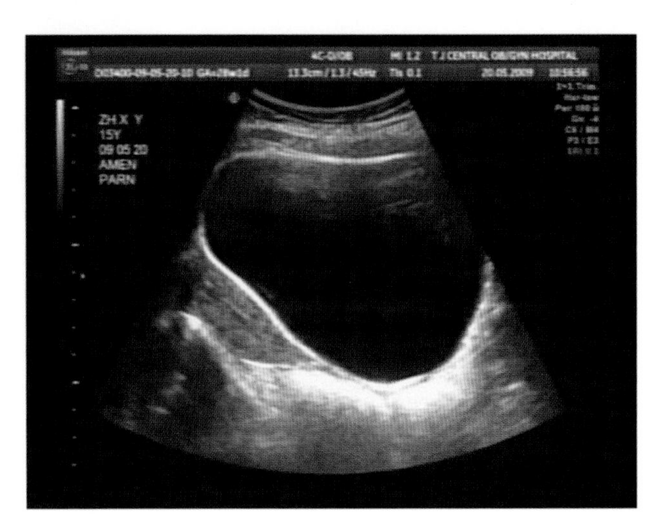

图 2.62 宫颈缺如、无阴道超声图像。患者，15 岁，闭经、周期性腹痛。宫腔内可见少量积血，未见宫颈及阴道气线，双侧卵巢正常。

女性假两性畸形

指患者体内生殖腺是卵巢，但外生殖器酷似男性。如阴蒂肥大像男性的阴茎，大阴唇左右连合，有的卵巢过度下降至大阴唇而类似阴囊，但其中没有睾丸。外表有喉结、长胡须。女性假两性畸形的染色体核型为 46XX，表象常似男性。

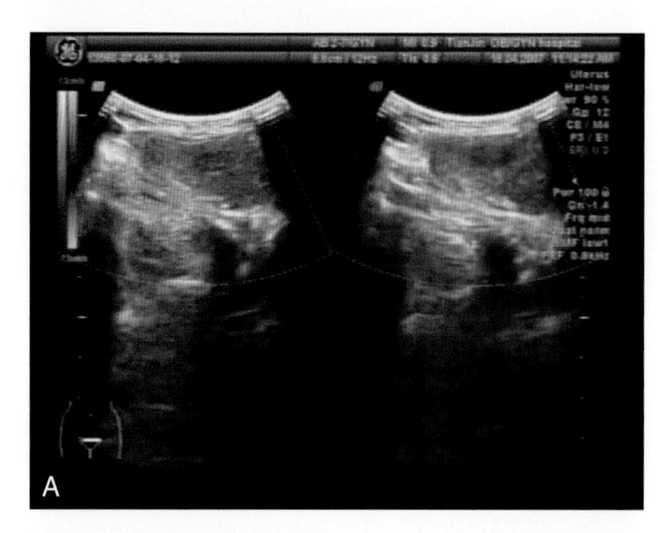

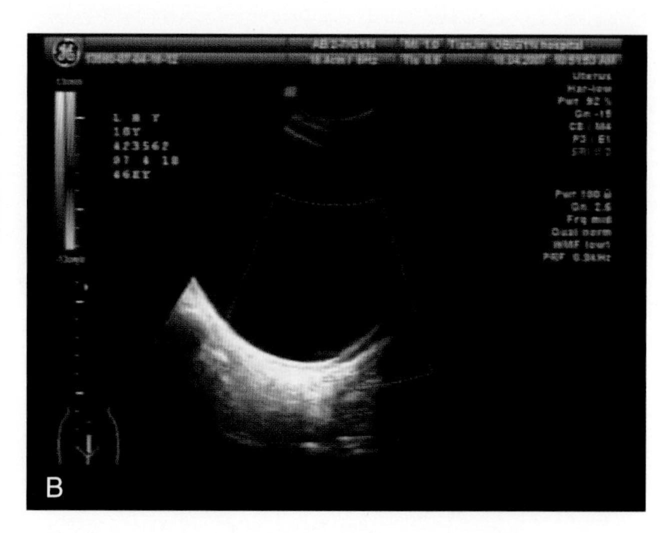

图 2.64　**假两性畸形超声图像**。患者，18 岁，染色体 46XY，男性假两性畸形。仅可见腹股沟处双侧睾丸，无子宫影像。

盆腔异位脏器

- 肝脏下垂至盆腔
- 肾脏下垂至盆腔

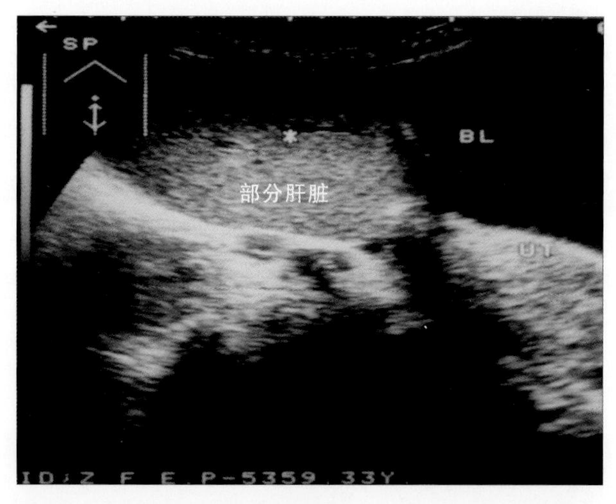

图 2.65　**肝脏下垂至盆腔超声图像**。患者，33 岁，肝脏下移。盆腔内子宫上方可见部分肝脏影像(*)。

BL，膀胱；UT，子宫

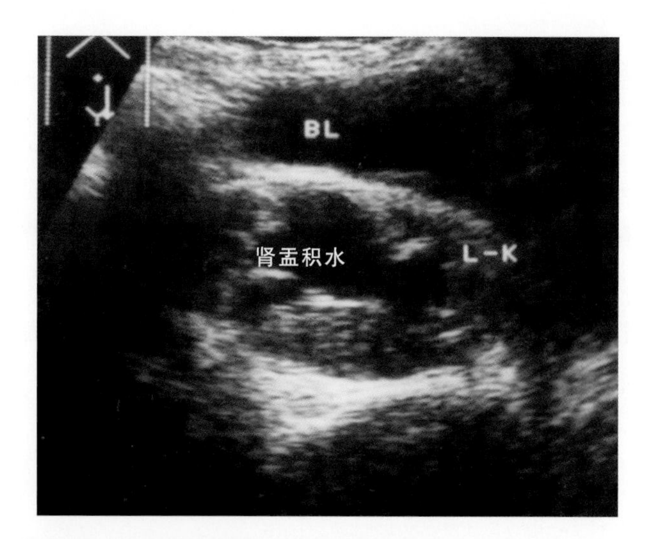

图 2.66　**肾脏下垂至盆腔伴积水超声图像**。左肾下垂至盆腔内，膀胱前方可见下移的肾脏组织，其内可见肾盂积水。

BL，膀胱；L-K，左肾

第 3 章

异位妊娠的超声诊断

2000 年，作者首次提出异位妊娠的以下分类法。

- 受精卵在宫体以外部位着床称为子宫外异位妊娠，或称宫外孕。
- 受精卵在宫体内异常部位着床称为子宫内异位妊娠。

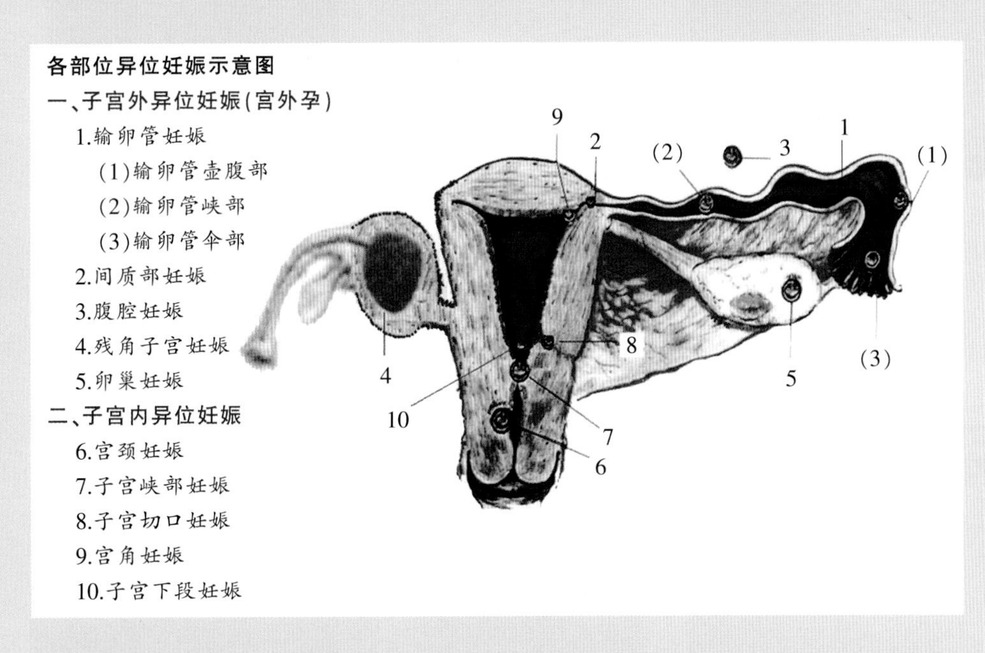

图 3.1 各部位异位妊娠示意图。

可疑异位妊娠应按以下顺序检查

- 子宫本身。
  - 子宫饱满、增大。
  - 子宫内无胎囊。
  - 子宫内回声增多——条、网、光团、囊(假胎囊)等。
- 附件区包块。
- 双髂窝或子宫直肠窝有无液体(血液)或包块。
- 腹腔有无包块、中上腹有无液体(血液)。

子宫外异位妊娠(宫外孕)

输卵管妊娠

输卵管妊娠分为四个部位,输卵管壶腹部、峡部和伞部声像图相似,在此一并描述。间质部图像有特殊形态,另述。

- 胎囊型:早期,胎囊未破裂前。
- 包块型:输卵管已破形成包块。包括衰减型、混合型和实性型(陈旧性)。
- 漂浮型:大量急性出血。

胎囊型输卵管妊娠

- 附件区见一胎囊形结构,少数可见完整的胎囊,内或含胎芽及胎心搏动。
- 可见滋养层血流。
- 直肠窝有或无少许液体。

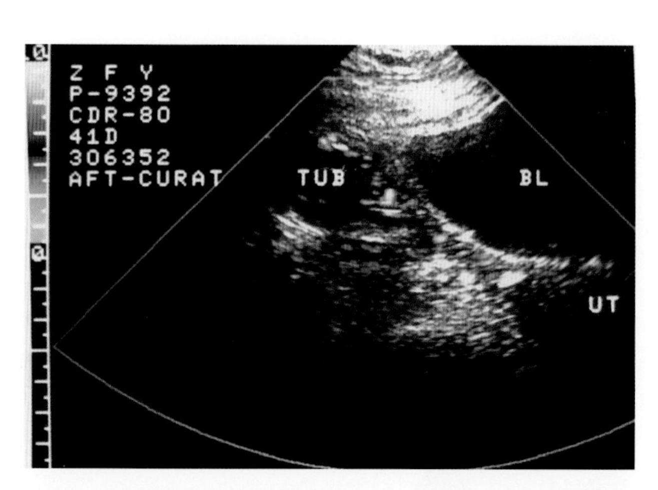

图 3.2 胎囊型输卵管妊娠超声图像。患者,孕 41 天。输卵管壶腹部膨隆,可见一低回声包块,周边可见较丰富的血流信号。BL,膀胱;UT,子宫;TUB,输卵管

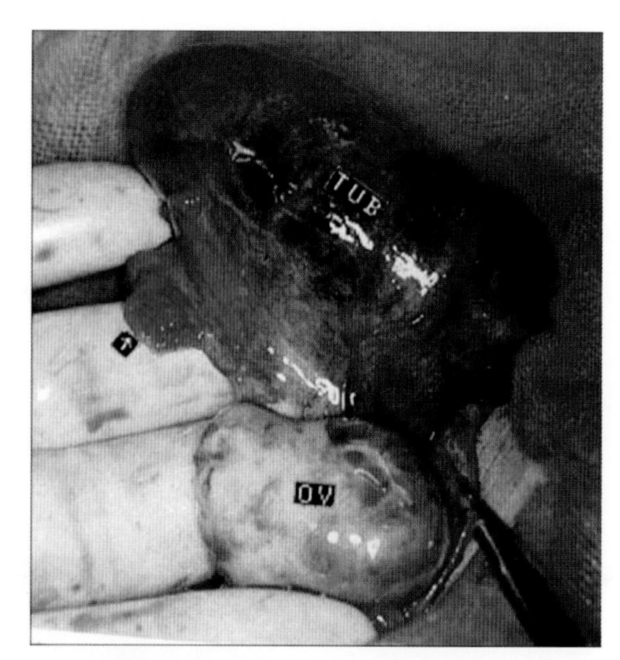

图 3.3 胎囊型输卵管妊娠(即将破裂)术中情况。OV,卵巢;箭头,伞端;TUB,输卵管

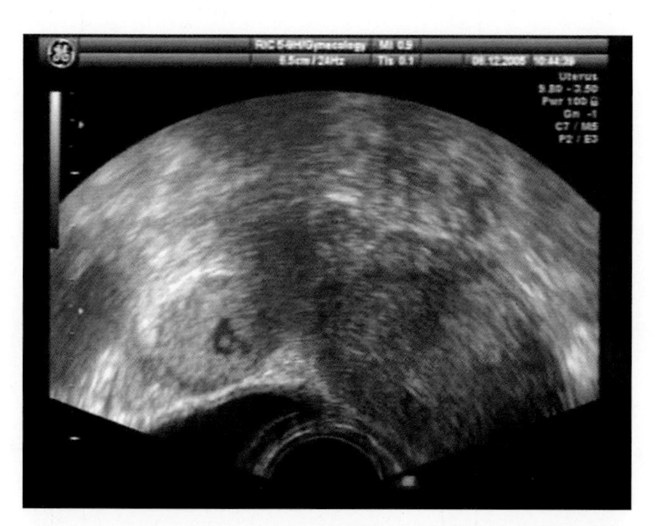

图 3.4 胎囊型输卵管妊娠超声图像。可见妊娠早期子宫内未见胎囊影像,子宫右侧可见胎囊型输卵管妊娠,内可见胎芽及心跳、血流信号。

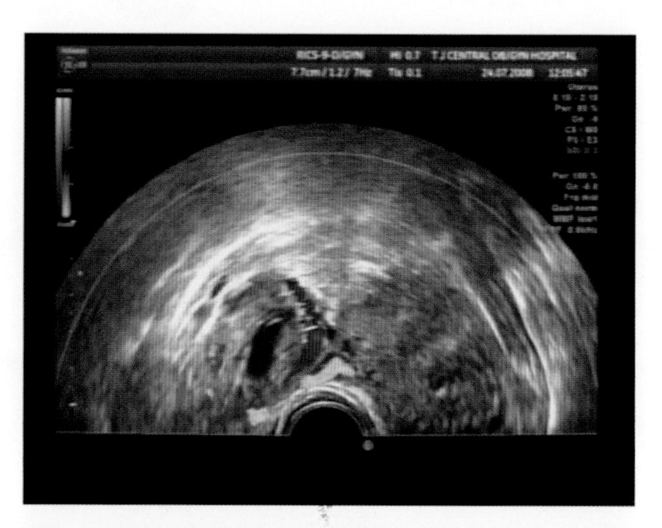

图 3.5 胎囊型输卵管妊娠超声图像。可见妊娠早期子宫内未见胎囊影像,子宫右侧可见胎囊型输卵管妊娠。

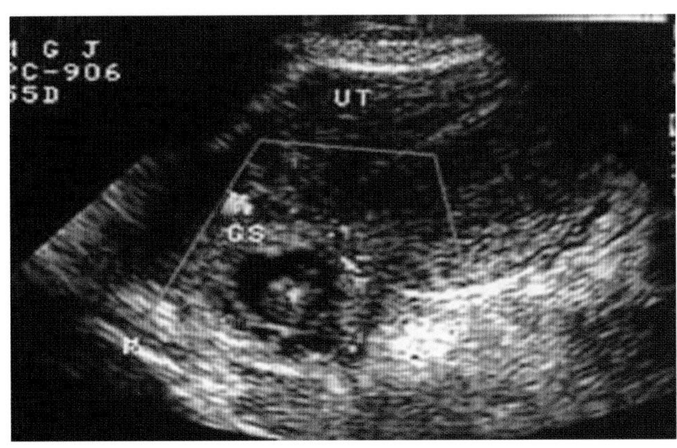

图 3.6　胎囊型输卵管妊娠超声图像。患者，孕 55 天。子宫内未见胎囊影像，子宫下方可见胎囊型输卵管妊娠，内可见胎芽及原始胎心跳、血流信号。
UT，子宫；GS，胎囊

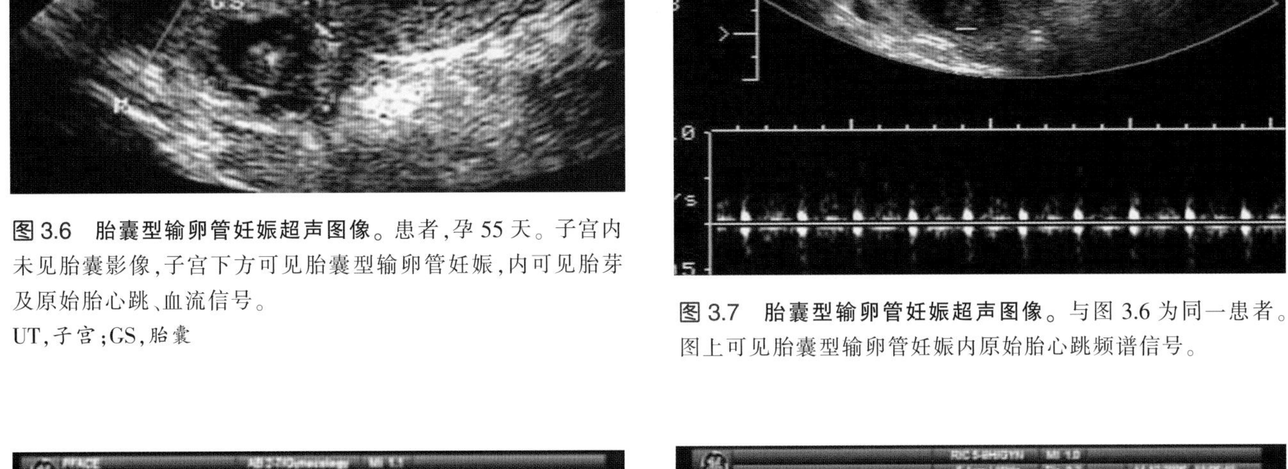

图 3.7　胎囊型输卵管妊娠超声图像。与图 3.6 为同一患者。图上可见胎囊型输卵管妊娠内原始胎心跳频谱信号。

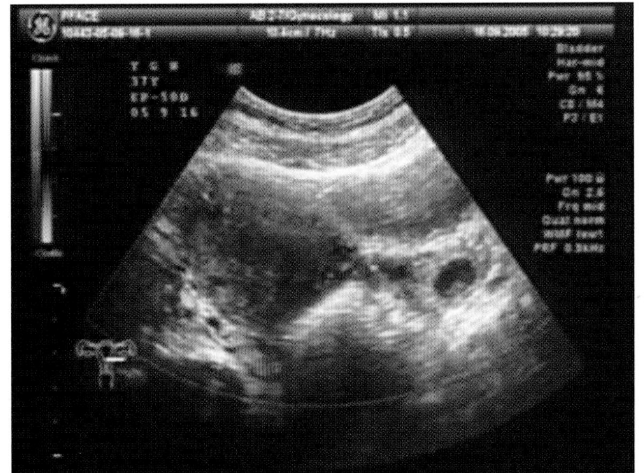

图 3.8　胎囊型输卵管妊娠超声图像。患者，37 岁，孕 50 天。子宫饱满，宫内未见胎囊影像，子宫左侧可见胎囊型输卵管妊娠，内可见卵黄囊、胎芽及心跳、血流信号。

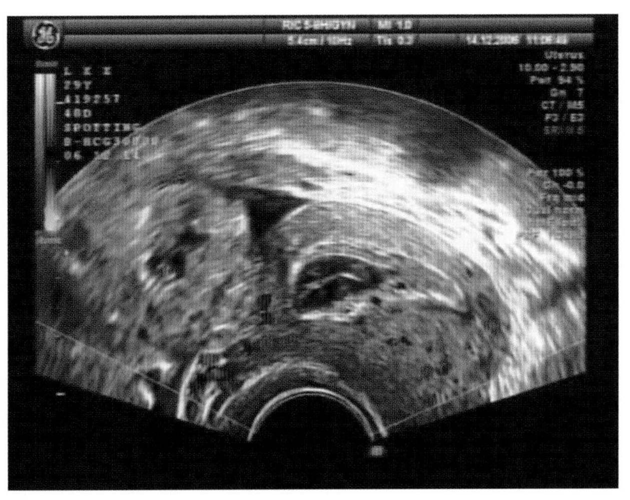

图 3.9　胎囊型输卵管妊娠伴宫内假胎囊超声图像。患者，29 岁，孕 40 天。其内可见胎芽及心跳、血流信号。宫内膜增厚，其内夹杂一假胎囊。

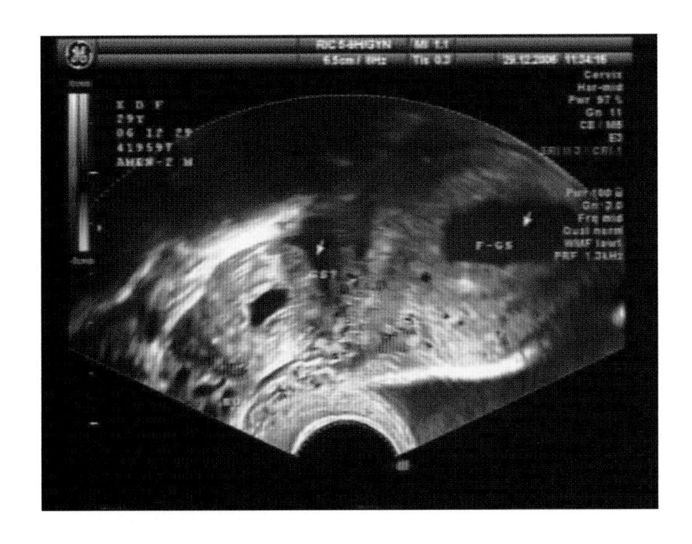

图 3.10　胎囊型输卵管妊娠伴宫内假胎囊超声图像。患者，29 岁，早期妊娠。其内隐约可见卵黄囊，宫腔内可见一假胎囊（F-GS），其周边可见蜕膜样反应。

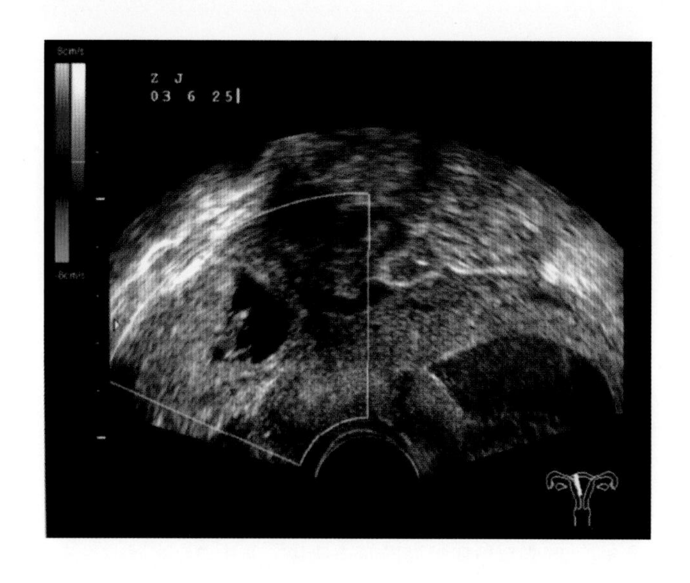

图 3.11 胎囊型输卵管妊娠伴宫腔内积血超声图像。患者，早期妊娠，子宫前位，宫腔内可见大量积血；子宫后方可见一胎囊，其内可见胎芽及血流信号。

包块型输卵管妊娠

- 衰减型：破裂或流产后不久形成血肿。
- 混合型：血肿内形成部分血块，但仍有出血及血清析出。
- 实性型(陈旧性宫外孕)：异位妊娠破裂后延误治疗，形成血块，血块外逐渐形成假包膜，血块机化，逐渐形成实性包块。

以上三型是宫外孕发展演变的过程。各个阶段，图像不一，即所谓的“一病多图”现象。

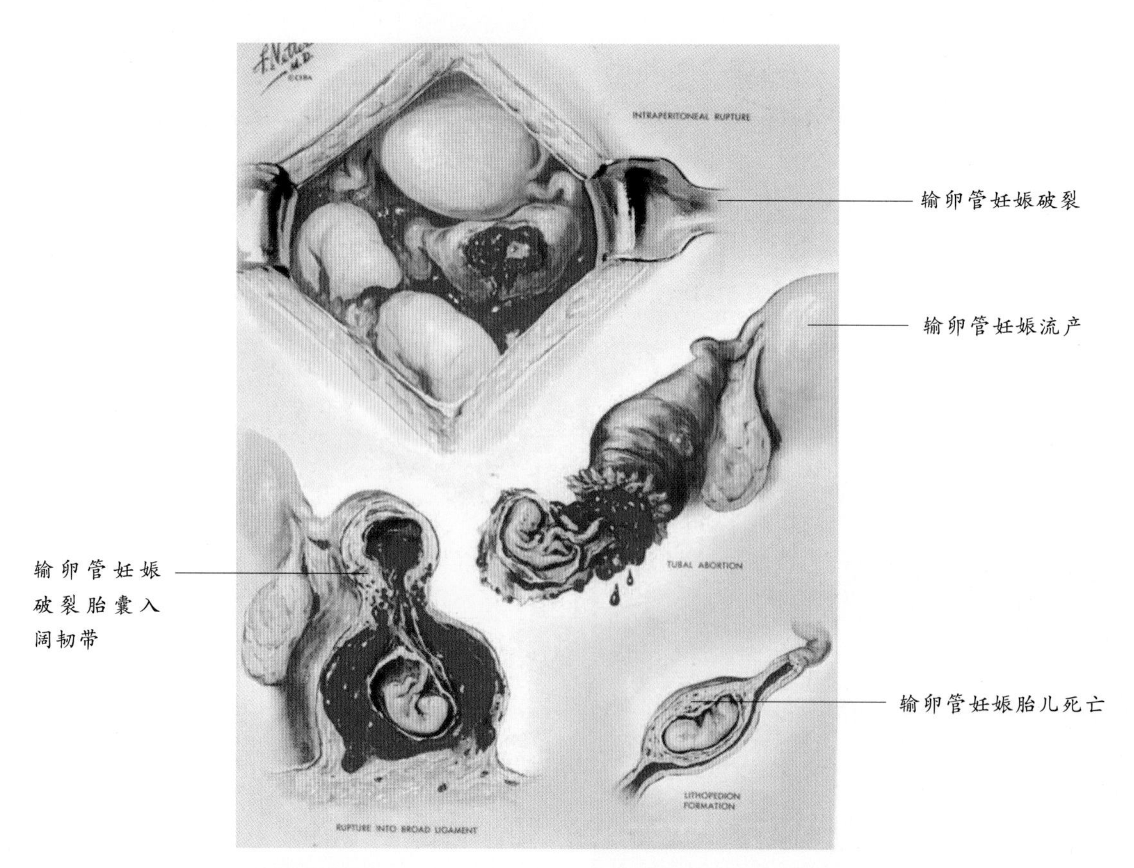

图 3.12 输卵管妊娠发展演变示意图(摘录)。

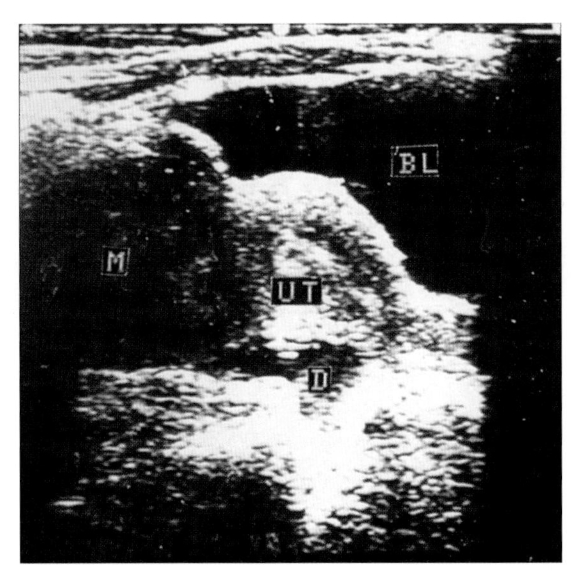

图 3.13　**衰减型输卵管妊娠超声图像**。子宫前方可见一低回声包块、直肠窝少量液性暗区。

BL，膀胱；UT，子宫；D，直肠；M，包块

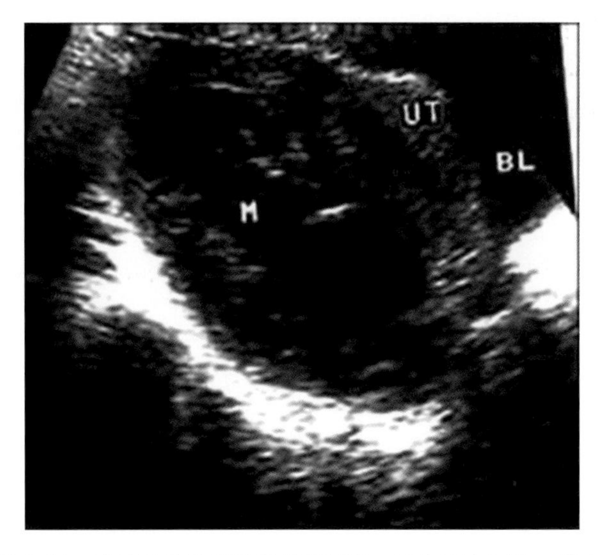

图 3.14　**衰减型输卵管妊娠超声图像**。子宫下方可见一较大的衰减回声包块。

BL，膀胱；UT，子宫；M，包块

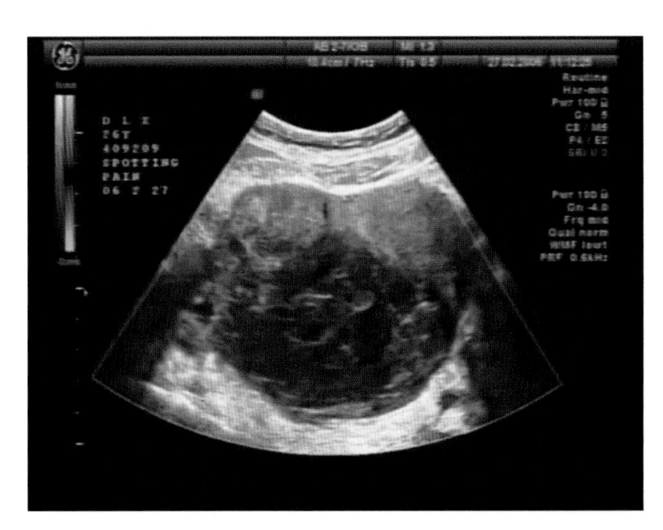

图 3.15　**衰减型输卵管妊娠（含胎囊）超声图像**。患者，26 岁，闭经、腹痛。子宫下方可见一衰减的血肿，血肿上方可见胎囊，为输卵管妊娠破裂出血。

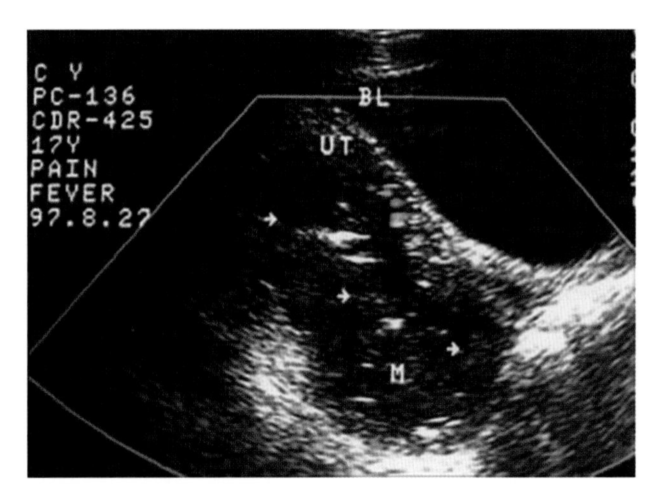

图 3.16　**与盆腔脓肿相鉴别**。患者，17 岁，腹痛、发热，黄体破裂继发感染。子宫下方可见一较大的衰减包块，内回声不均匀，可见强回声的脓栓。

BL，膀胱；UT，子宫；M，包块；箭头，脓栓

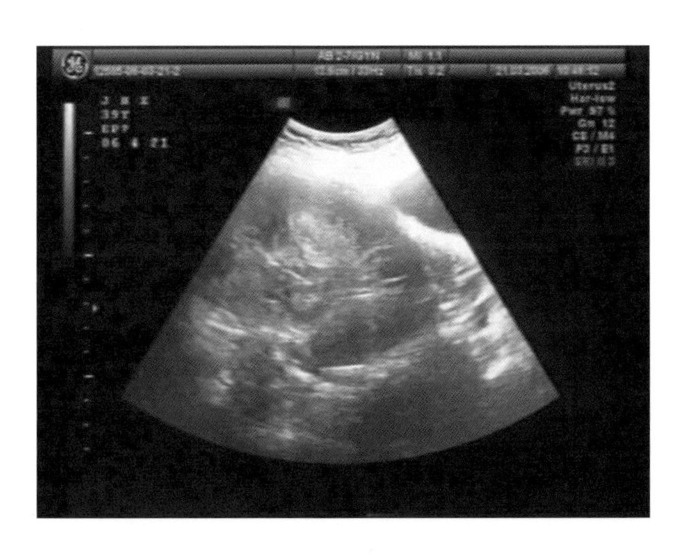

图 3.17　**混合型输卵管妊娠伴血腹及血块超声图像**。患者，39 岁，闭经、出血、腹痛史。盆腔内可见一较大的包块，部分为衰减回声，部分为强回声团块，伴血腹和漂动的血块。

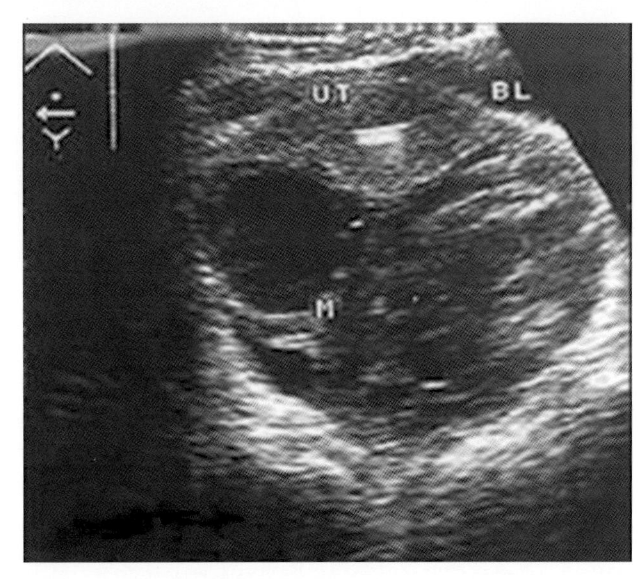

图 3.18 混合型输卵管妊娠超声图像。横切图显示，子宫下方可见一回声不均匀包块，部分为衰减暗区，部分为强回声团块，宫腔内可见宫内环影。

BL，膀胱；UT，子宫；M，包块

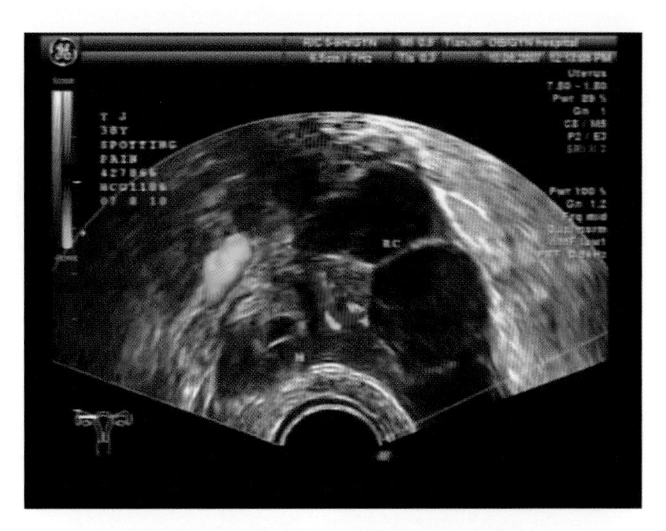

图 3.19 混合型输卵管妊娠合并卵巢囊泡超声图像。患者，30岁，闭经、腹痛史。图上可见，右卵巢内含多个大囊泡，右卵巢旁可见一包块，直肠窝可见液性暗区。

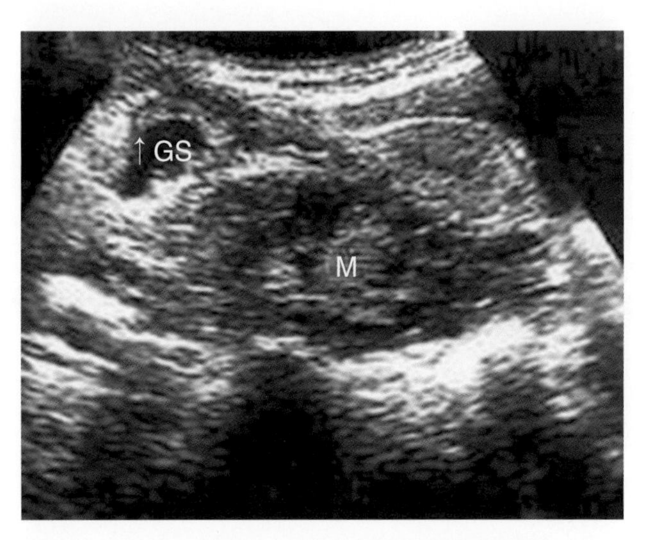

图 3.20 混合型输卵管妊娠(血肿且含胎囊)超声图像。子宫下方可见一回声不均匀团块，团块右上方似可见胎囊，部分强回声团块为血块。

GS，胎囊；M，包块

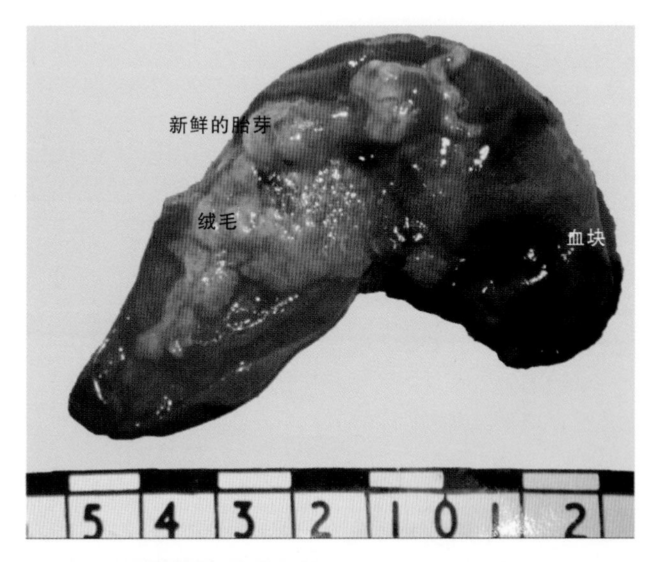

图 3.21 输卵管妊娠术后标本。图 3.20 患者输卵管切除术后标本，内可见新鲜的胎芽、绒毛及大量血块。

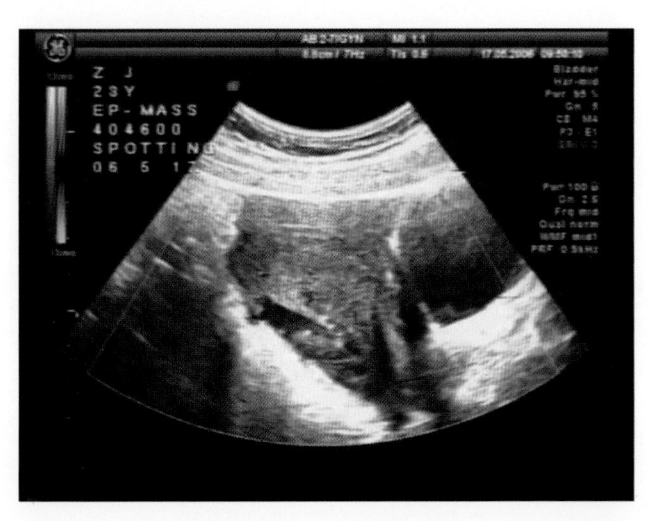

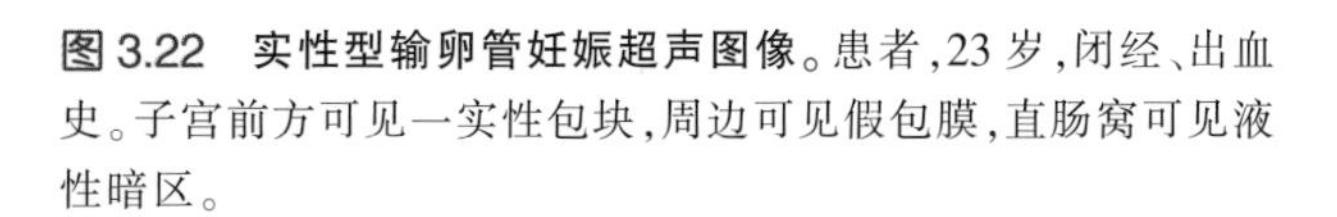

图 3.22 实性型输卵管妊娠超声图像。患者，23岁，闭经、出血史。子宫前方可见一实性包块，周边可见假包膜，直肠窝可见液性暗区。

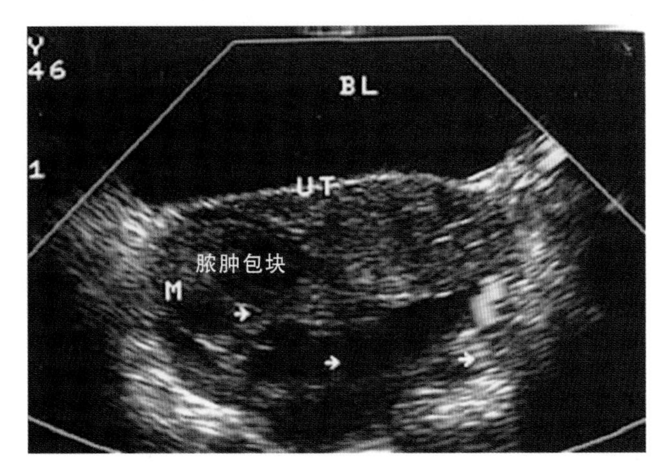

图3.23 与输卵管卵巢脓肿相鉴别。患者,46岁,发热、腹痛,血象增高,血HCG阴性。子宫下方可见一脓肿包块,注意与输卵管妊娠出血相鉴别。
BL,膀胱;UT,子宫;M,脓肿包块

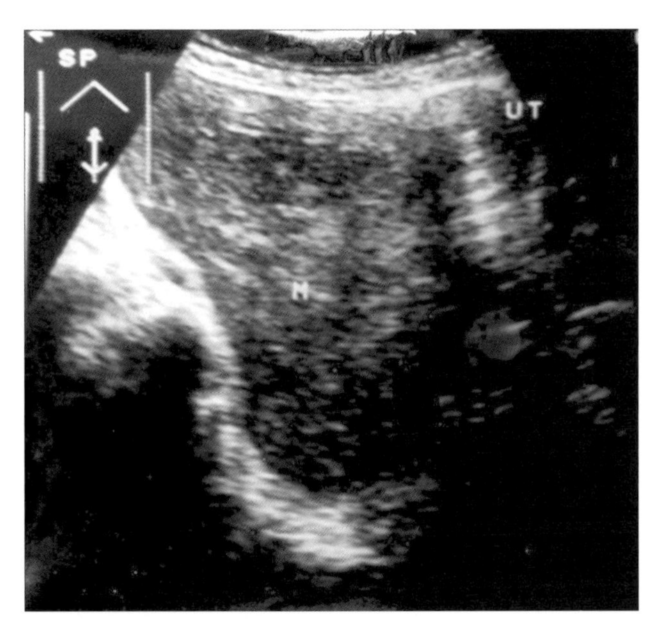

图3.24 实性型输卵管妊娠(陈旧性宫外孕)超声图像。患者发现盆腔包块两年,腹痛史,肛查发现直肠溃疡。图上可见子宫右前方有偏实性较大包块,界清;可见宫内节育器。
UT,子宫;M,包块

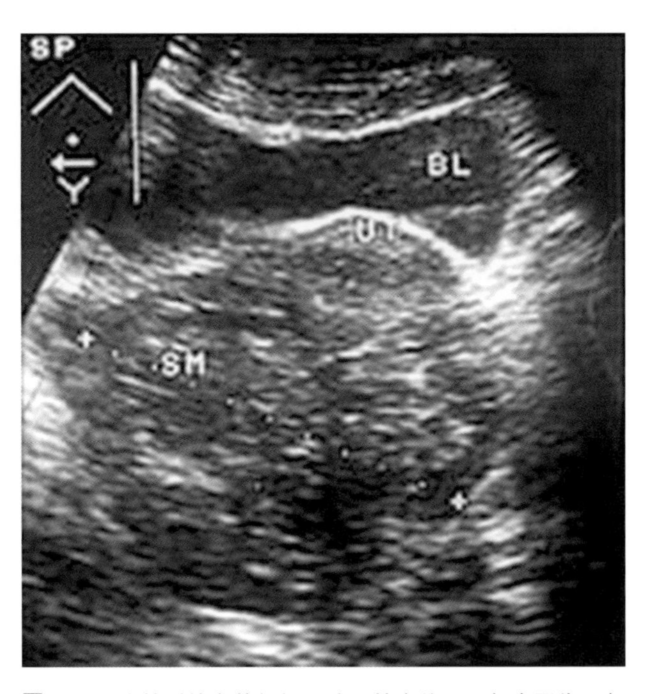

图3.25 实性型输卵管妊娠(陈旧性宫外孕)超声图像。与图3.24为同一患者,横切时子宫下方偏右处可见一较大实性包块,周围可见假包膜形成。
BL,膀胱;UT,子宫;SM,包块

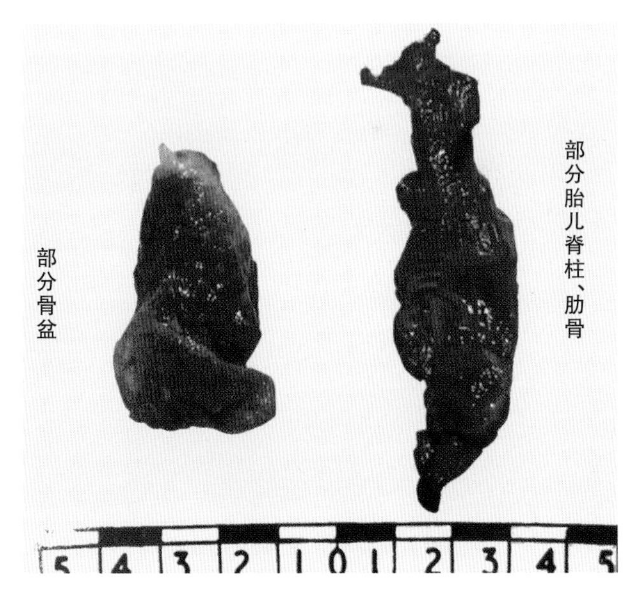

图3.26 实性型输卵管妊娠(陈旧性宫外孕)术后标本。与图3.24为同一患者,手术证实为陈旧性宫外孕且侵蚀肠壁,图中为被侵蚀后的胎儿脊柱、肋骨及部分骨盆。

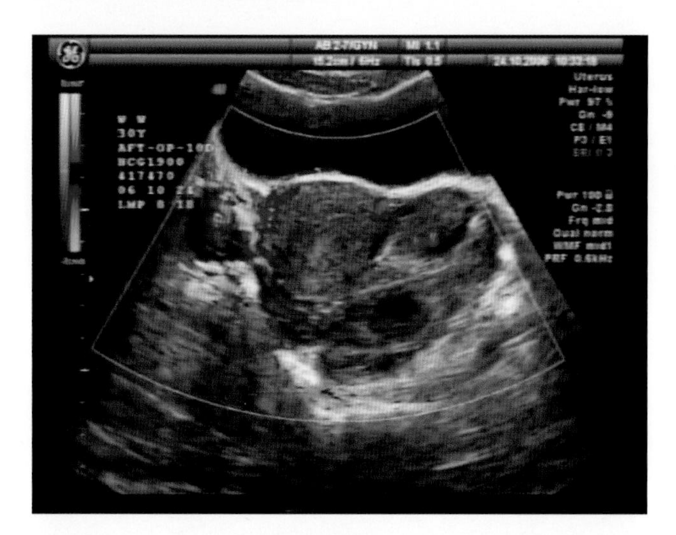

图3.27 陈旧性宫外孕超声图像。患者，30岁，闭经、出血史，血HCG 1900mIU/mL。子宫左侧可见一偏实性包块，内回声不均匀，周边可见假包膜，为宫外孕破裂机化的血块。

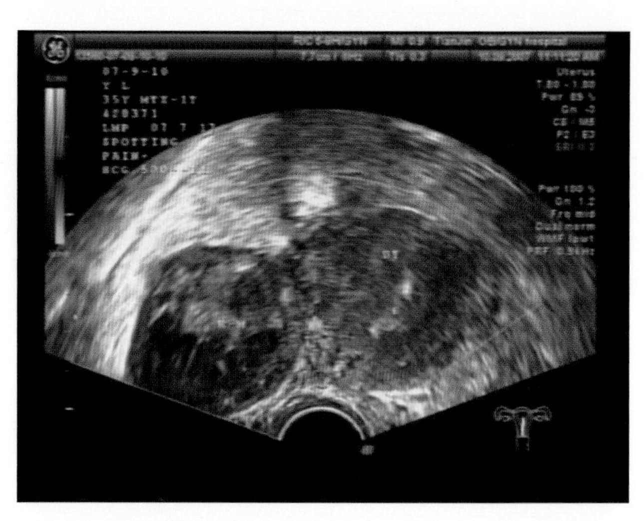

图3.28 陈旧性宫外孕超声图像。患者，35岁，闭经、出血、腹痛史，血HCG 500mIU/mL。子宫右侧可见一偏实性包块，内回声不均匀，界清；可见血块机化，形成假包膜。

漂浮型输卵管妊娠

异位妊娠破裂后急性大量出血，来势凶猛，短时间内出血较多，使子宫漂浮于血液中，可见到子宫周围环绕有液体（血液），子宫漂浮其中。

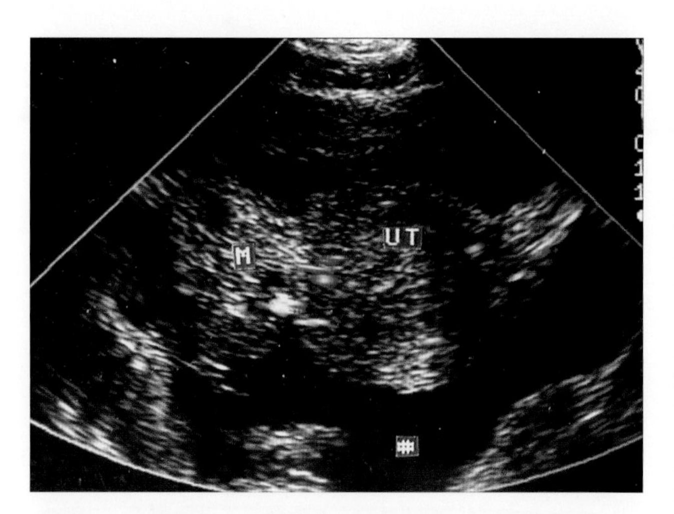

图3.29 漂浮型输卵管妊娠超声图像。图像显示子宫饱满、略大，子宫右侧可见一包块，子宫周边可见液性暗区包绕，子宫与包块漂浮其中。

UT，子宫；M，包块

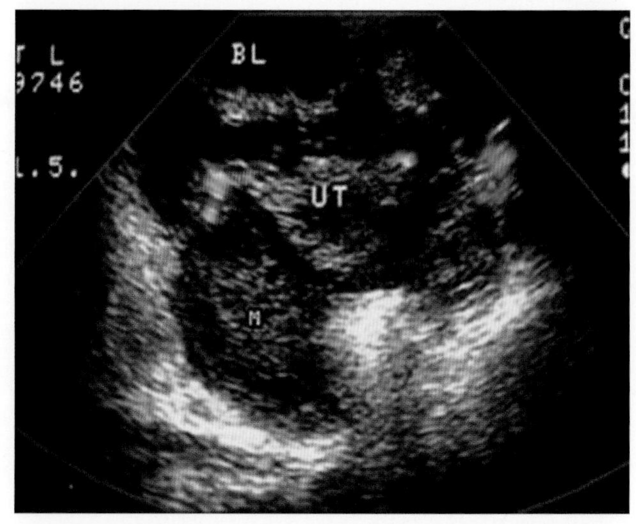

图3.30 与黄体囊肿破裂大出血相鉴别。患者，无闭经史，月经后期突发下腹痛，血HCG阴性。图像显示子宫正常大小，子宫周边可见液性暗区（血液），子宫右侧可见一包块（考虑为血液与血块）。

BL，膀胱；UT，子宫；M，包块

间质部妊娠

间质部是输卵管进入子宫壁的部分，全长约为1.5cm。此处为子宫上行动脉与卵巢动脉相遇处，血管丰富，一般在孕 3 个月左右破裂，出血凶猛，可危及生命。

超声图像特点

- 子宫饱满、略大。
- 纵切面：胎囊紧靠宫底，胎囊外侧子宫肌层消失或不全，胎囊不占宫腔，远离内口。
- 横切面：胎囊偏心，外侧肌层不全或消失。
- 图像可见子宫内膜与胎囊不相连。须与宫角妊娠做鉴别。

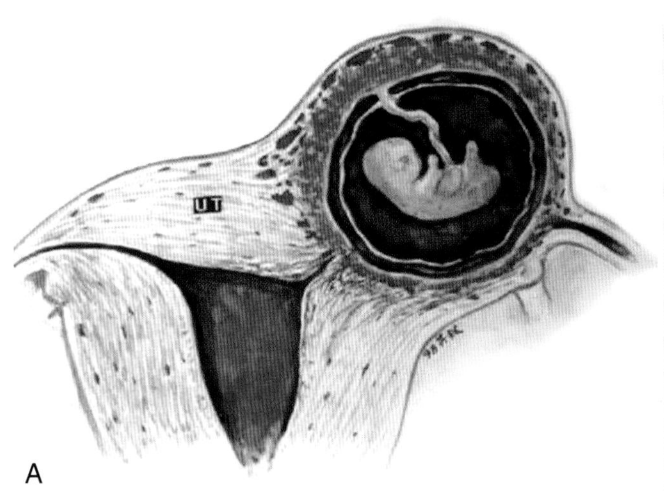

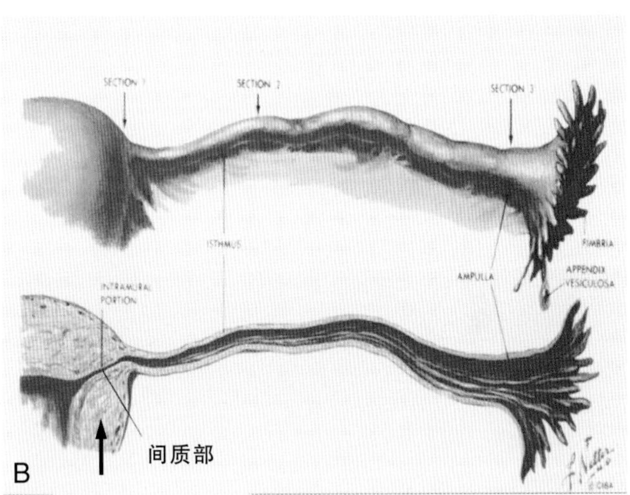

图 3.31　间质部妊娠示意图。(A)间质部妊娠，胎囊与子宫内膜不相连。(B)箭头以内为宫角妊娠所在部位，箭头以外为间质部妊娠所在部位。
UT，子宫

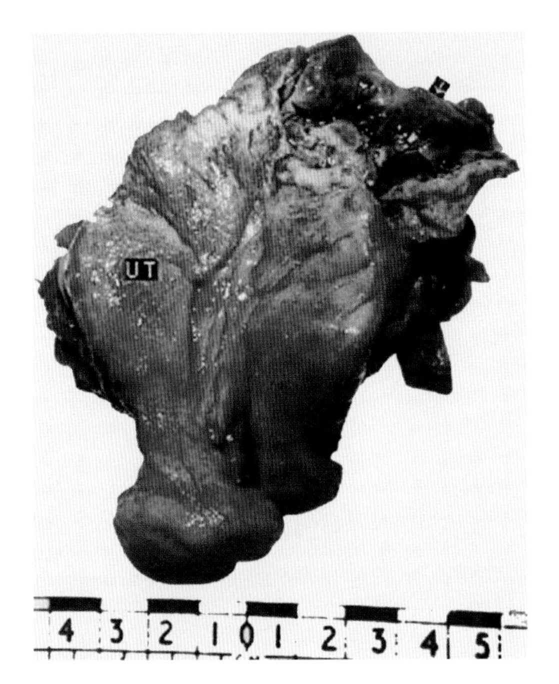

图 3.32　间质部妊娠标本。图像可见子宫一侧间质部妊娠、破裂，破裂处(箭头)组织糟乱。
UT，子宫

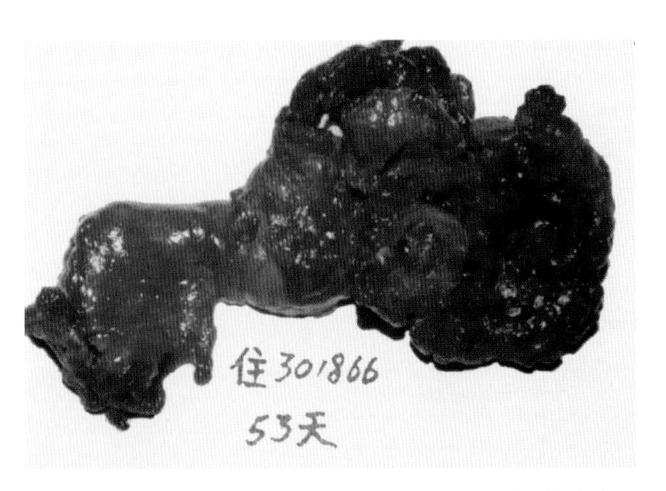

图 3.33　间质部妊娠标本。患者，孕 53 天。图上可见输卵管变粗，与其相连的子宫间质部妊娠破裂，肌层消失，组织糟乱。

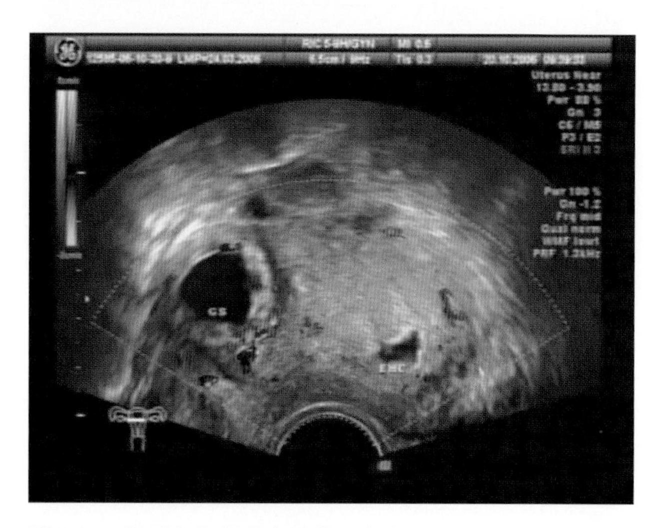

图 3.34 间质部妊娠超声图像。 患者,27 岁, 闭经 45 天,血 HCG 19 000mIU/mL。横切时胎囊与子宫内膜不相连,周边可见较丰富的血流。

GS,胎囊;EMC,子宫内膜

图 3.35 间质部妊娠超声图像。 患者,32 岁,闭经史。横切时胎囊位于右宫角处向外突出,胎囊与子宫内膜不相连,周边可见较丰富的血流。

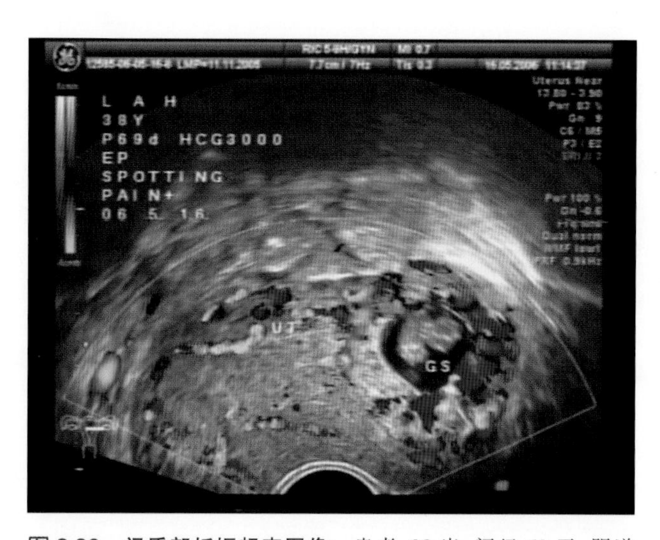

图 3.36 间质部妊娠超声图像。 患者,38 岁,闭经 69 天,阴道出血伴下腹痛,血 HCG 3000mIU/mL。横切时胎囊与子宫内膜不相连,周边可见较丰富的血流,其内可见胎芽。

UT,子宫;GS,胎囊

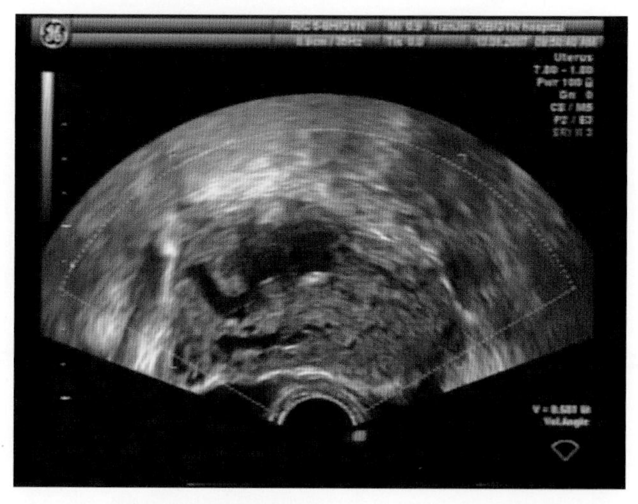

图 3.37 间质部妊娠超声图像。 患者,31 岁,闭经史,血 HCG 560mIU/mL。横切时子宫右侧间质部可见一胎囊与子宫内膜不相连,内可见胎芽。

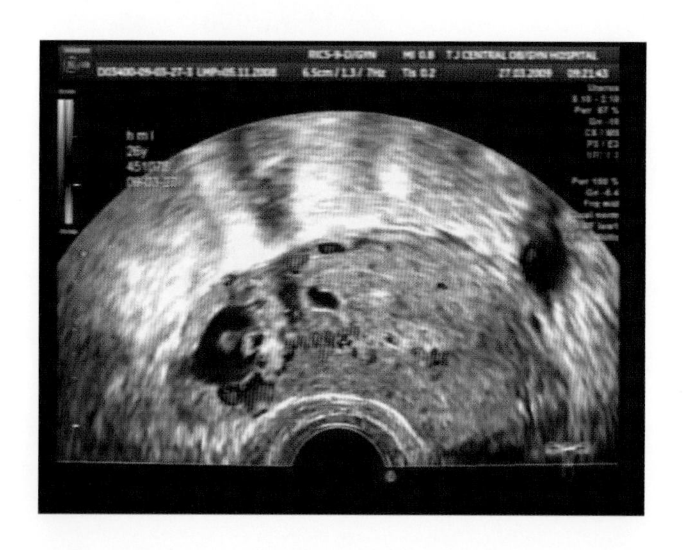

图 3.38 间质部妊娠超声图像。 患者,26 岁,闭经史,子宫右侧间质部妊娠。横切时胎囊与子宫内膜不相连,其内可见胎芽及卵黄囊;子宫内膜增厚,其内可见液性暗区。

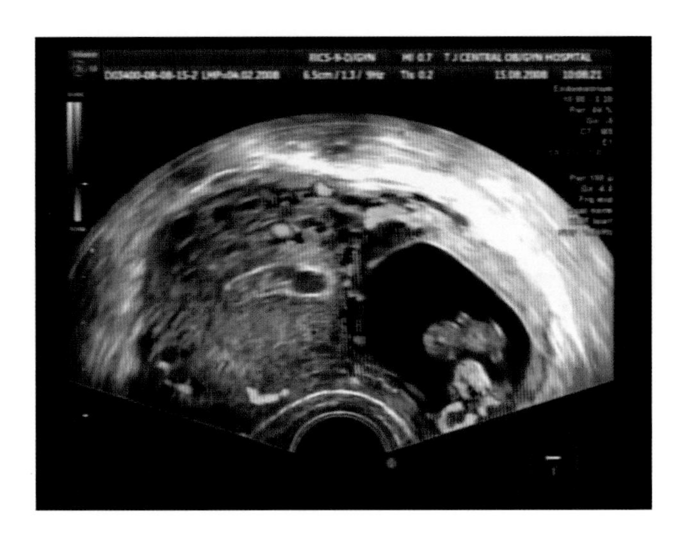

图3.39 间质部妊娠超声图像。患者,23岁,闭经史,血HCG 29 000mIU/mL,子宫左侧间质部妊娠。横切时可见胎囊与子宫内膜不相连,胎囊周边血流丰富,其内可见胎芽;宫腔内可见液性暗区。

残角子宫妊娠

残角子宫类型

Ⅰ型:残角子宫与主子宫腔相通。

Ⅱ型:两宫腔不相通。

Ⅲ型:残角子宫无宫腔。

其中Ⅱ型常见。残角子宫均含有输卵管及卵巢。

残角子宫肌壁发育不良,多在妊娠3~4个月发生破裂。

超声图像特点

- 子宫饱满、略大,子宫内膜增厚。
- 子宫一侧上方可见一个正圆形包块,内含完整胎囊,有薄而完整的肌壁,可见活跃的胎儿及附属物。

残角子宫鉴别注意事项

- 残角子宫Ⅰ型:残角子宫与主子宫腔相通,可带有或短或长的蒂与主子宫相连。
- 残角子宫Ⅱ型:两宫腔不相通,残角子宫可与主子宫非常贴近,须与纵隔子宫妊娠及间质部妊娠相鉴别。
- 残角子宫多在妊娠3~4个月发生破裂;宫角妊娠与间质部妊娠多在妊娠2个月左右可发生破裂或胎儿死亡。

在超声检查时,应全面观察子宫情况。

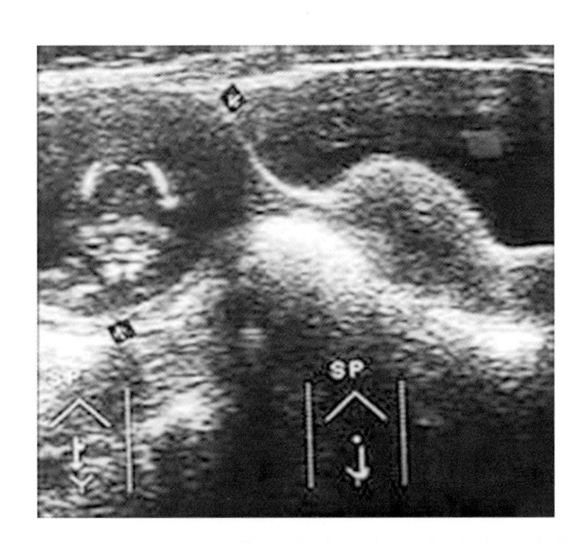

图3.40 残角子宫妊娠(Ⅱ型)超声图像。患者,妊娠2个多月,右侧残角子宫妊娠,胎儿变形死亡。超声显示,主子宫右上方可见一圆形残角子宫,其内可见一变形的胎儿颅骨光环,残角子宫肌壁(箭头)菲薄,残角子宫可见一蒂与主子宫相连。

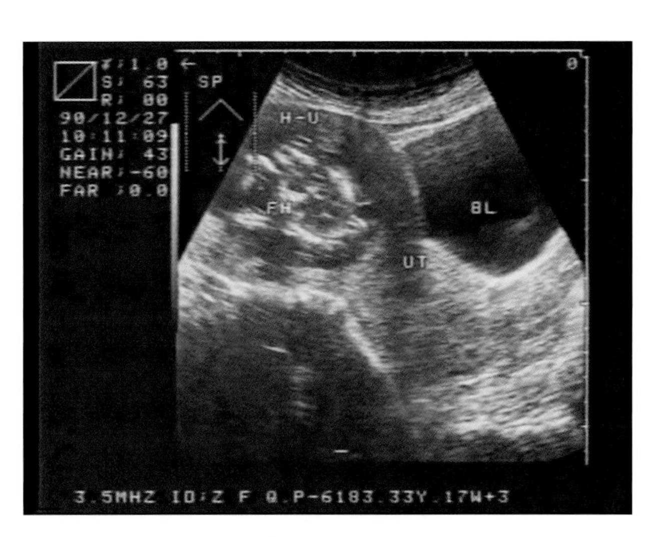

图3.41 残角子宫妊娠(Ⅱ型)超声图像。患者,33岁,孕17周+3天,残角子宫妊娠。图上显示主子宫上方可见一圆形的残角子宫与主子宫相连,残角子宫内可见胎儿影像。

BL,膀胱;UT,子宫;FH,胎儿

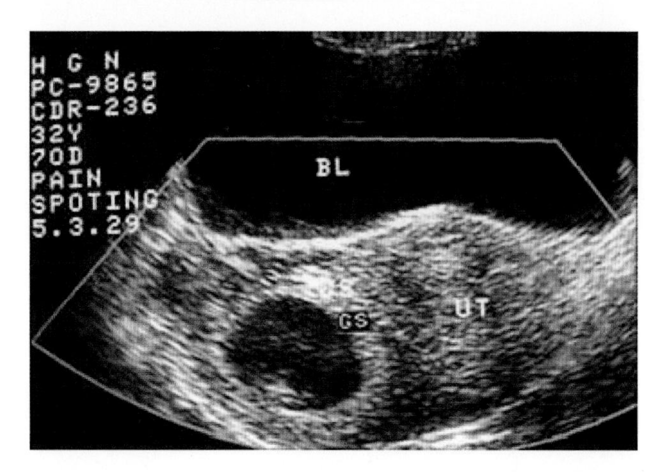

图 3.42 **残角子宫妊娠(Ⅱ型)超声图像**。患者,32 岁,闭经 70 天,腹痛伴阴道出血。主子宫右侧可见一圆形残角子宫,其内可见胎囊及胎芽,残角子宫与主子宫关系密切。

BL,膀胱;UT,子宫;GS,胎囊

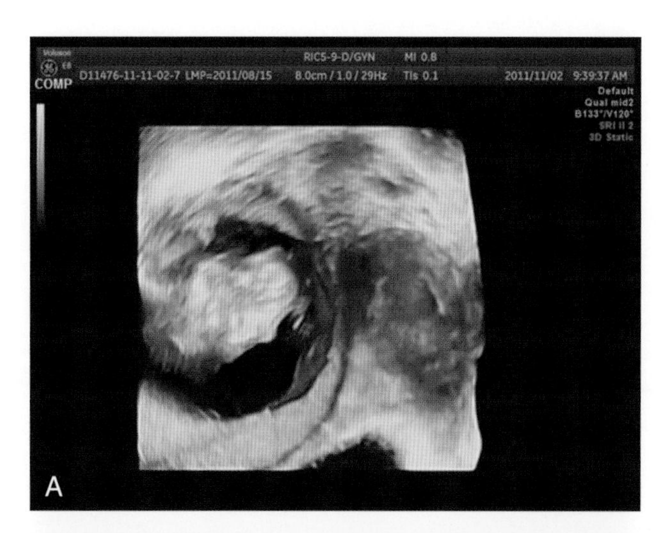

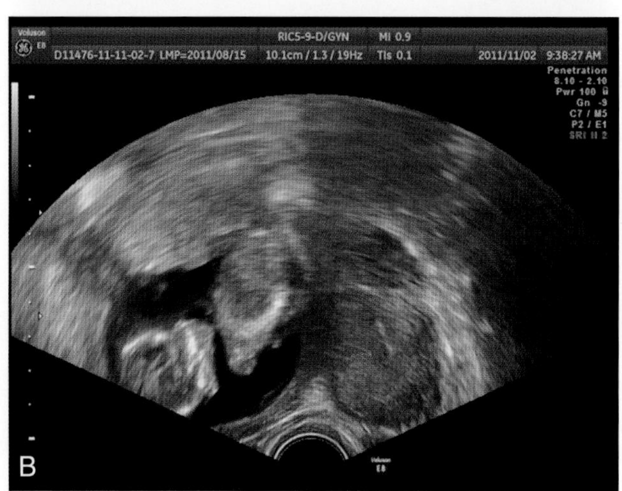

图 3.43 **残角子宫妊娠超声图像**。患者,闭经 2 个半月,血 HCG 阳性。超声图像显示,主子宫右侧可见一增大的残角子宫,内可见胎儿影像。

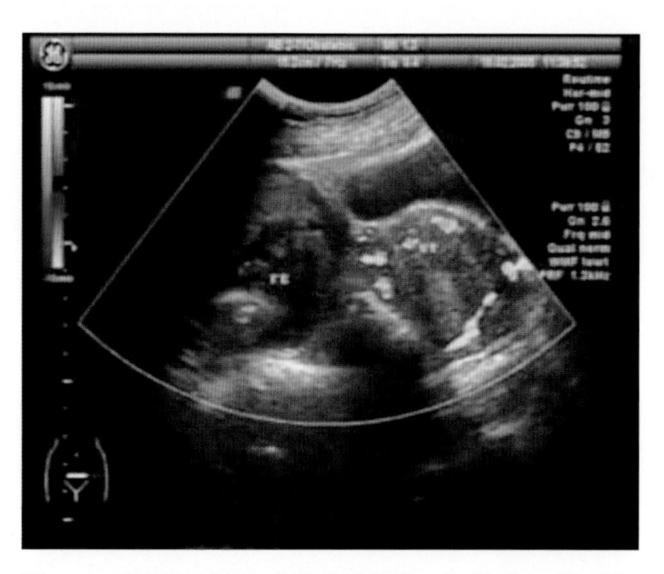

图 3.44 **残角子宫妊娠(Ⅱ型)超声图像**。患者,孕 13 周,残角子宫内胎儿活跃,残角子宫可见一蒂与主子宫相连,内可见丰富的血流信号。

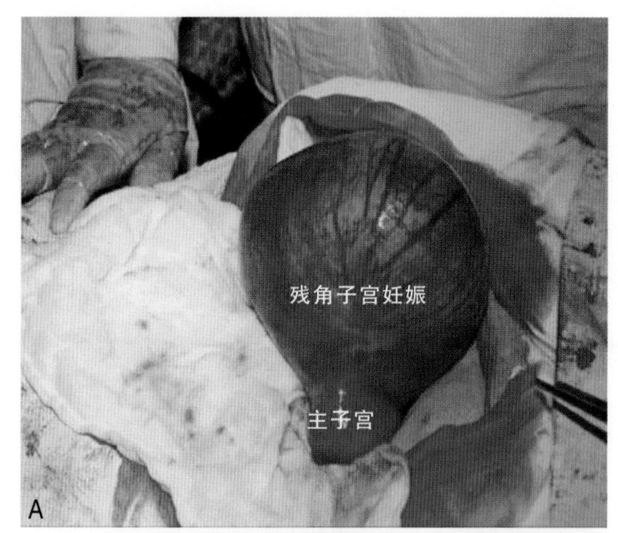

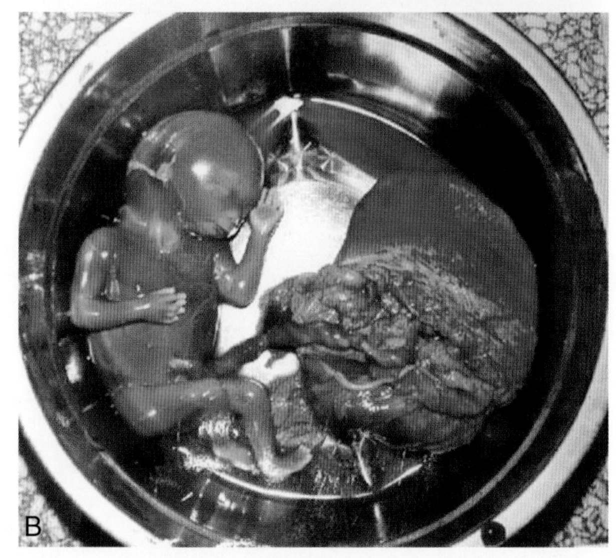

图 3.45 **图 3.44 患者术中所见**。(A)术中主子宫右侧可见一增大的残角子宫,表面血管丰富。(B)胎儿和切除的残角子宫。

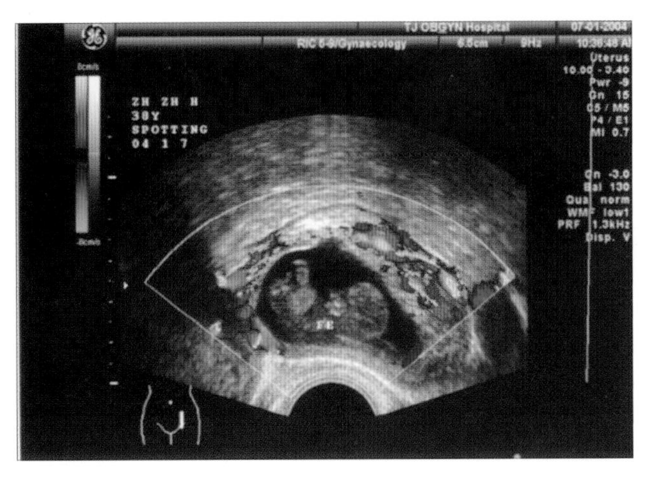

图 3.46　**残角子宫妊娠(Ⅱ型)超声图像**。患者，38 岁，闭经伴阴道出血史。左髂窝处可见残角子宫，内可见胎儿。
FE，胎儿

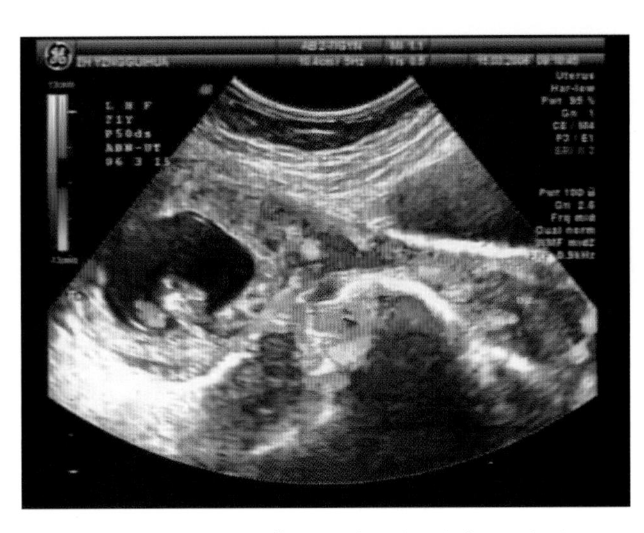

图 3.47　**残角子宫妊娠(Ⅱ型)超声图像**。患者，21 岁，闭经 50 天。髂窝处可见正圆形的残角子宫与主子宫有一蒂相连，残角子宫内可见胎芽，周边血流丰富。

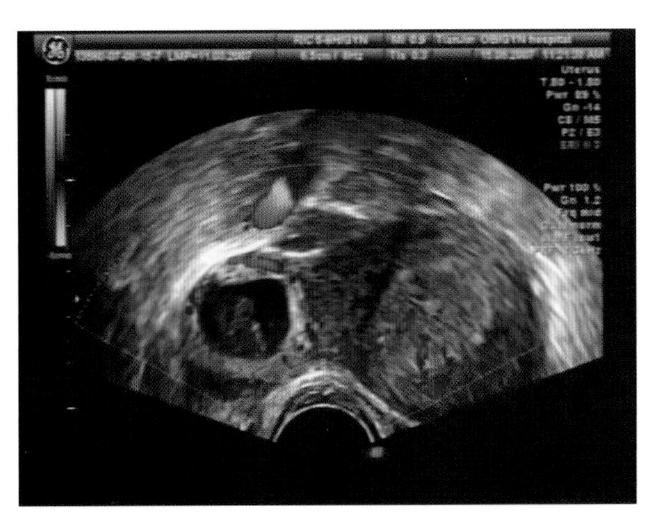

图 3.48　**残角子宫妊娠(Ⅱ型)超声图像**。子宫右侧可见一圆形的残角子宫，与主子宫有一蒂相连，残角子宫内可见胎囊及胎芽，胎芽未见血流信号。

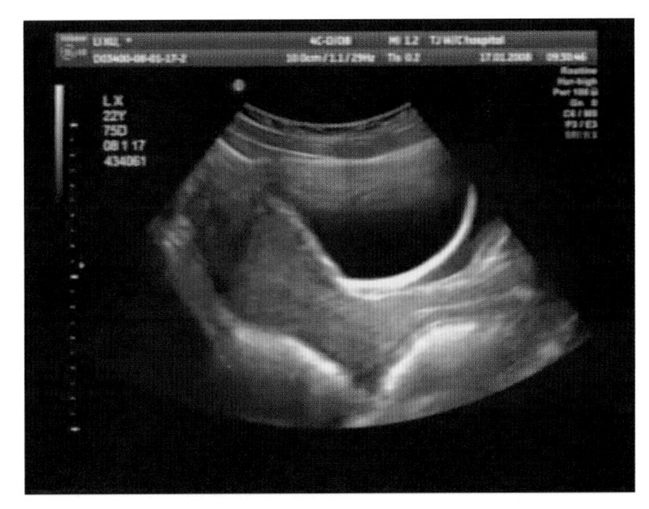

图 3.49　**残角子宫妊娠超声图像**。患者，22 岁，闭经 75 天。残角子宫与主子宫之间可见长蒂相连，血流较丰富。残角子宫内可见胎囊及活跃的胎儿(可见心跳)。

残角子宫慢性破裂继发腹腔妊娠

超声图像特点

- 主子宫之外可见胎儿及附属物。
- 残角子宫肌壁破裂呈月牙状。
- 胎囊逐渐突入腹腔。
- 胎盘附着在残角子宫底部。
- 血流丰富，血液来自主子宫。

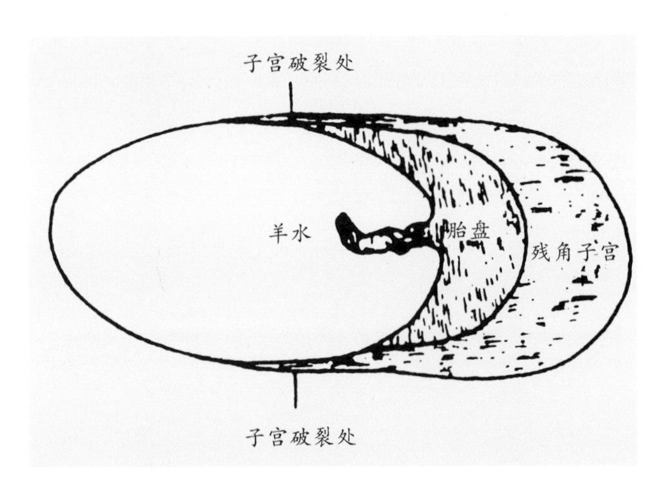

图 3.50　**残角子宫慢性破裂继发腹腔妊娠示意图**。羊膜囊逐渐突入腹腔，胎盘附着于残角子宫一侧。

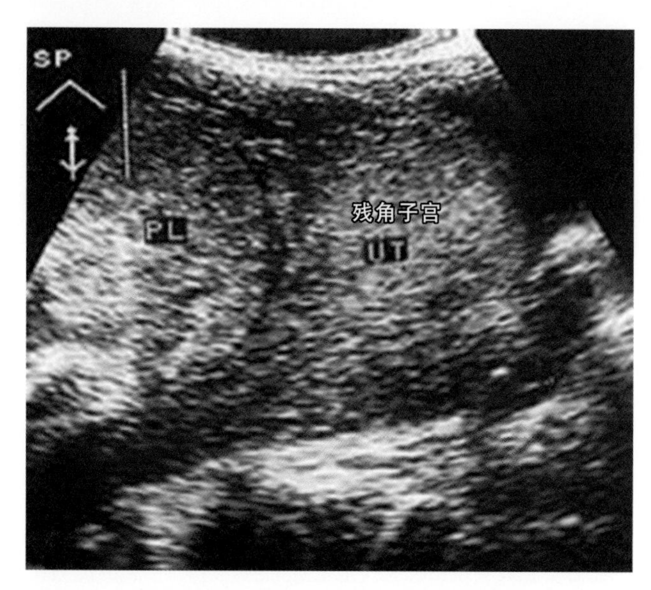

图 3.51 残角子宫慢性破裂继发腹腔妊娠超声图像。纵切面，残角子宫妊娠，残角子宫破裂处肌壁逐渐变薄，胎盘附着于残角子宫底部，主子宫被遮挡。
PL，胎盘；UT，子宫

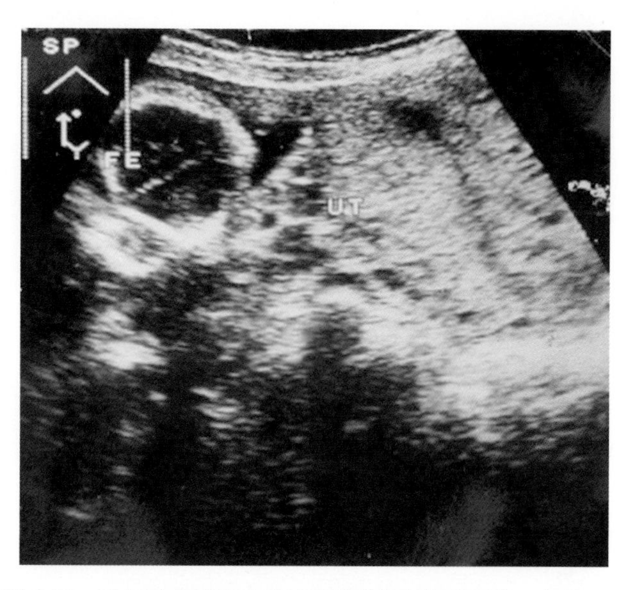

图 3.52 残角子宫慢性破裂继发腹腔妊娠超声图像。患者，27岁，孕 25 周，无明显自觉症状。残角子宫妊娠破裂，破裂处残角子宫肌壁逐渐变薄，羊膜囊突入腹腔，囊内可见胎儿影像。
UT，子宫；FE，胎儿

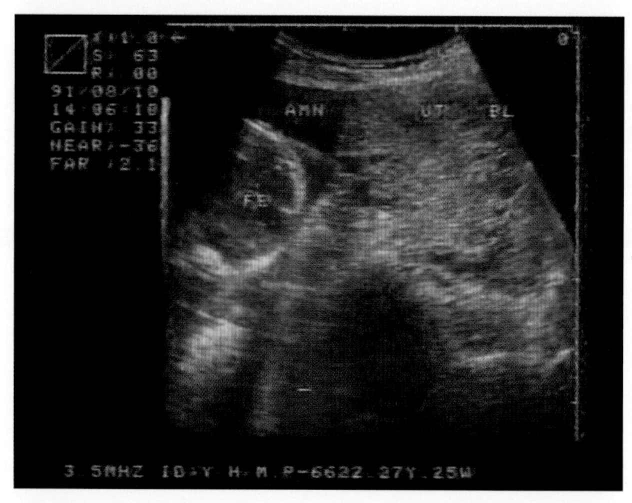

图 3.53 残角子宫慢性破裂继发腹腔妊娠超声图像。与图 3.52 为同一患者。图上可见残角子宫破裂，胎囊突入腹腔。
AMN，羊水；UT，子宫；BL，膀胱；FE，胎儿

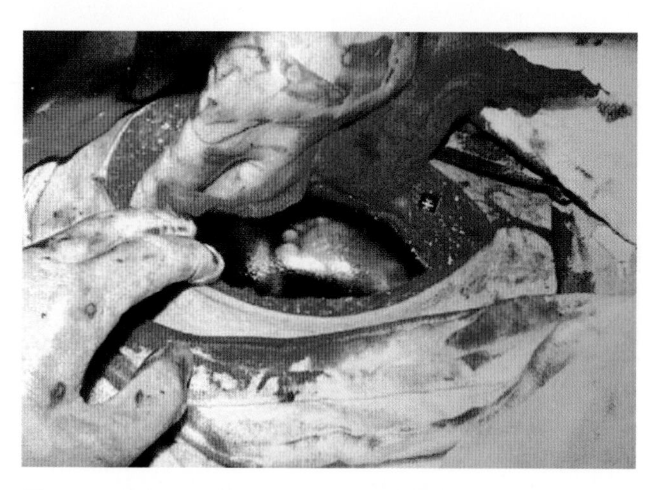

图 3.54 残角子宫慢性破裂继发腹腔妊娠术中情况。与图 3.52 为同一患者。切开腹壁即可看到羊膜囊及囊内胎儿的胎足。

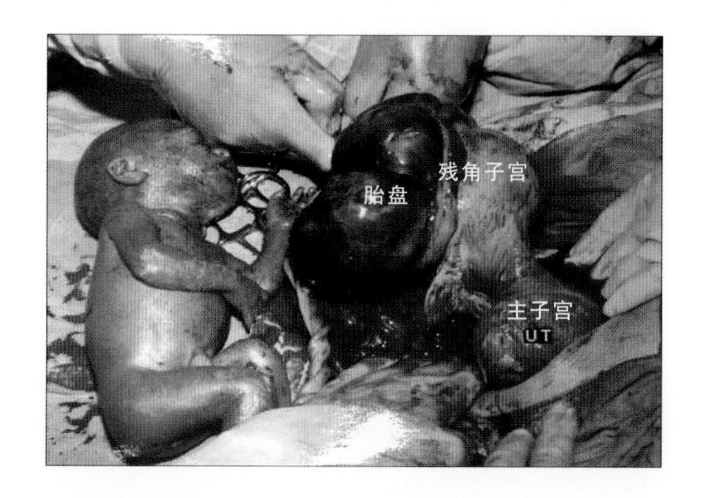

图 3.55 残角子宫慢性破裂继发腹腔妊娠术中情况。主子宫旁可见一残角子宫与主子宫有一蒂相连，胎盘附着于残角子宫底部，胎儿剖出时为活婴。

卵巢妊娠

本类型妊娠罕见，发生率仅为 1：(9000~60 000)。

卵巢妊娠分为原发性卵巢妊娠与继发性卵巢妊娠。

原发性卵巢妊娠

原发性卵巢妊娠的超声诊断

- 卵巢妊娠系指妊娠发生在卵巢内，卵巢组织疏松而厚，完全包裹胎囊，内可见胎芽。
- 一般不超过 3 个月破裂。

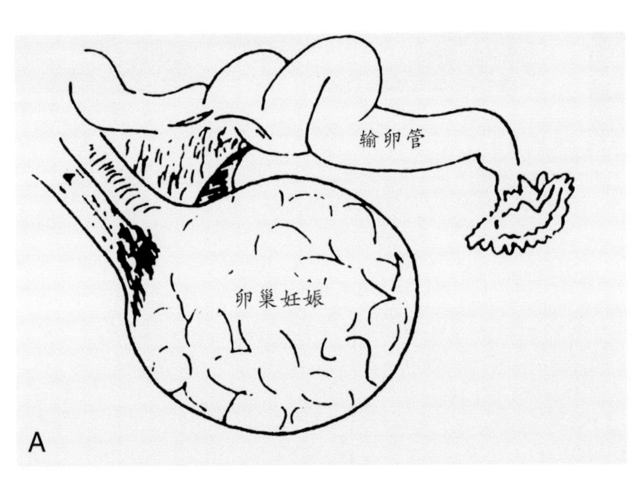

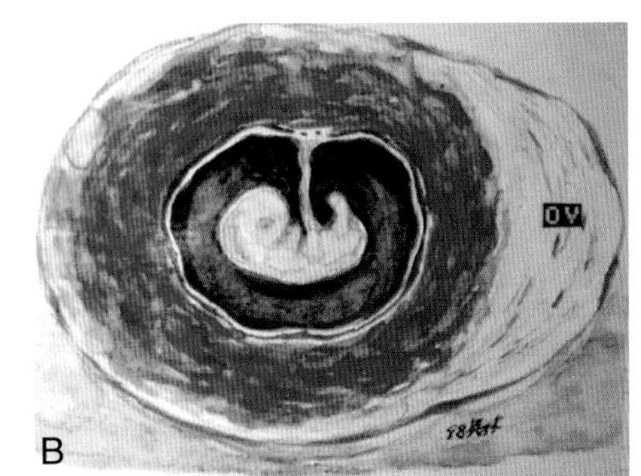

图 3.56　卵巢妊娠示意图。图上可见卵巢组织疏松，包裹胎囊。
OV，卵巢组织

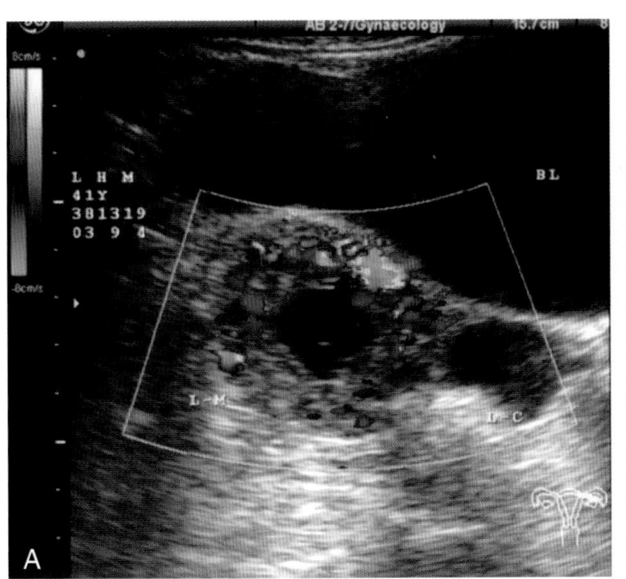

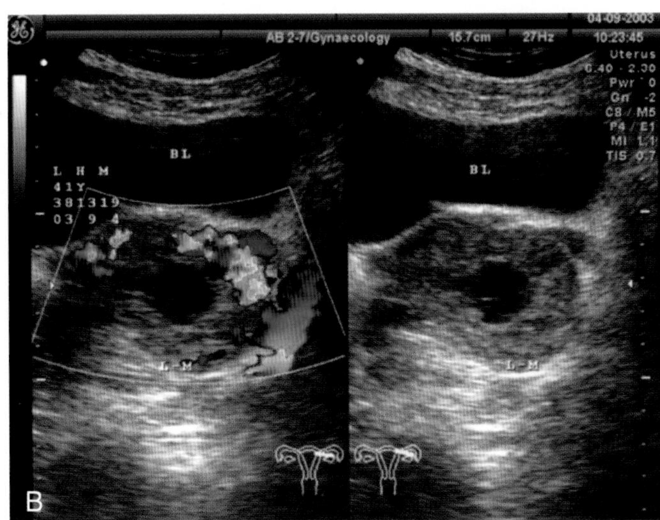

图 3.57　原发性卵巢妊娠超声图像。患者，41 岁，闭经史。超声显示左侧卵巢内可见一胎囊，似可见卵黄囊；左侧卵巢旁可见妊娠黄体。
BL，膀胱；L-M，左卵巢旁妊娠包块；L-C，左卵巢旁妊娠黄体

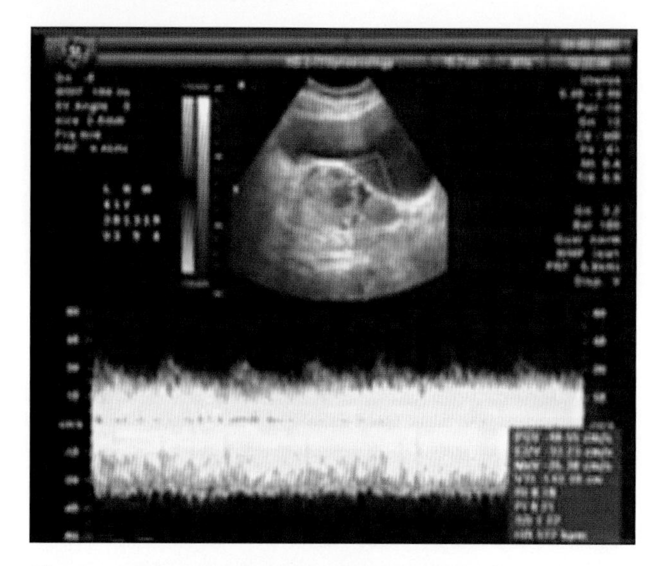

图 3.58 原发性卵巢妊娠超声图像。与图 3.57 为同一患者，图上可见，卵巢组织回声疏松，内可见胎囊及滋养层血流。

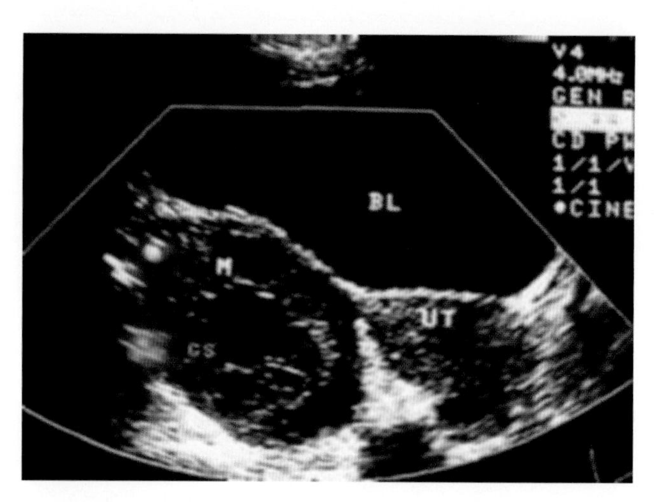

图 3.59 原发性卵巢妊娠超声图像。患者，闭经史。子宫右侧可见卵巢增大，其内可见胎囊及胎芽。
BL，膀胱；UT，子宫；GS，胎囊；M，包块

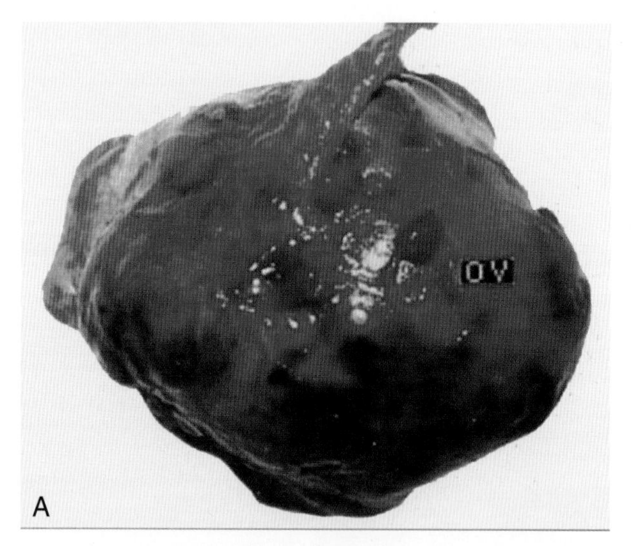

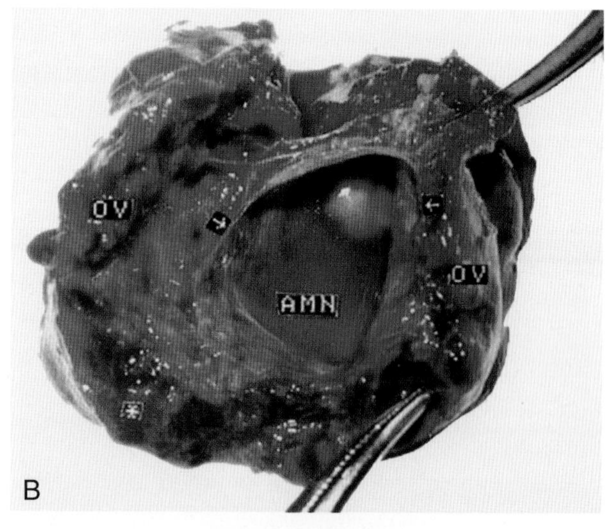

图 3.60 图 3.59 患者的原发性卵巢妊娠标本。(A)卵巢增大、充血。(B)卵巢切开后，可见胎囊、胎芽，卵巢组织疏松，有出血。
OV，卵巢组织；AMN，羊水

继发性卵巢妊娠

继发性卵巢妊娠是指受精卵种植在卵巢表面，胎囊壁的一部分为卵巢组织。本类型妊娠属于腹腔妊娠的一种。

继发性卵巢妊娠的超声图像特点

- 子宫饱满。
- 子宫外可见胎囊，胎囊壁薄，部分胎囊外可见不规则的增厚的壁（卵巢组织），随着胎囊生长，胎囊伸展至中腹部。
- 胎囊内可见活胎儿，病理可证实。

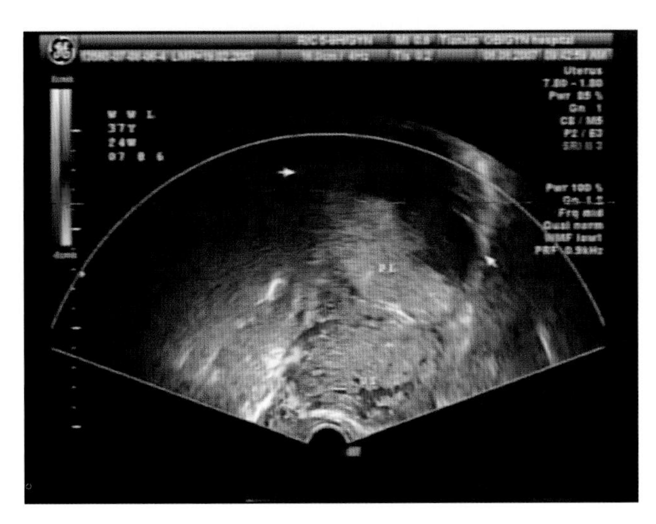

图 3.61　**继发性卵巢妊娠超声图像。**患者，37 岁，孕 24 周。超声显示子宫略饱满，子宫外可见一胎囊结构，周边可见部分增厚的卵巢组织，囊内可见一活胎，胎囊上方可见胎盘。
PL，胎盘；UT，子宫；箭头，胎囊

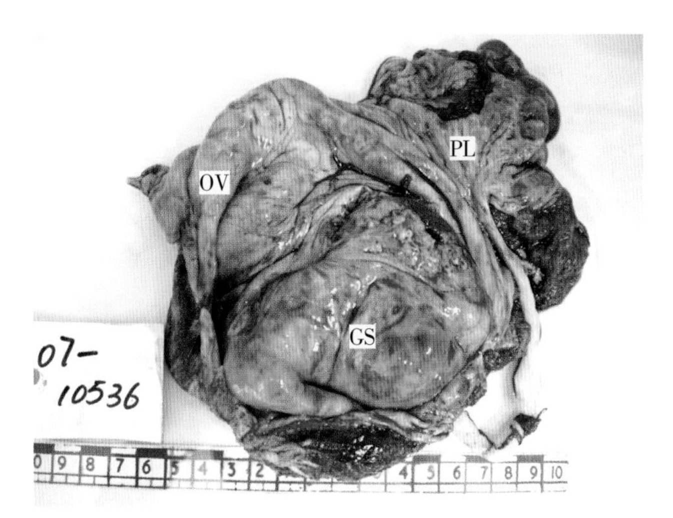

图 3.62　**图 3.61患者的继发性卵巢妊娠标本。**
OV，卵巢组织；GS，胎囊；PL，胎盘

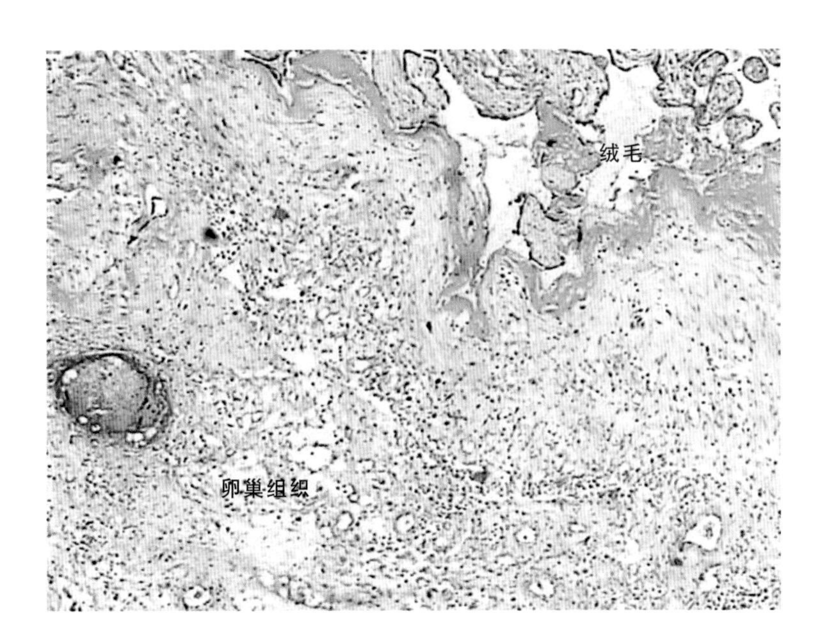

图 3.63　**继发性卵巢妊娠免疫组织化学标本。**病理切片（镜下）证实继发性卵巢妊娠，图上可见卵巢组织及绒毛的结构。

腹腔妊娠

腹腔妊娠分为两种：原发性腹腔妊娠及继发性腹腔妊娠。

- 原发性腹腔妊娠少见，系指受精卵种植在腹腔生长发育。
- 继发性腹腔妊娠分为三种：
  - 输卵管妊娠流产或破裂，胚胎落入腹腔继续生长；
  - 因子宫异常、发育不良，例如残角子宫慢性破裂等；
  - 继发性卵巢妊娠破裂（见上节）。

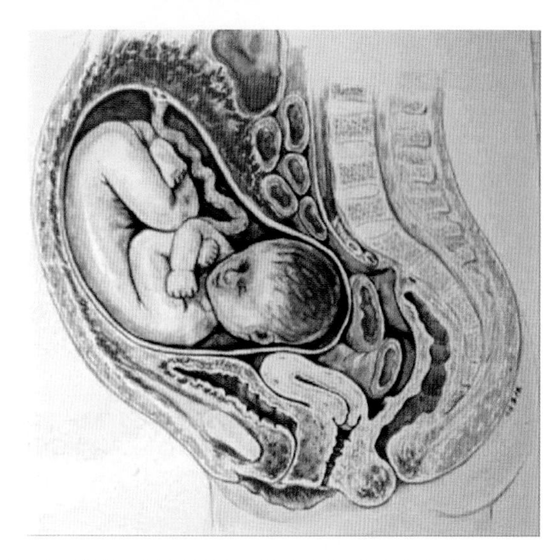

图 3.64 **腹腔妊娠示意图**。胎儿在腹腔内生长发育。

输卵管妊娠破裂或流产后胚胎种植在盆腔内继续生长。

超声图像特点

- 子宫饱满,宫腔内回声增多但无胎囊。
- 宫腔外可见胎囊、胎儿及附属物等。

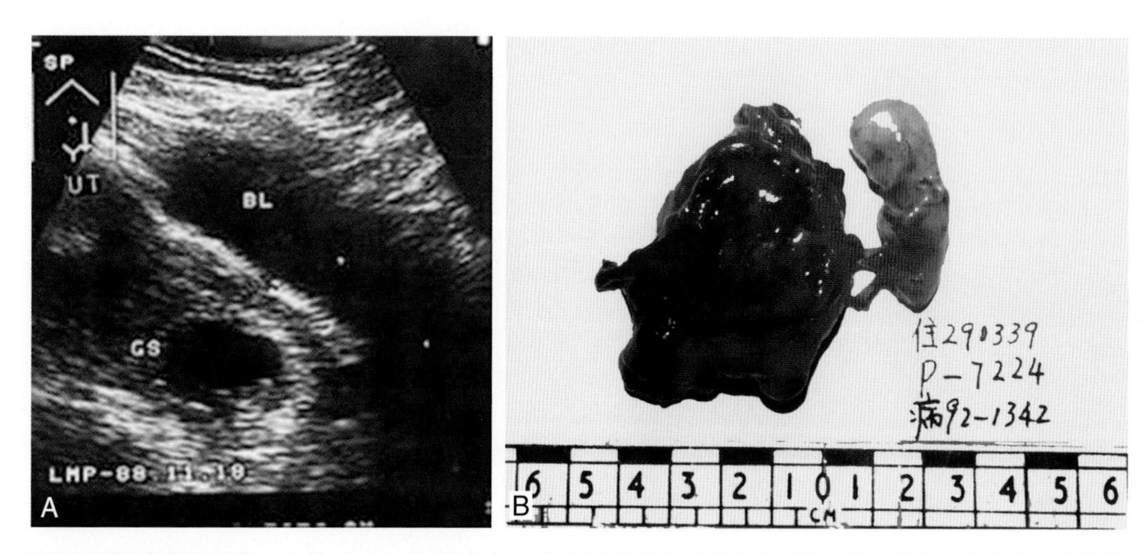

图 3.65 **腹腔妊娠早期超声图像**。患者,孕 2 个月,腹痛史。(A)超声图像显示子宫左下方可见一胎囊及其内的胎芽结构。(B)此患者术后标本(胎儿及附属物),术中证实为腹腔妊娠。
BL,膀胱;UT,子宫;GS,胎囊

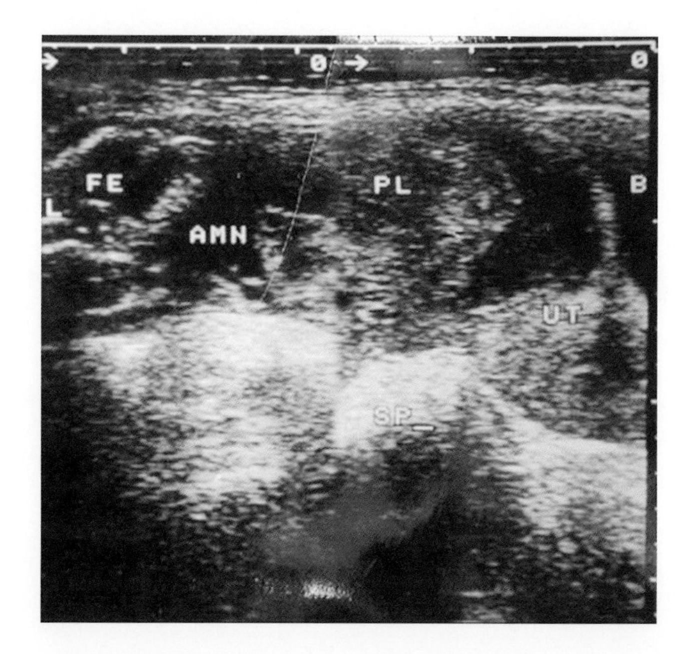

图 3.66 **腹腔妊娠中期超声图像**。子宫上方可见一长圆形的胎囊,张力较差,内可见胎盘及已死变形的胎儿。
FE,胎儿;AMN,羊水;PL,胎盘;UT,子宫;SP,脊柱

复合妊娠

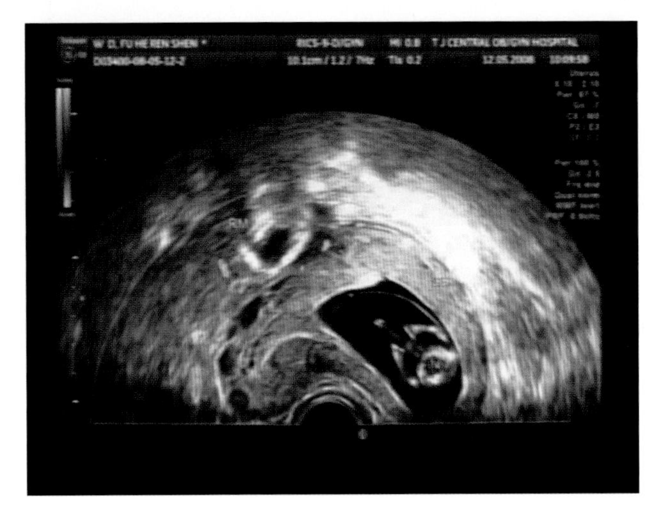

图 3.67 复合妊娠超声图像。患者，27 岁，孕 12 周。超声图像示子宫饱满、增大，宫内可见一胎囊及胎芽和心跳、血流信号。子宫右侧可见一包块，包块内可见一胎囊样结构，似可见卵黄囊。

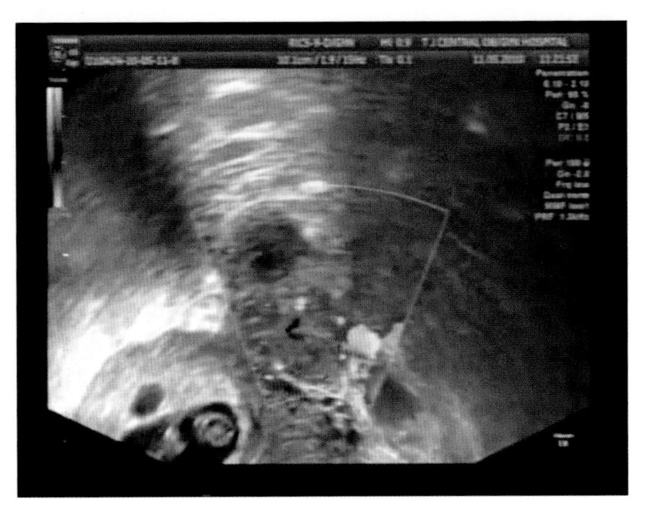

图 3.68 复合妊娠超声图像。患者，37 岁，行试管婴儿手术后。超声图像显示，宫腔内可见一胎囊，内可见胎芽及心跳、血流信号。子宫左侧可见一包块，包块内可见一胎囊样结构，周边可见血流信号。

子宫内异位妊娠

宫颈妊娠

宫颈妊娠（cervical pregnancy）少见，受精卵种植在子宫颈管内，在此着床，其绒毛可深入宫颈肌壁。

早期可无痛性出血，晚期可大出血。

超声图像特点

- 子宫外形：早期宫颈增大不明显，晚期呈烧瓶状。
- 子宫体正常大小，可见宫波。
- 内口关闭。
- 宫颈肥大，可见胎囊或紊乱的胎儿及附属物。
- 胎囊可种植在子宫颈管的上、中、下段。
- 血流丰富，为滋养层血流。

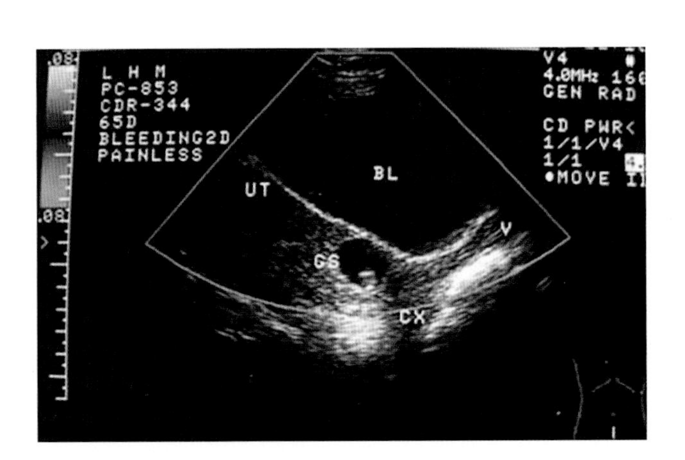

图 3.69 宫颈妊娠超声图像。患者，闭经 65 天，无痛性阴道出血。宫颈内可见小胎囊，囊内似可见胎芽，宫颈增大尚不明显。BL，膀胱；UT，子宫；GS，胎囊；CX，宫颈；V，阴道

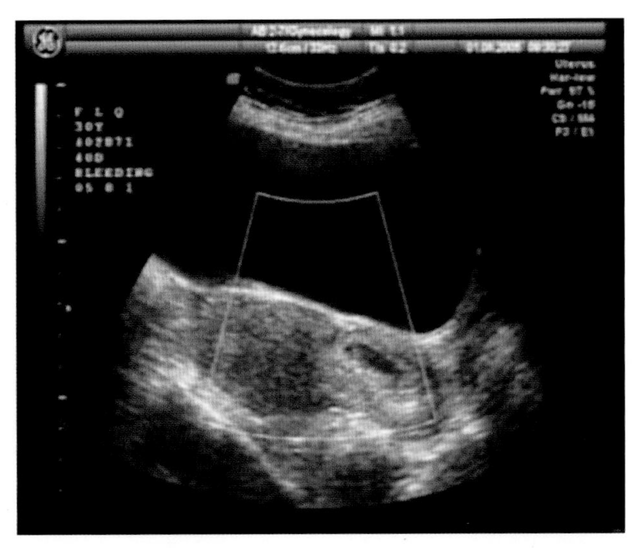

图 3.70 宫颈妊娠超声图像。患者，20 岁，闭经 40 天，出血。宫颈内可见小胎囊，可见胎心搏动。

图 3.71 宫颈妊娠超声图像。患者，32 岁，闭经 56 天。宫颈伸长，上段可见一小胎囊及其内的卵黄囊。

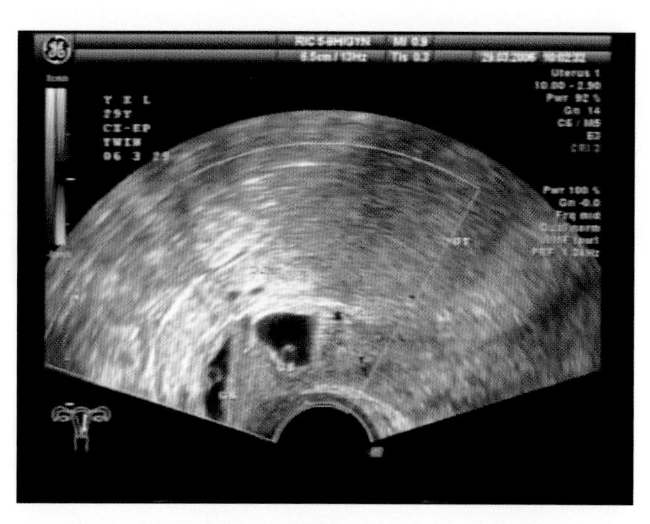

图 3.72 宫颈妊娠双胎超声图像。患者，29 岁，闭经 40 天。宫颈内可见两个胎囊，均可见卵黄囊。

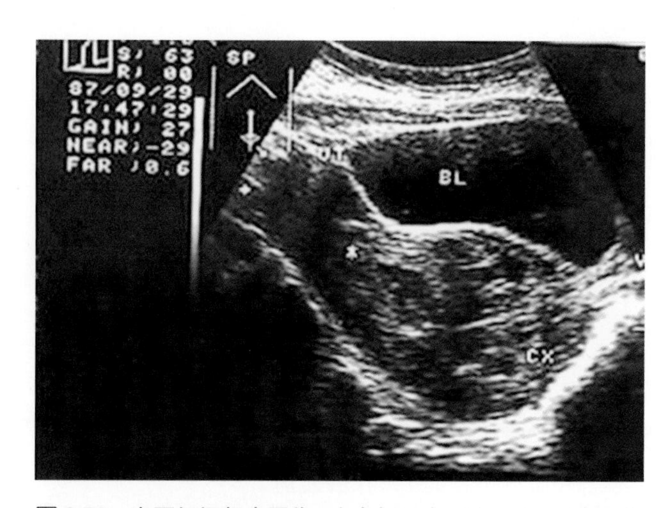

图 3.73 宫颈妊娠超声图像。患者闭经史。图上可见子宫呈烧瓶状，宫颈增大，内可见紊乱的胎儿及附属物。
BL，膀胱；UT，子宫；CX，宫颈

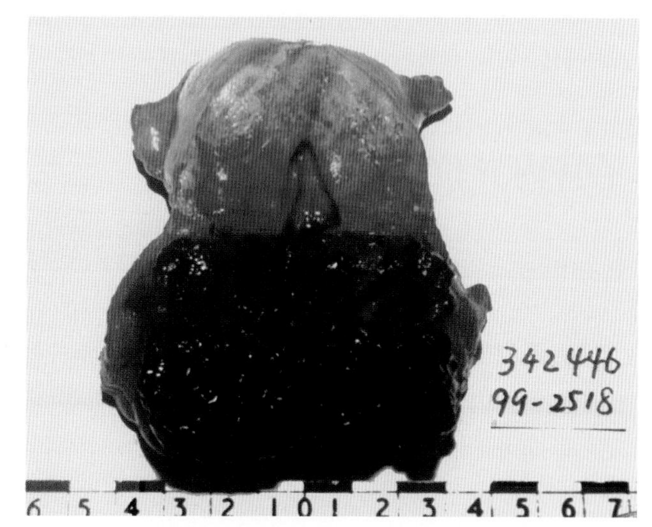

图 3.74 宫颈妊娠术后标本。剖开宫颈处可见宫颈增大，其内可见大量的血块，结构糟乱。

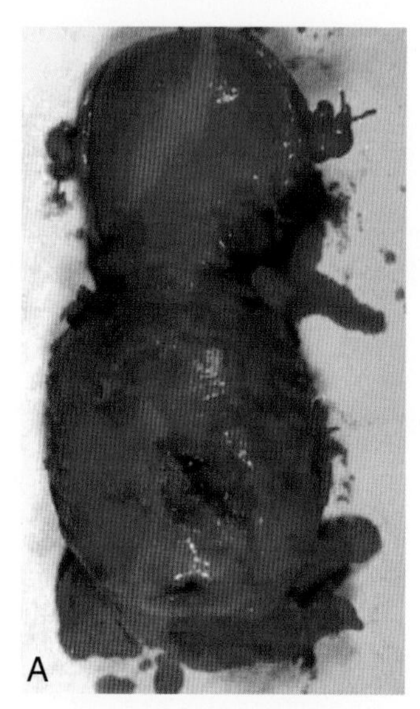

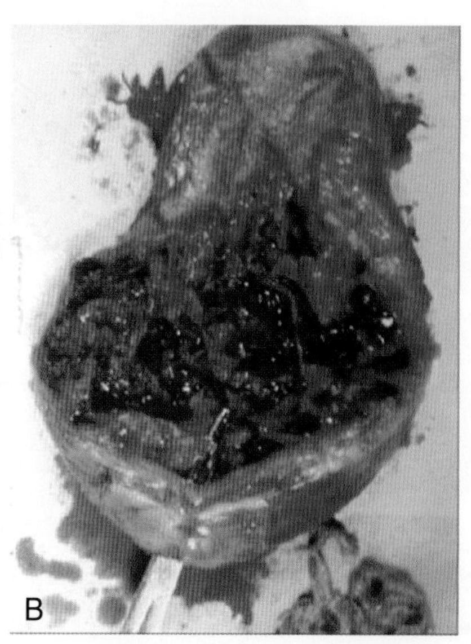

图 3.75 宫颈妊娠术后标本。(A)整体观：宫颈增大。(B)剖开观：增大的宫颈内可见大量血块及结构紊乱的胎儿及附属物。

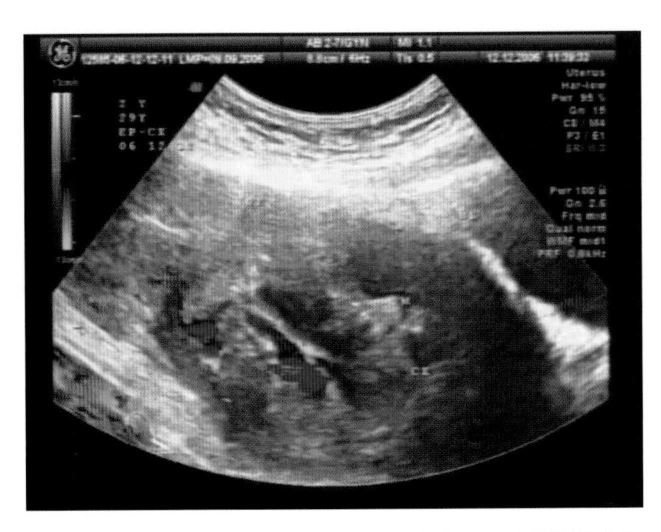

图 3.76　宫颈妊娠超声图像。患者，29 岁，闭经，无痛性阴道出血史。超声图像显示宫颈肥大，其内可见一较大、疏松的胎囊，其内胎儿及附属物紊乱。

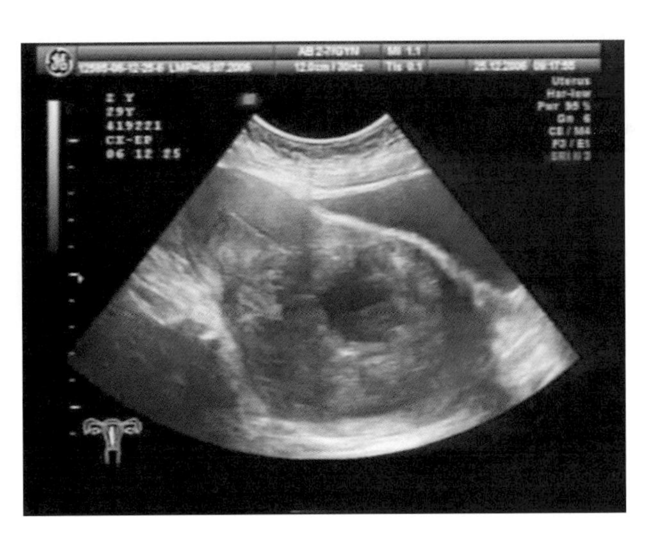

图 3.77　宫颈妊娠经 MTX 治疗 1 个疗程后超声图像。与图 3.76 为同一患者，超声图像显示宫颈增大，内含一胎囊，胎囊内可见一胎块。

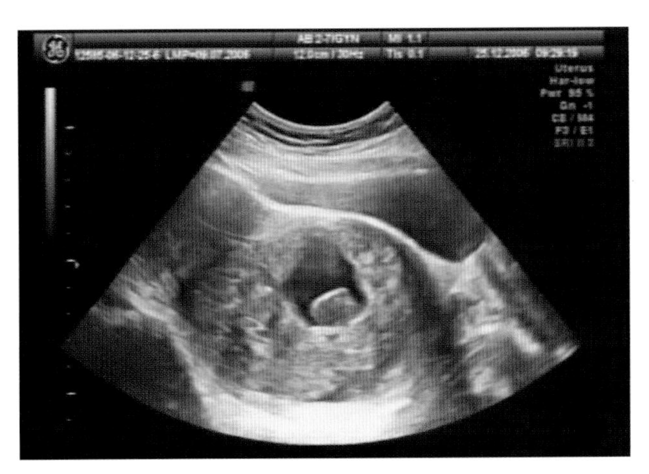

图 3.78　宫颈妊娠经 MTX 治疗 1 个疗程后超声伪彩图像。与图 3.76 为同一患者。

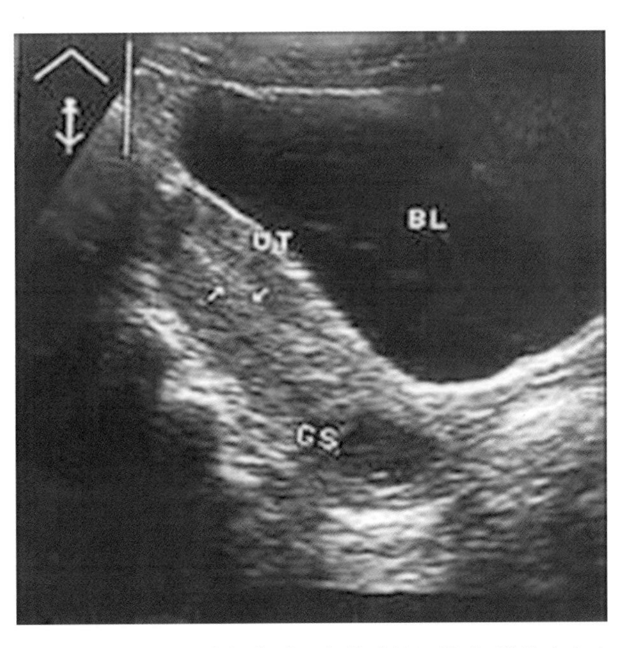

图 3.80　与宫颈流产相鉴别。患者，闭经、腹痛、阴道出血史。超声图像显示宫颈处可见一不规则胎囊，胎囊与宫腔相通，宫腔内可见不规则的蜕膜，结合病史考虑为宫颈流产。

BL，膀胱；UT，子宫；GS，胎囊

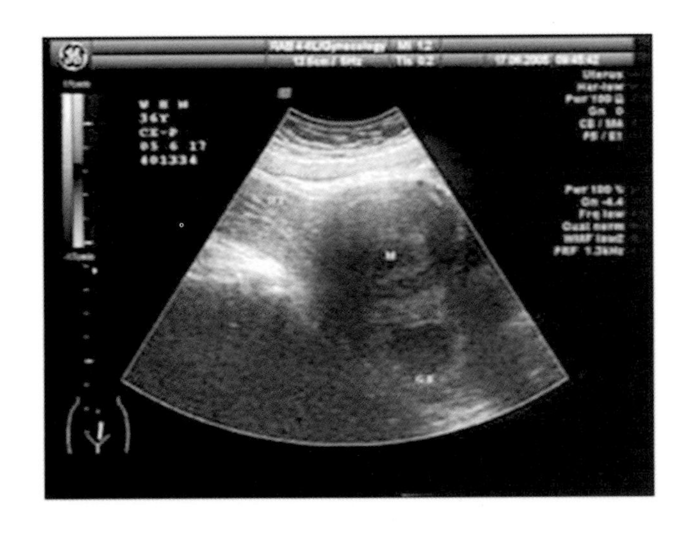

图 3.79　子宫肌瘤合并宫颈妊娠超声图像。患者，36 岁，闭经史。超声图像显示子宫下段可见一子宫肌瘤，肌瘤下方宫颈内可见胎囊及活跃的胎芽。

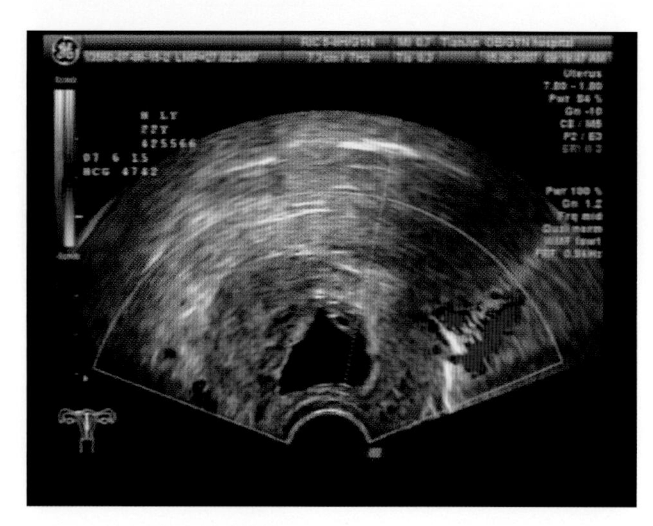

图 3.81 宫颈妊娠超声图像。患者,22 岁,闭经史,血 HCG 4742mIU/mL。超声图像显示宫颈增大,其内可见一胎囊,囊内可见卵黄囊。

表 3.1 宫颈妊娠与宫颈流产的鉴别诊断

		宫颈妊娠	宫颈流产
相似点		宫颈肥大、内含胎囊或胎儿及附属物	
鉴别点	子宫大小	正常大小	增大
	内口	关闭	开大
	胎儿及附属物与宫腔	不相通	相通

子宫峡部妊娠

子宫峡部妊娠(isthmus pregnancy)罕见,超声影像呈“梭形”特殊表现。本病系受精卵种植在子宫峡部,致使子宫峡部膨隆、肿大。

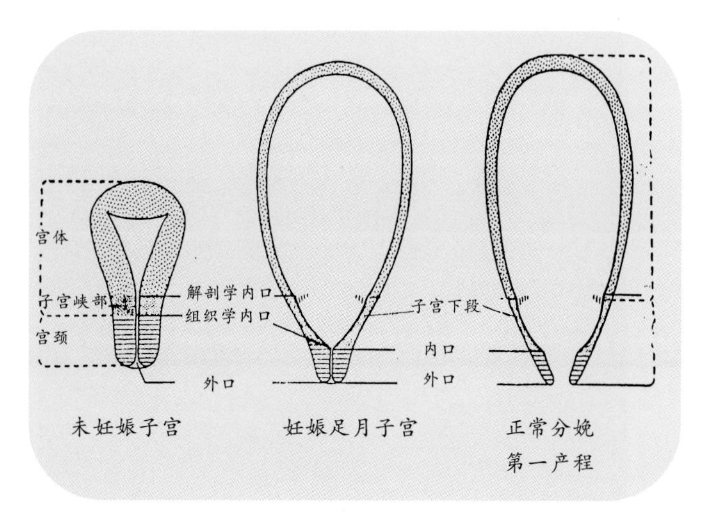

图 3.82 子宫峡部妊娠各阶段示意图。子宫峡部位于子宫解剖学内口与组织学内口之间的 1cm 处,在妊娠 10 周逐渐变软,12 周以后峡部逐渐伸展拉长变薄,扩展成宫腔的一部分,临产时可延长至 7~10cm,成为软产道的一部分,称为子宫下段。

超声图像特点

- 子宫外形呈“梭形”(两端小、中央膨大),上端为子宫,下端为部分宫颈,中央球样膨大的为子宫峡部。
- 峡部膨隆,胚胎多已死亡,回声紊乱,偶见胎囊,血流十分丰富。
- 内口可能较松,从切下的标本即可看出。

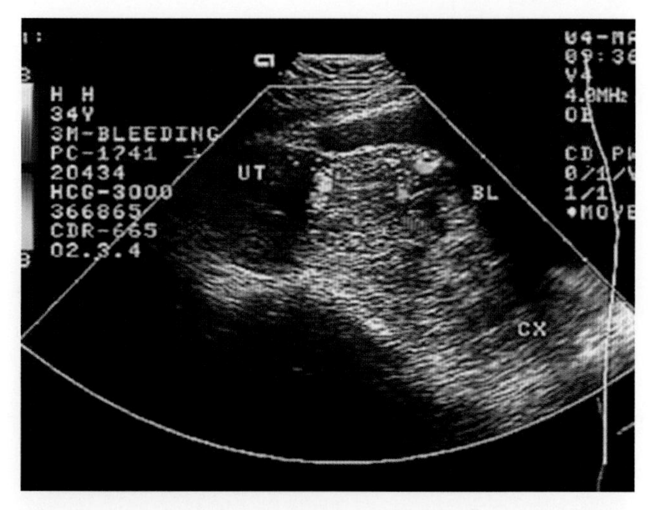

图 3.83 子宫峡部妊娠超声图像。患者,34 岁,闭经 3 个月,出血,血 HCG 3000mIU/mL。子宫峡部膨隆,呈“梭形”,内可见胎儿及附属物,血流丰富。上方为宫体,下方为宫颈。
UT,宫体;BL,膀胱;CX,宫颈

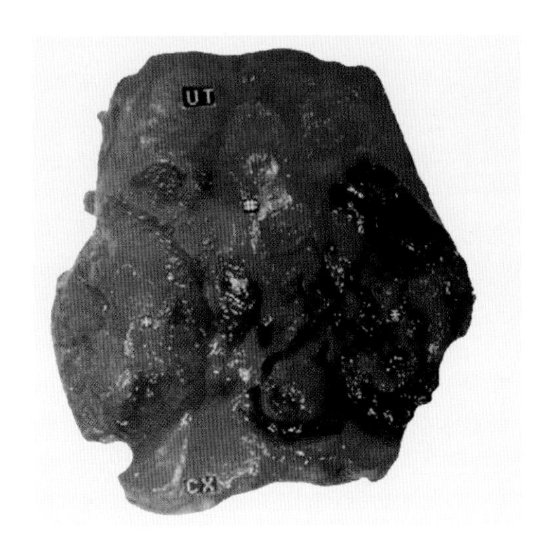

图 3.84 图 3.83 患者子宫峡部妊娠切除术后标本。 剖开标本可见子宫峡部处的胎囊病灶。
UT,宫体;CX,宫颈

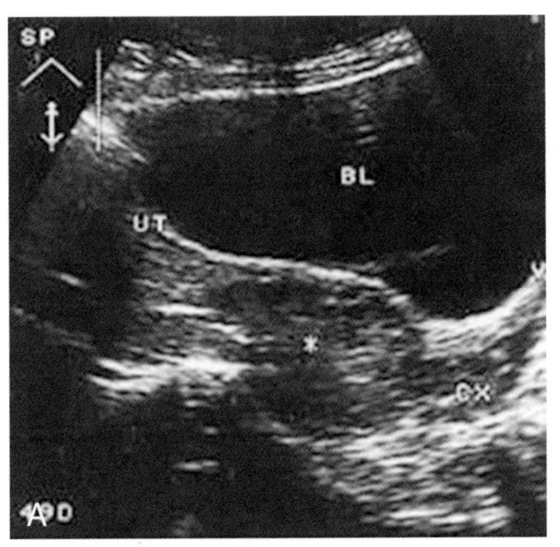

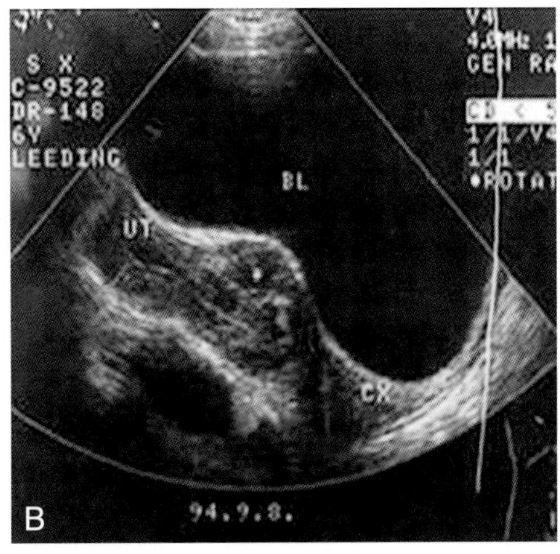

图 3.85 子宫峡部妊娠患者经两次刮宫治疗后的情况。 (A)峡部妊娠一次刮宫后。(B)峡部妊娠二次刮宫后。超声图像显示,经两次刮宫后,峡部妊娠胎儿及附属物逐渐缩小。
BL,膀胱;UT,宫体;CX,宫颈

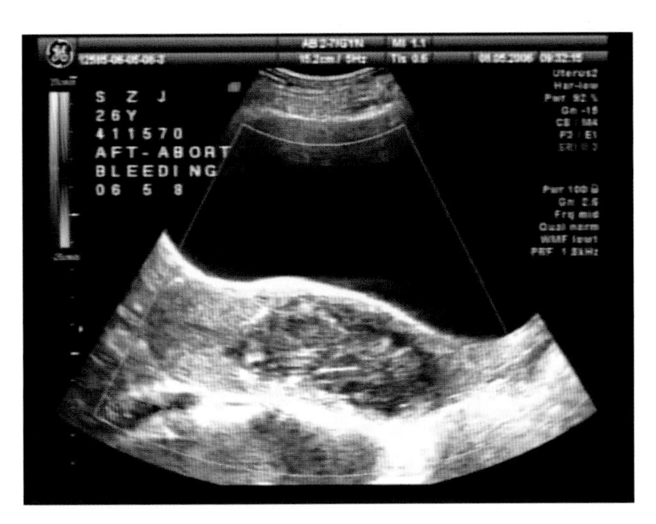

图 3.86 子宫峡部妊娠超声图像。 患者,26 岁,出血;子宫峡部膨隆,含胎儿及附属物,宫内口较松。

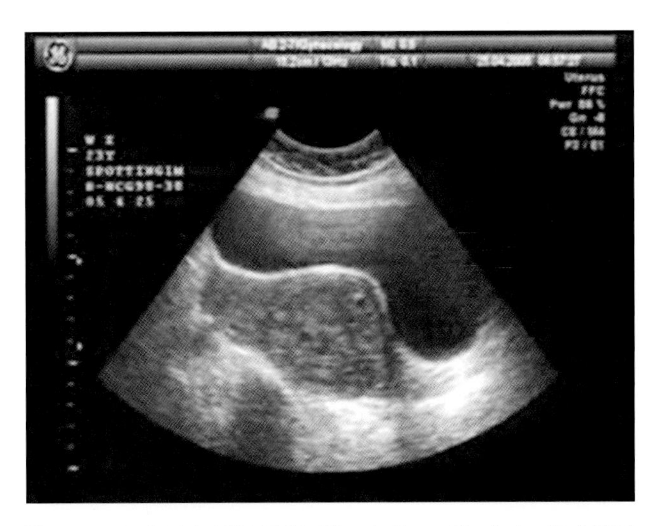

图 3.87 子宫峡部妊娠超声图像。 患者,23 岁,出血。超声显示子宫峡部膨隆,呈"梭形",上方为宫体,下方为宫颈,内含紊乱的胎儿及附属物。

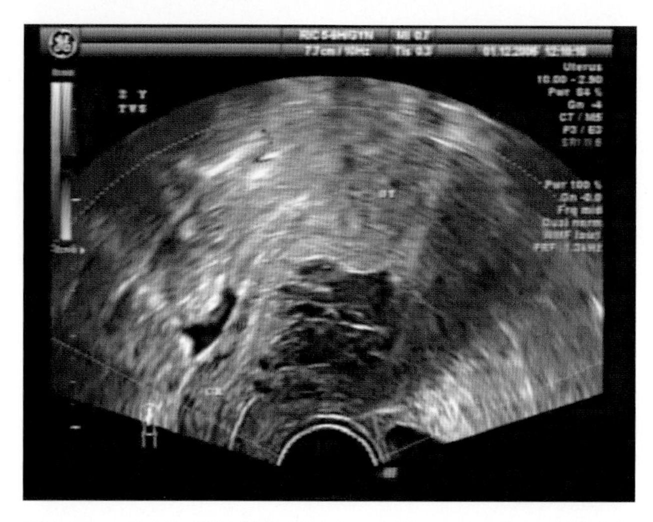

图 3.88 **子宫峡部妊娠超声图像**。患者,30 岁,刮宫后阴道出血 1 个月,血 HCG 10mIU/mL。超声图像显示子宫峡部膨隆,含胎儿及附属物。

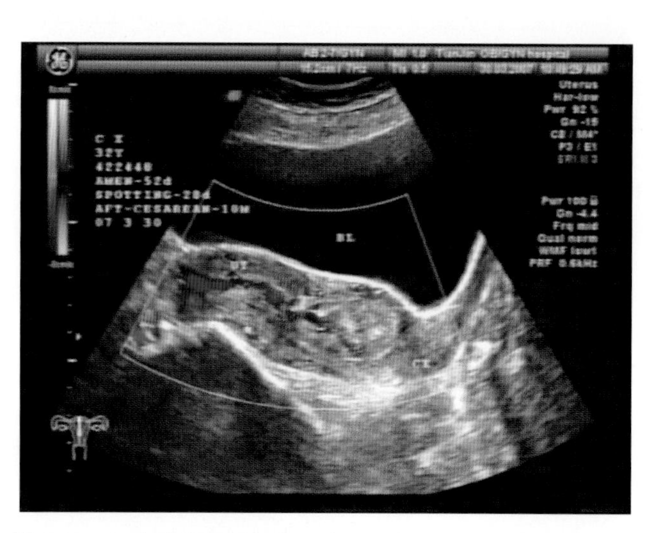

图 3.89 **子宫峡部妊娠超声图像**。患者,32 岁,闭经 52 天,阴道出血 20 天。超声图像显示子宫峡部膨隆,含胎儿及附属物,呈“梭形”,血流较丰富。

BL,膀胱;UT,子宫;CX,宫颈

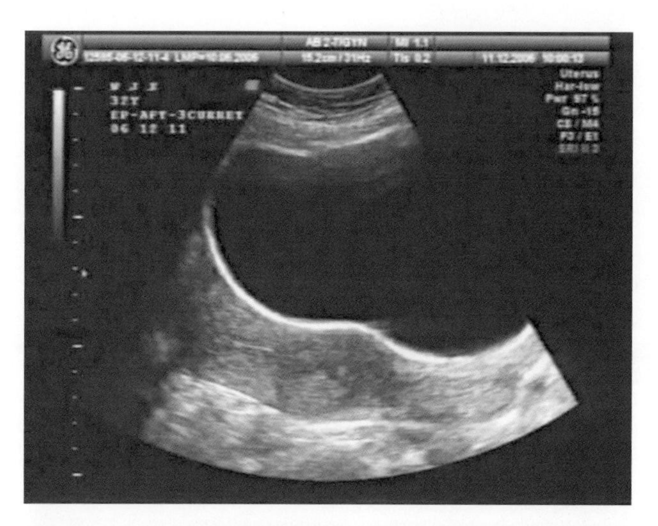

图 3.90 **子宫峡部妊娠超声图像**。患者,32 岁,子宫峡部妊娠刮宫 3 次后。阴道超声显示,子宫峡部仍存胎儿及附属物,血流不丰富。

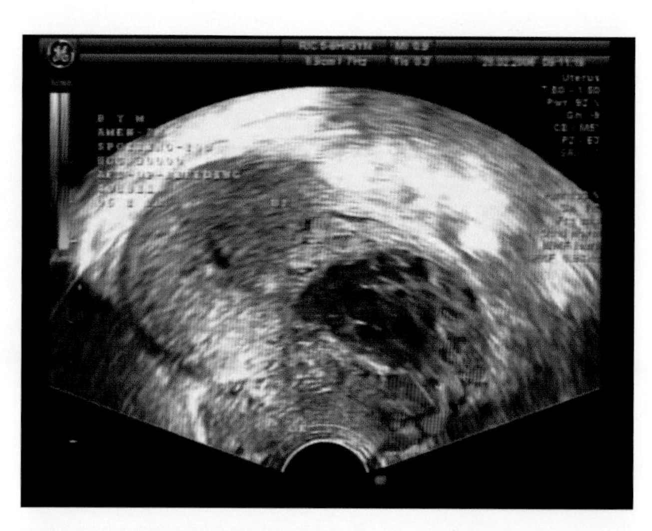

图 3.91 **子宫峡部妊娠超声图像**。患者,闭经 2 个月,出血,血 HCG 30 000mIU/mL。超声图像显示子宫峡部膨隆,含胎儿及附属物,血流丰富。

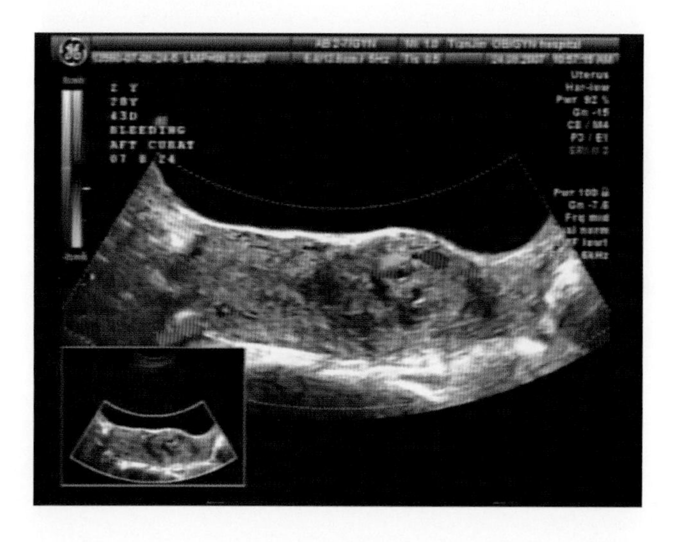

图 3.92 **子宫峡部妊娠超声图像**。患者,28 岁,闭经 43 天,刮宫后阴道出血。超声图像显示子宫峡部膨隆,呈“梭形”,含胎儿及附属物,血流较丰富。

子宫下段妊娠

如受精卵种植在子宫下段，有剖宫产史者绒毛未种植在切口处(多为后壁绒毛)，或无剖宫产史者，称为子宫下段妊娠(cesarean pregnancy)。下段妊娠在妊娠中晚期可能发展为前置胎盘。

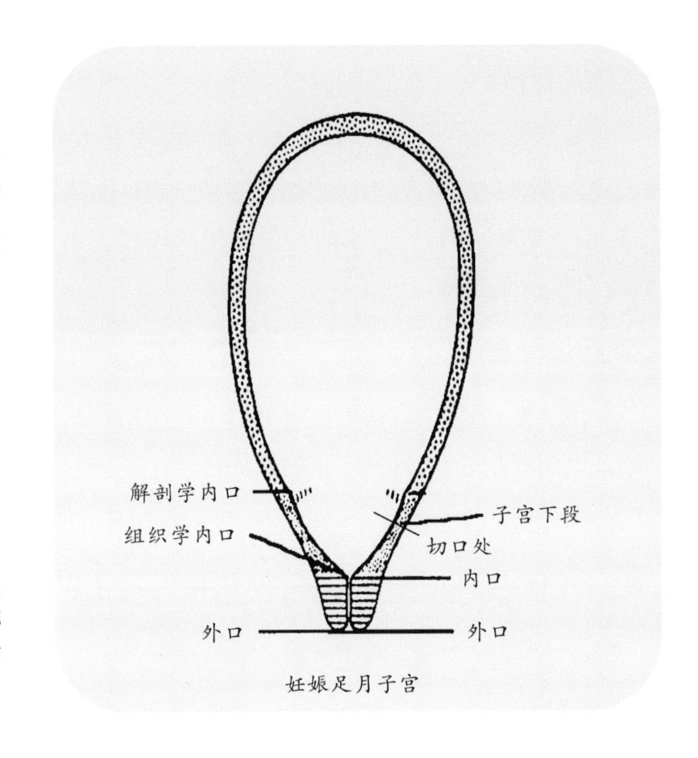

图 3.93 子宫下段示意图。子宫峡部在妊娠 10 周逐渐变软，12 周以后子宫峡部逐渐伸展拉长、变薄，扩展成宫腔的一部分，临产时可延长至 7~10cm，成为软产道的一部分，称为子宫下段。剖宫产时由此切口进入宫腔。

超声图像特点

• 子宫体下段膨隆，受精卵着床在子宫下段，可见回声略强的“胎盘雏形”(绒毛)结构位于子宫下段，血流丰富，为滋养层血流。

• 内口关闭。

• 下方可见较完整的宫颈。

• 上方胎囊突入宫腔。

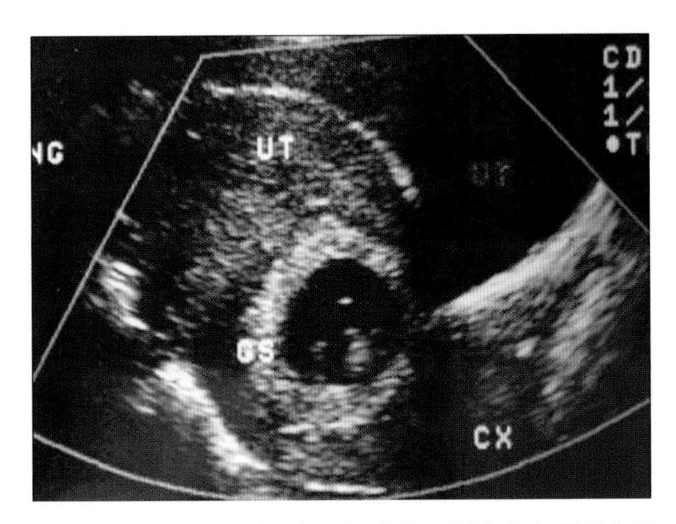

图 3.94 子宫下段妊娠超声图像。患者，无剖宫产史，胎囊位置较低，后壁绒毛，如继续妊娠胎囊可突入宫腔，至妊娠中晚期可形成前置胎盘。

UT，子宫；GS，胎囊；CX，宫颈

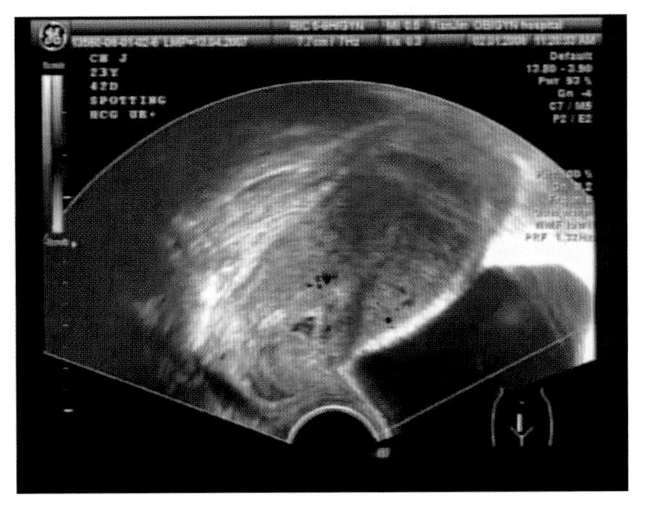

图 3.95 子宫下段妊娠超声图像。患者，23 岁，闭经 42 天，阴道出血，验尿阳性，早早孕。超声图像显示子宫下段内口上方可见一小胎囊。

子宫切口妊娠

如有剖宫产史，受精卵种植在子宫下段伤口处，绒毛侵入瘢痕裂隙中，称为子宫切口妊娠。此处血流丰富，组织糟脆，如行吸宫术时可引起切口破裂大出血，应引起高度重视。

超声图像分类

• 团块型：子宫下段切口处可见呈不均质团块状的胎儿及附属物，周边可见丰富的血流信号。

• 胎囊型：子宫下段切口处可见一胎囊，与子宫切口关系密切。

• 憩室型：原剖宫产切口处形成一憩室，胎囊种植于此，憩室向外突向膀胱。

• 严重型：原剖宫产切口处膨隆外突，此处可见胎囊或团块状的胎儿及附属物，外侧肌壁菲薄，血流极其丰富，有破裂的倾向。

以上几种类型随病灶进展或退变可相互转换。

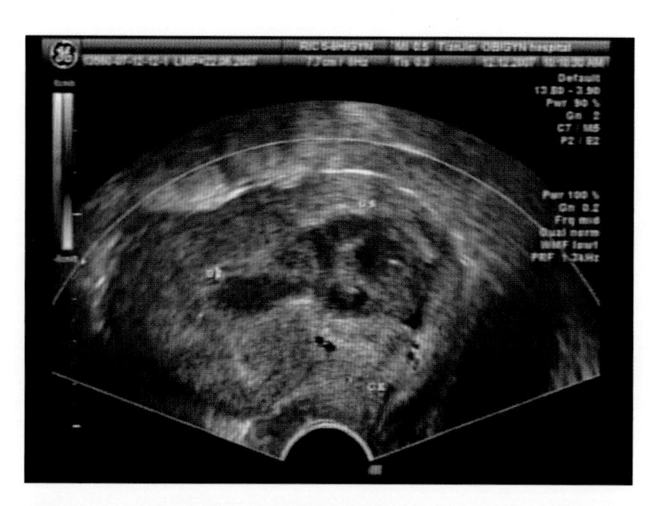

图 3.96 子宫下段切口妊娠超声图像。患者，36 岁，剖宫产史，闭经 2 个月。超声图像显示，胎囊种植在子宫下段切口处，形成一不规则内回声不均匀的混合团块，子宫下段膨隆。

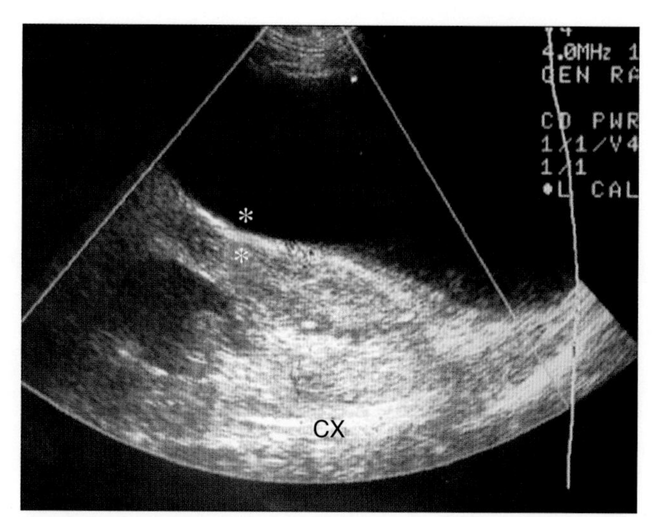

图 3.97 子宫下段切口妊娠超声图像。患者，闭经，剖宫产史。图上可见子宫下段切口妊娠(* 所指处为剖宫产切口处)，胎囊种植于切口处。
CX，宫颈

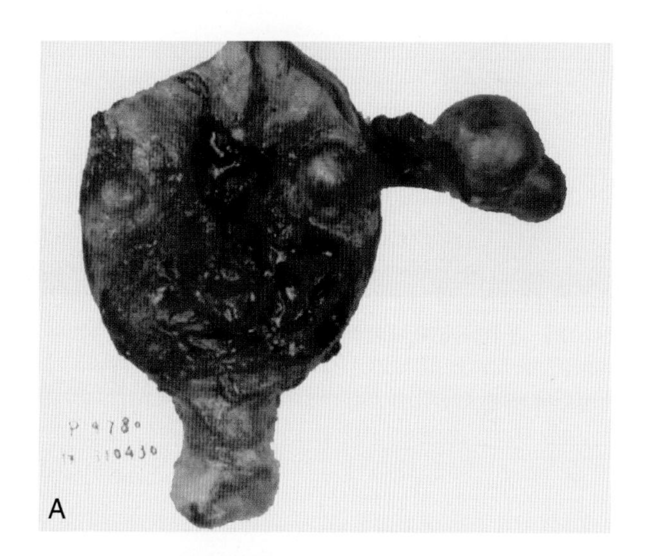

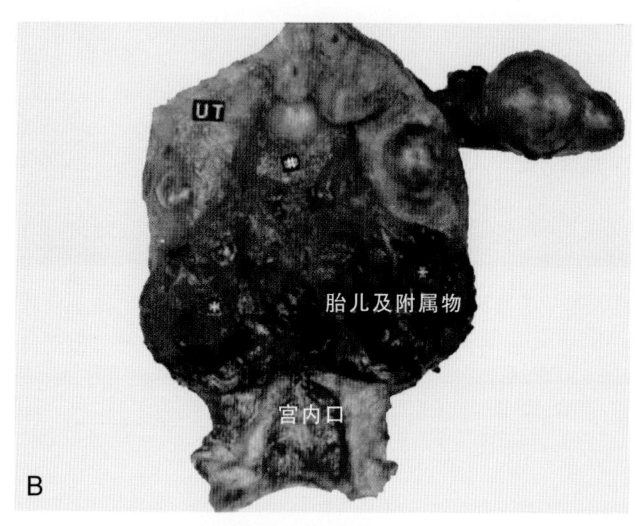

图 3.98 图 3.97 患者的子宫下段切口妊娠标本。标本可见切口处肌壁菲薄，胎囊、胎儿及附属物种植于宫内口上方子宫下段切口处，组织糟脆，可见血块，宫内口未开。

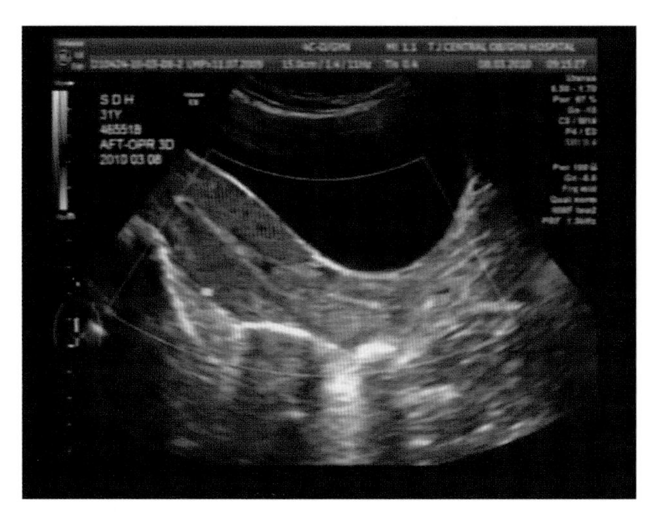

图 3.99 **子宫下段切口妊娠(混合团块型)超声图像**。患者,31岁,子宫下段切口妊娠,清宫术后 3 天。超声图像显示,子宫下段切口处浆膜层连续,肌层回声不均匀,切口瘢痕处可见一团块伸入其内。

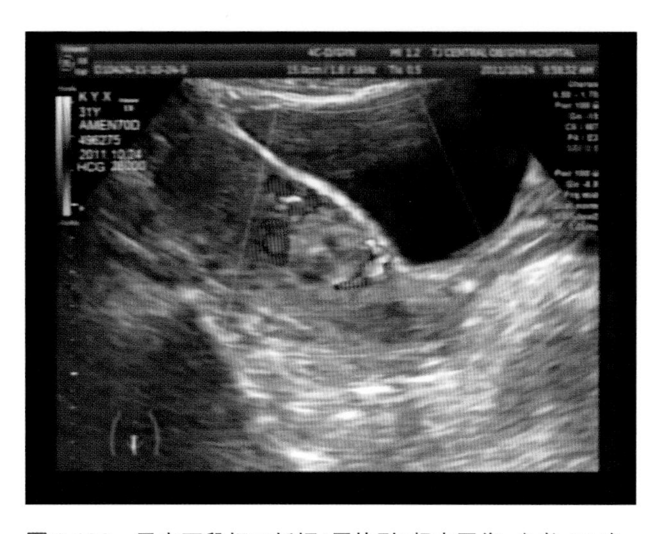

图 3.100 **子宫下段切口妊娠(团块型)超声图像**。患者,31 岁,闭经 70 天,血 HCG 25 000mIU/mL,子宫切口妊娠。超声图像显示,子宫切口瘢痕处膨隆、增大,内可见一回声不均匀团块,周边血流丰富。

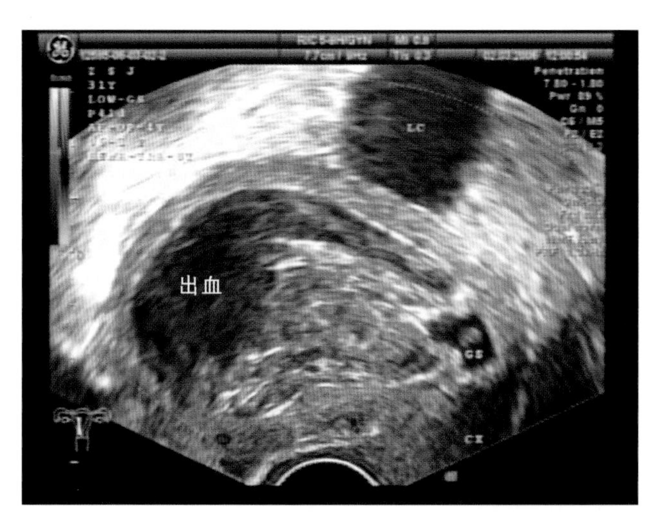

图 3.101 **子宫下段切口妊娠(胎囊型)合并宫腔积血超声图像**。患者,31 岁,剖宫产史 4 年,闭经 41 天。胎囊位于子宫下段,绒毛种植于切口处,宫腔积血。

GS,胎囊;CX,宫颈;LC,囊肿

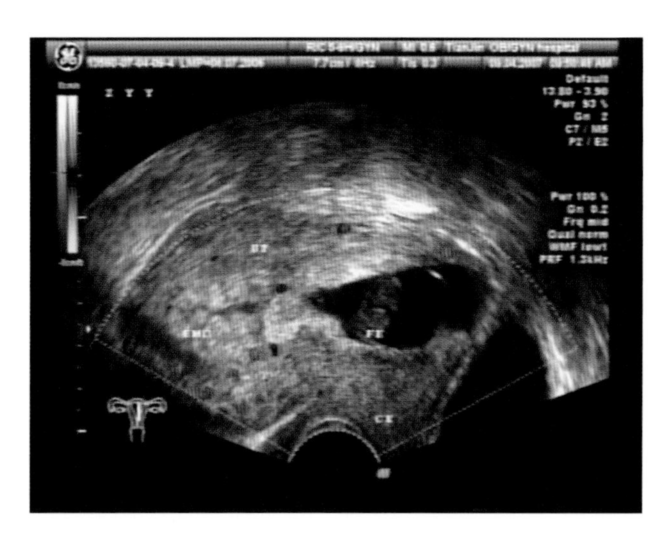

图 3.102 **子宫下段切口妊娠(胎囊型)超声图像**。患者,剖宫产史,早期妊娠。超声显示胎囊位于子宫下段,前壁绒毛种植于切口处,血流较丰富,胎囊内可见胎芽。

UT,子宫;FE,胎儿 ;CX,宫颈;EMC,子宫内膜

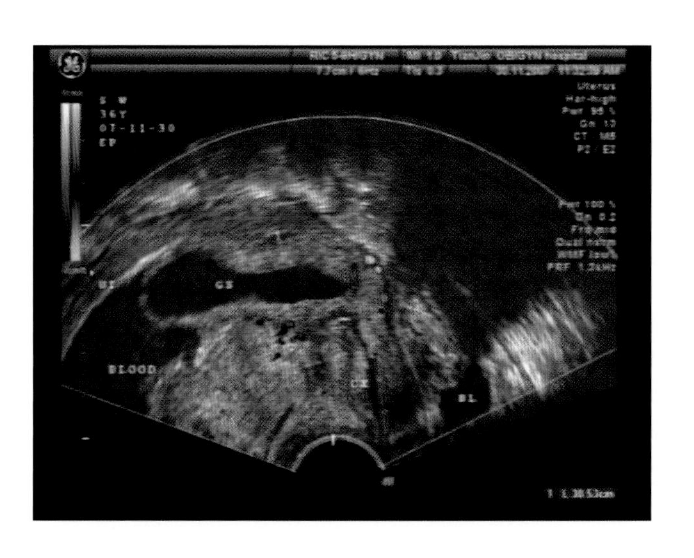

图 3.103 **子宫下段切口妊娠(胎囊型)合并宫腔积血超声图像**。患者,36 岁,闭经 55 天,剖宫产史,阴道出血。胎囊位于子宫下段宫内口上方,绒毛种植于切口处,可见胎芽,宫腔内大量积血。

UT,子宫;GS,胎囊;CX,宫颈;BL,膀胱;BLOOD,积血

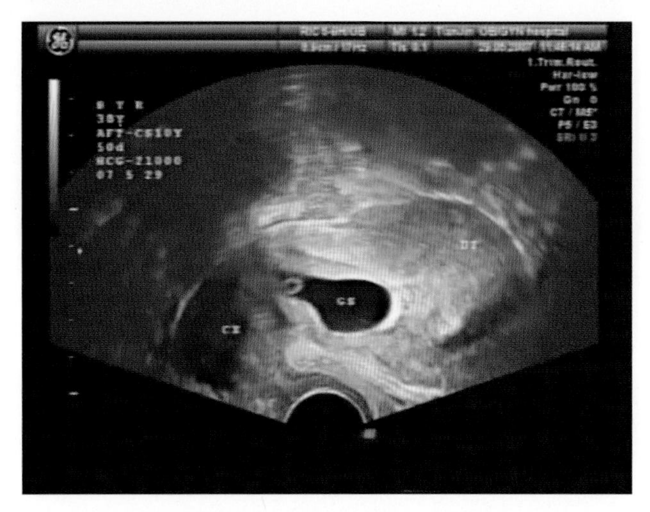

图 3.104 **子宫下段切口妊娠（胎囊型）超声图像**。患者，38岁，闭经 50 天，剖宫产史，血 HCG 21 000mIU/mL。超声伪彩图像显示，胎囊位于子宫下段宫内口上方，绒毛种植于切口处，囊内可见胎芽及卵黄囊，可见胎芽心跳。

CX，宫颈；GS，胎囊；UT，子宫

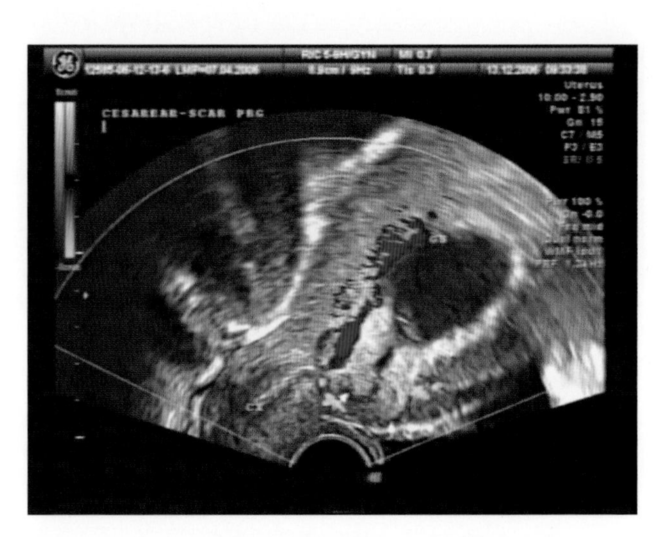

图 3.105 **子宫下段切口妊娠（胎囊型）超声图像**。患者，29 岁，剖宫产史，闭经 62 天。绒毛种植于切口处，与切口关系密切，可见丰富的血流，胎囊被推向宫腔内。

GS，胎囊；CX，宫颈

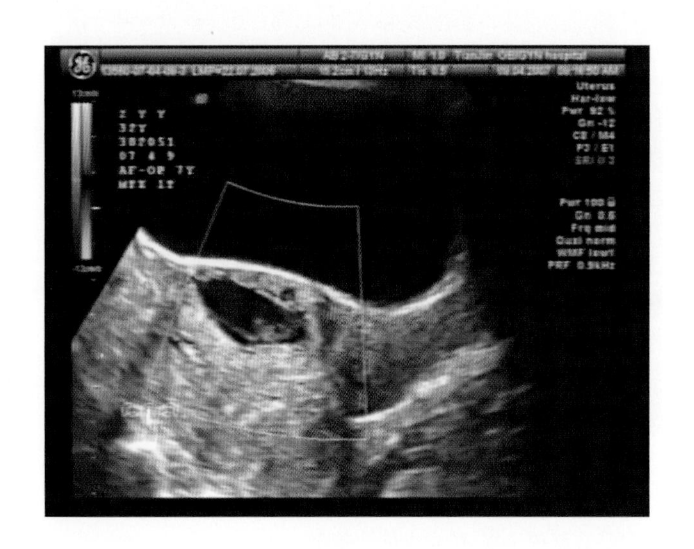

图 3.106 **子宫下段切口妊娠（胎囊型）超声图像**。患者，32 岁，剖宫产史 7 年，闭经史，经 MTX 治疗一次。超声显示，子宫后屈位，胎囊位于子宫下段宫内口上方，绒毛种植于切口处，切口处血流较丰富，胎囊内可见羊膜囊及胎芽。

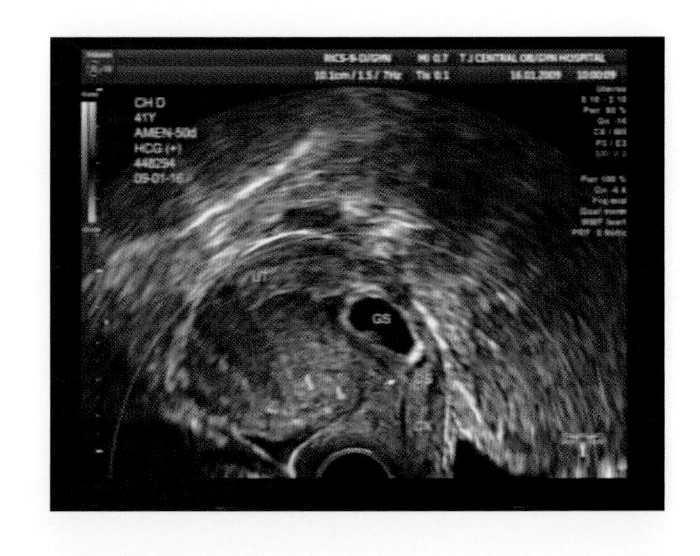

图 3.107 **子宫下段切口妊娠（胎囊型）超声图像**。患者，41岁，闭经 50 天，血 HCG 阳性，剖宫产史。超声图像显示，子宫后屈位，胎囊位于子宫下段宫内口上方，绒毛种植于切口处，切口处可见明显的能量信号。

UT，子宫；GS，胎囊；CX，宫颈

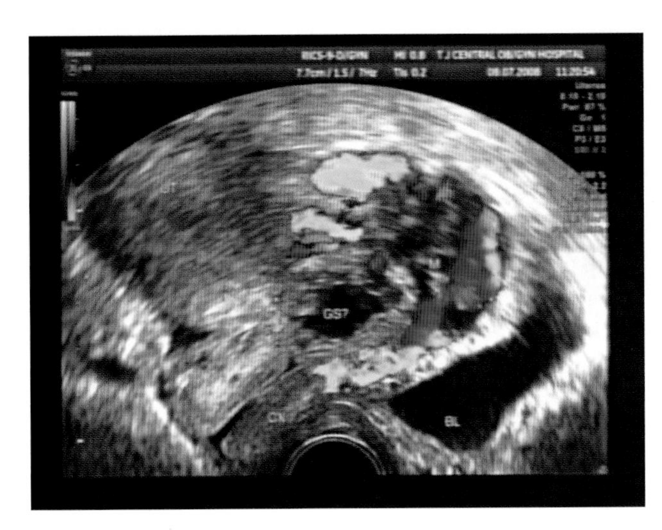

图 3.108 **子宫下段切口妊娠(胎囊型)超声图像**。患者,23 岁,剖宫产史、闭经。超声图像显示,子宫后屈位,不规则的胎囊位于子宫下段宫内口上方,子宫切口处肌壁受侵膨出,切口处血流丰富且其肌壁菲薄即将破裂。
GS,胎囊;CX,宫颈;BL,膀胱;M,包块

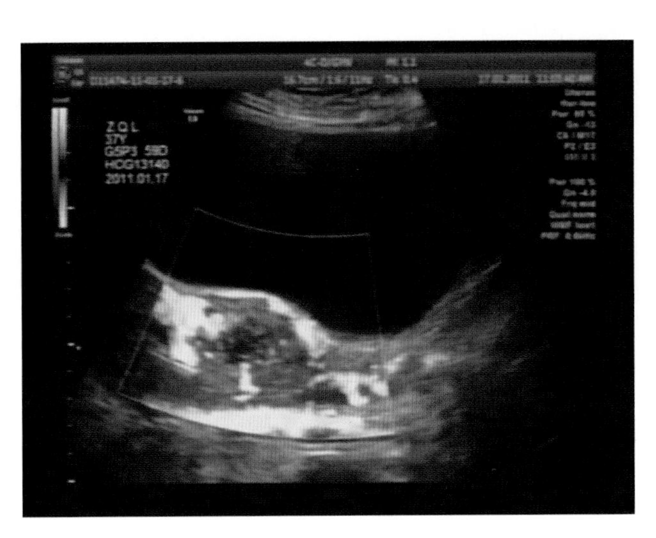

图 3.109 **子宫下段切口妊娠(不规则胎囊型)超声图像**。患者,37 岁,闭经 59 天,血 HCG13 140mIU/mL,子宫切口妊娠。超声图像显示,子宫下段切口处膨隆、增大、稍突,其内可见一不规则的胎囊,周边可见较丰富的血流信号。

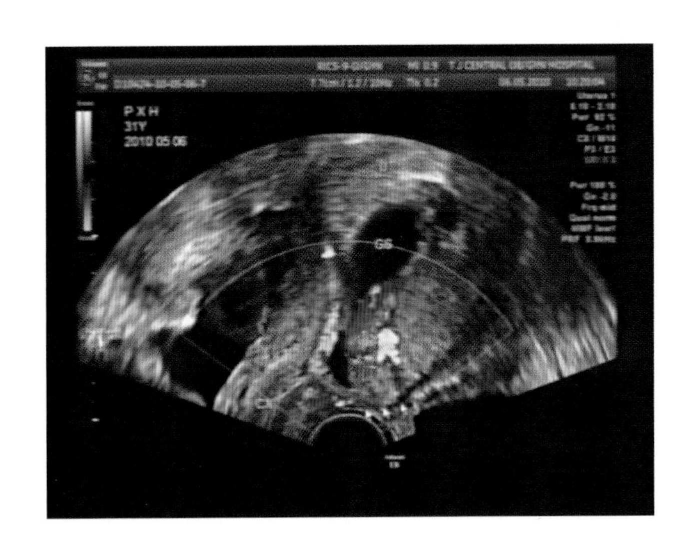

图 3.110 **子宫下段切口妊娠(憩室型)超声图像**。患者,31 岁,闭经史,子宫切口妊娠,憩室型。超声图像显示,原剖宫产切口处形成一憩室,胎囊种植于此,憩室向外突向膀胱,血流稍丰富。
GS,胎囊;CX,宫颈

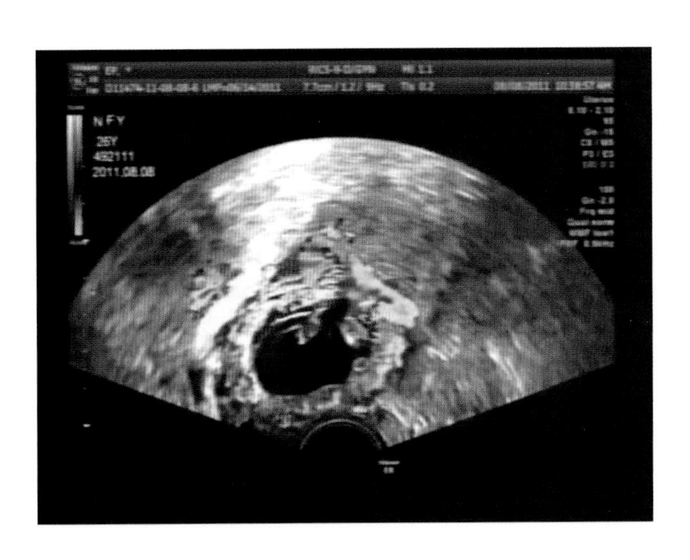

图 3.111 **子宫下段切口妊娠(憩室型)超声图像**。患者,26 岁,闭经史,子宫切口妊娠。超声图像显示,子宫切口处膨隆、增大形成一憩室,内可见一胎囊样结构,切口处肌壁菲薄,血流丰富。

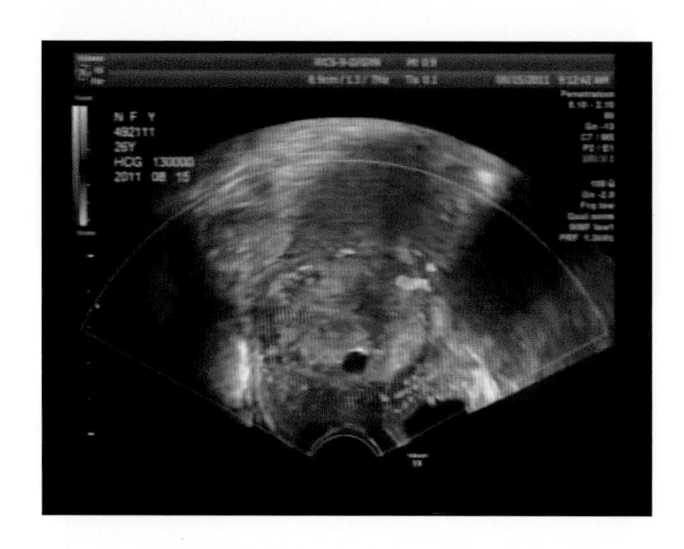

图 3.112　子宫下段切口妊娠(憩室型)超声图像。患者,26 岁,闭经史,血 HCG130 000mIU/mL,子宫切口妊娠。超声图像显示,子宫下段切口处可见一不均匀团块状胎儿及附属物与子宫切口处憩室关系密切,切口处肌壁菲薄,血流较丰富。

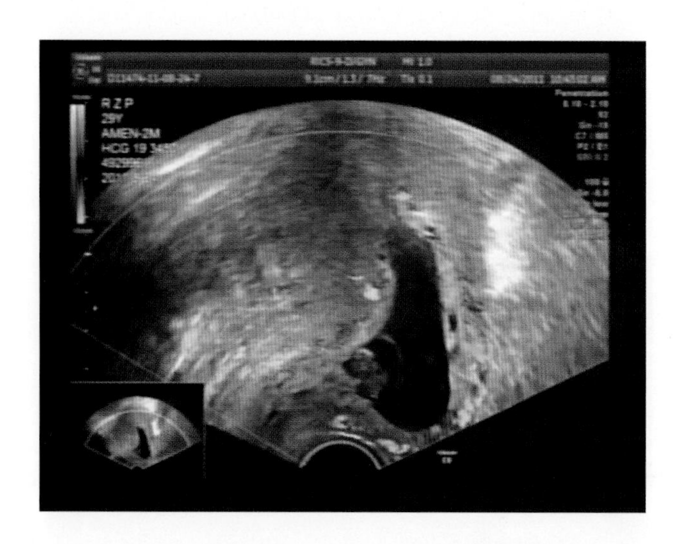

图 3.113　子宫下段切口妊娠(憩室型)超声图像。患者,29 岁,闭经 2 个月,血 HCG193 450mIU/mL,子宫切口妊娠,憩室型。超声图像显示,原剖宫产切口处形成一憩室,胎囊种植于此,憩室向外突,血流稍丰富。

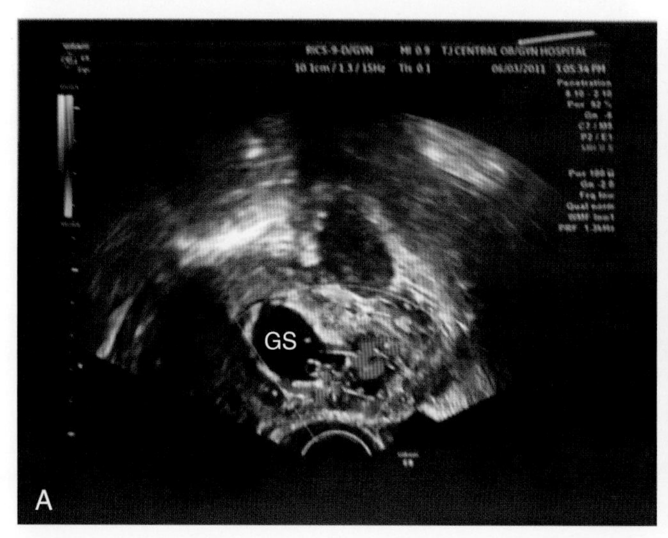

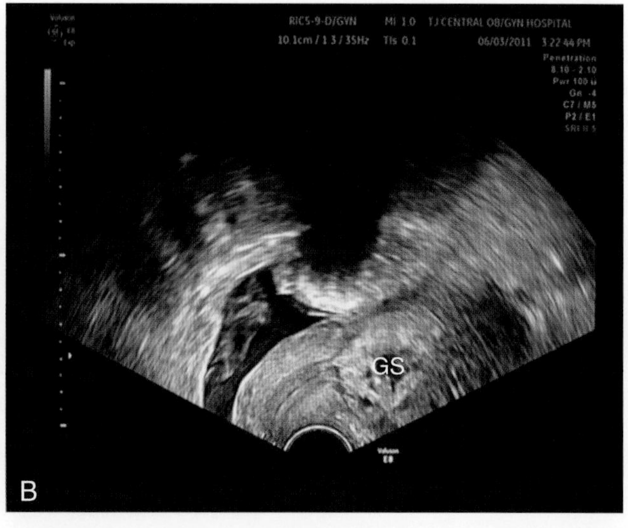

图 3.114　子宫下段切口妊娠(胎囊型,破裂倾向)超声图像。患者,38 岁,闭经 56 天,腹痛伴阴道出血史。(A)子宫下段切口处可见一胎囊,前壁绒毛种植于切口处,切口处肌壁菲薄,浆膜层连续性中断,可见一疏松团块向外膨出,血流丰富,考虑为子宫切口妊娠破裂。(B)盆腔大量积血,胎囊位于宫内口上方子宫下段切口处。此患者腹腔大量积血,后行子宫全切术。

GS,胎囊

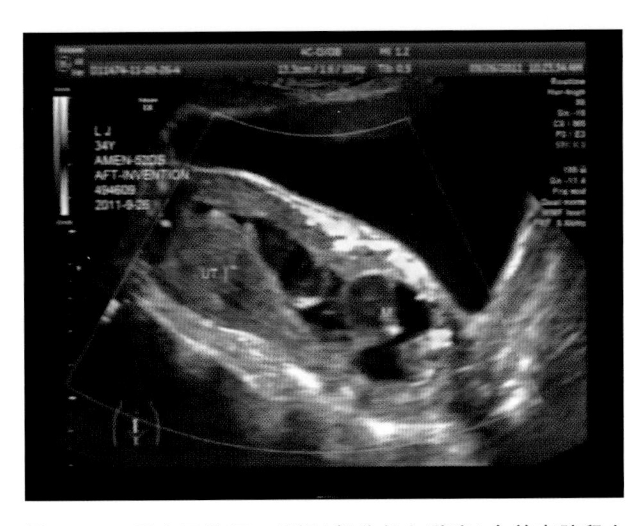

图 3.115　子宫下段切口妊娠(部分侵入憩室)合并宫腔积血超声图像。患者,34 岁,胚胎移植术后闭经 52 天,子宫切口妊娠。超声图像显示,子宫切口处可见一部分胎儿及附属物侵入憩室合并宫腔积血,切口处肌壁菲薄,血流丰富,有破裂倾向。

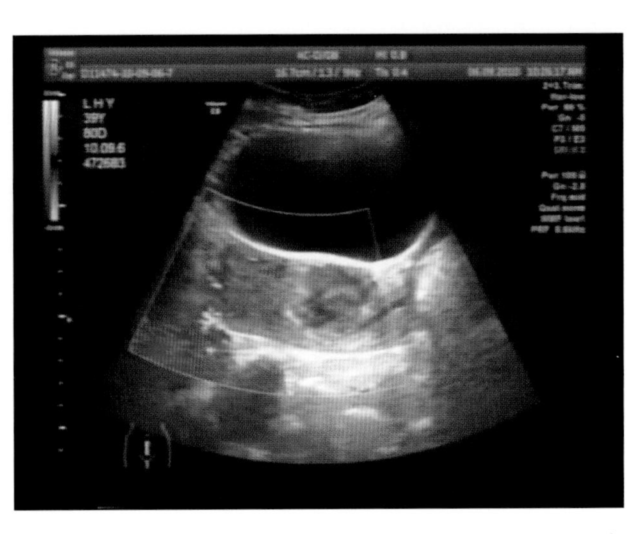

图 3.116　子宫下段切口妊娠(严重胎囊型,破裂倾向)超声图像。患者,39 岁,闭经 80 天。超声图像显示,原剖宫产切口处膨隆、增大,此处可见胎儿及附属物,外侧肌壁菲薄,有破裂的倾向。

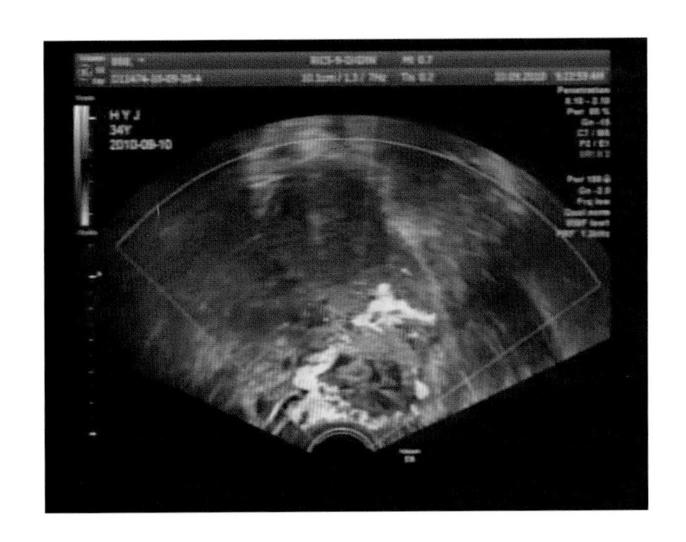

图 3.117　子宫下段切口妊娠(MTX 局部治疗后)超声图像。患者,34 岁,闭经史,子宫切口妊娠,行 MTX 局部治疗后。超声图像显示,子宫下段切口处膨隆、外突,此处可见胎儿及附属物,外侧肌壁菲薄,血流丰富,考虑为较严重的切口妊娠,有破裂危险。

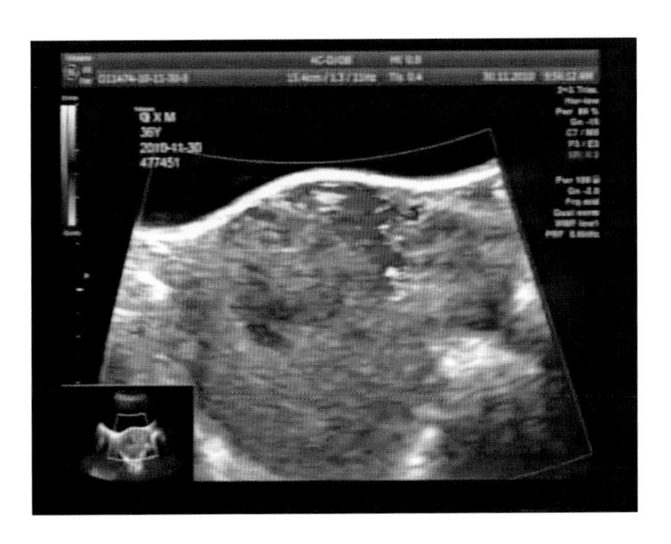

图 3.118　子宫下段切口妊娠(MTX 局部治疗后)超声图像。与图 3.117 为同一患者,MTX 局部治疗 2 余月后,MTX 治疗效果不明显。超声图像显示,子宫切口处血流极其丰富。故程度较重的子宫切口妊娠不宜选用 MTX 局部治疗,其治疗效果不明显。

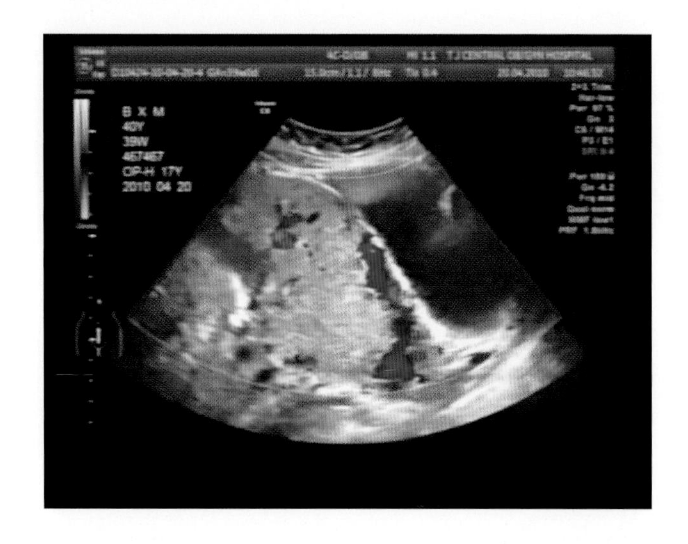

图 3.119 中央性前置胎盘、胎盘植入(考虑早孕期切口妊娠)超声图像。患者,40 岁,孕 39 周,剖宫产史 17 年,中央性前置胎盘,原剖宫产切口处部分胎盘植入。超声图像显示,前壁胎盘盖过宫内口,原剖宫产切口处肌层回声欠清晰,胎盘基底膜不完整,可见胎盘与子宫的横向血流信号,考虑切口处部分胎盘植入,此患者妊娠早期可能为子宫切口妊娠。

宫角妊娠

受精卵种植在子宫角部,早期在子宫角部可见一胎囊样结构,为宫角妊娠(cornual pregnancy)。其发展有两个结果:①胎囊种植在宫角较浅部位,向压力小的宫腔内生长,充满宫腔,可足月分娩。胎盘种植在一侧宫角,逐渐长大,在宫角肌壁形成憩室,产后造成胎盘滞留,手取胎盘常不能成功。②胎囊种植在宫角较深部位,向外发展,易与间质部妊娠相混淆,可造成宫角破裂。

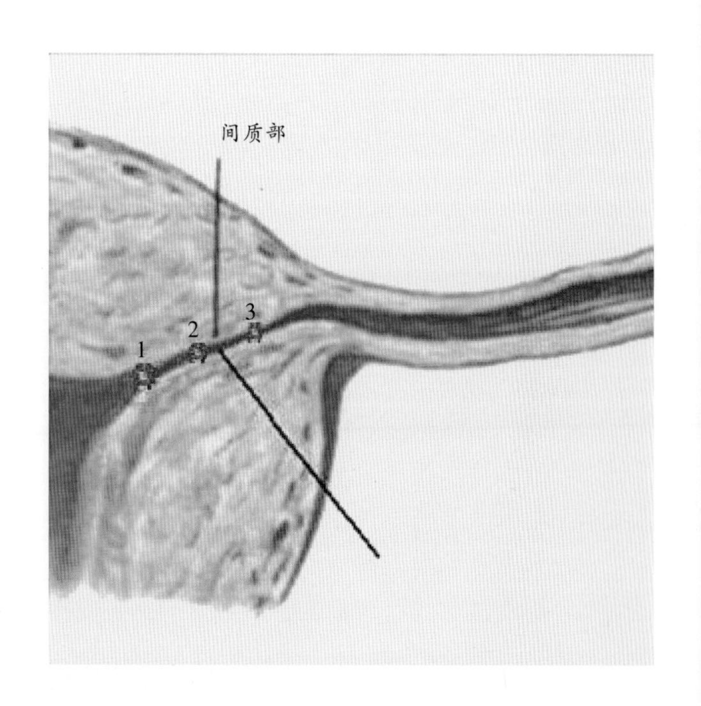

图 3.120 宫角妊娠示意图。
1.宫角妊娠胎囊种植在宫角较浅部位;2.宫角妊娠胎囊种植在宫角较深部位;3.间质部妊娠

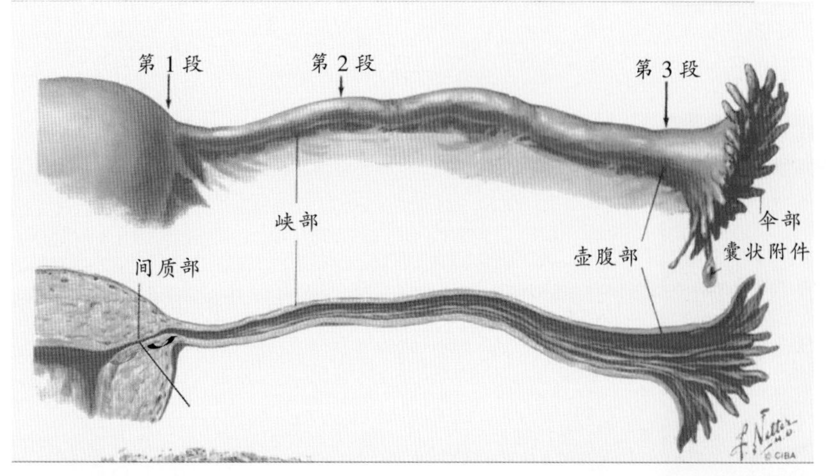

➚ 所指部分为输卵管进入子宫肌壁部分,长约 1.5cm,受精卵种植于此,为间质部妊娠

➚ 所指部分受精卵种植于此,为宫角妊娠

图 3.121 宫角妊娠与间质部妊娠的示意图。

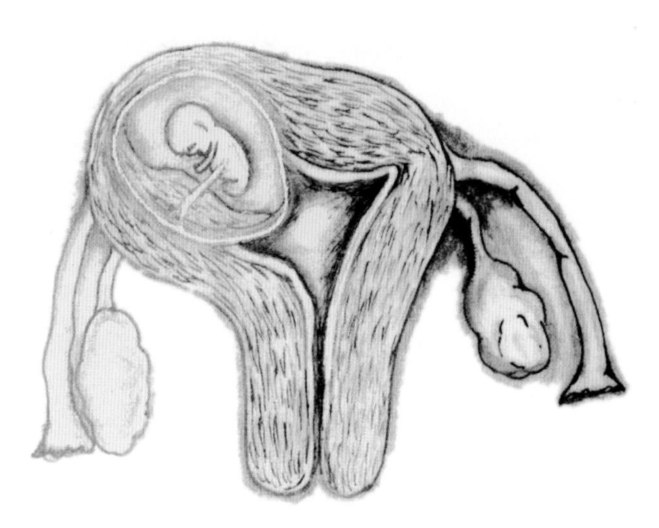

图 3.122　**宫角妊娠示意图。**胎囊与子宫内膜相连。

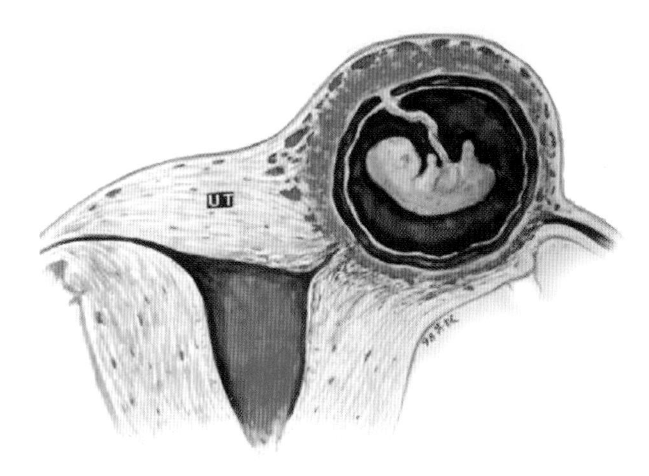

图 3.123　**间质部妊娠示意图。**胎囊与子宫内膜不相连。
UT,子宫

超声图像特点

早孕期

- 纵切面:胎囊紧靠宫底。横切面:偏心 。
- 胎囊外侧有薄肌壁。
- 难与间质部妊娠鉴别。

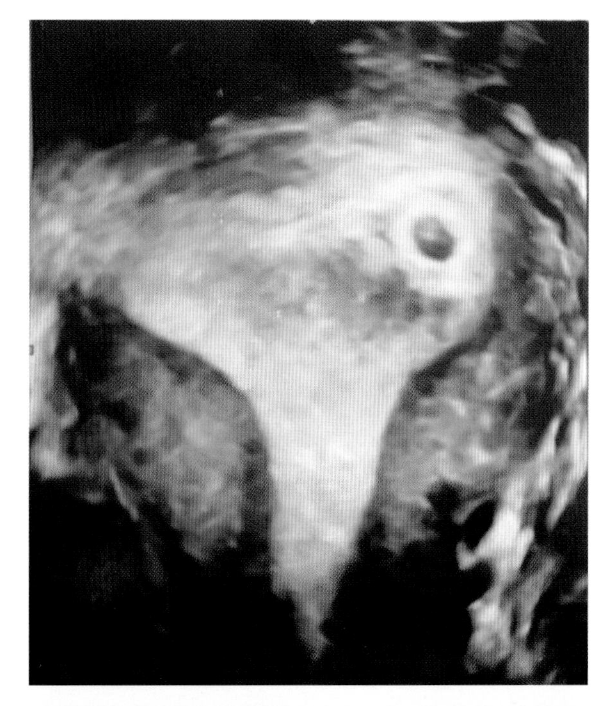

图 3.124　**宫角妊娠(早孕期)三维图像。**图像显示,胎囊偏于左侧宫角,与子宫内膜相连。

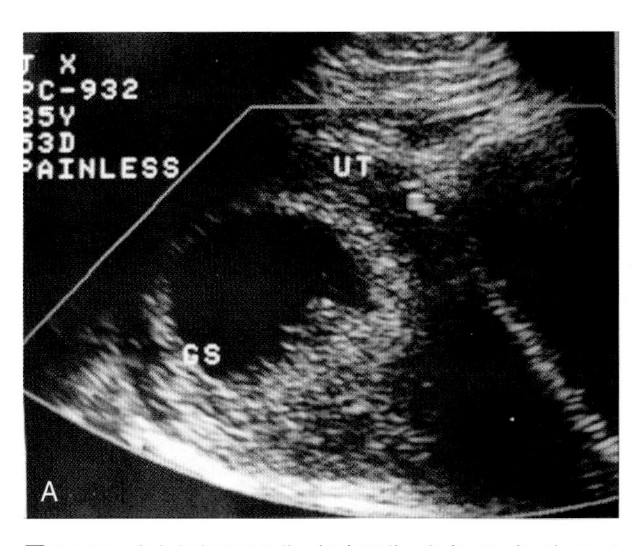

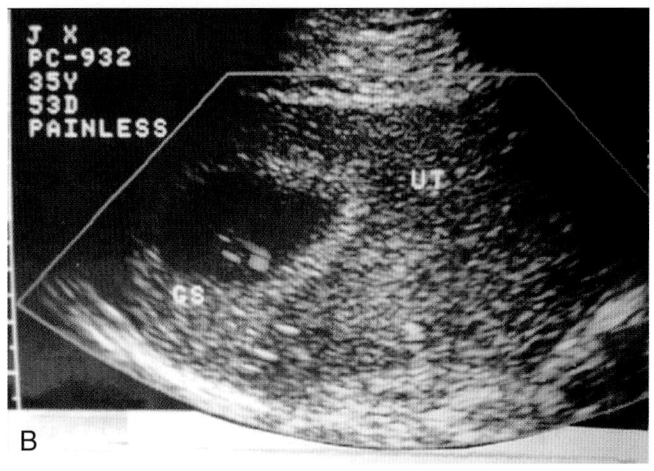

图 3.125　**宫角妊娠(早孕期)超声图像。**患者,35 岁,孕 53 天,右侧宫角妊娠。(A)纵切图像显示宫腔内胎囊,与子宫内膜相连。(B)横切图像显示胎囊偏于右侧宫角,胎囊与子宫内膜相连。
UT,子宫;GS,胎囊

图 3.126 宫角妊娠(早孕双胎)超声图像。患者,39 岁,孕71 天,单绒双羊双胎芽。超声图像横切显示胎囊偏于右侧宫角,与子宫内膜相连。囊内可见两个胎芽(1,2),囊外可见薄层的肌壁。

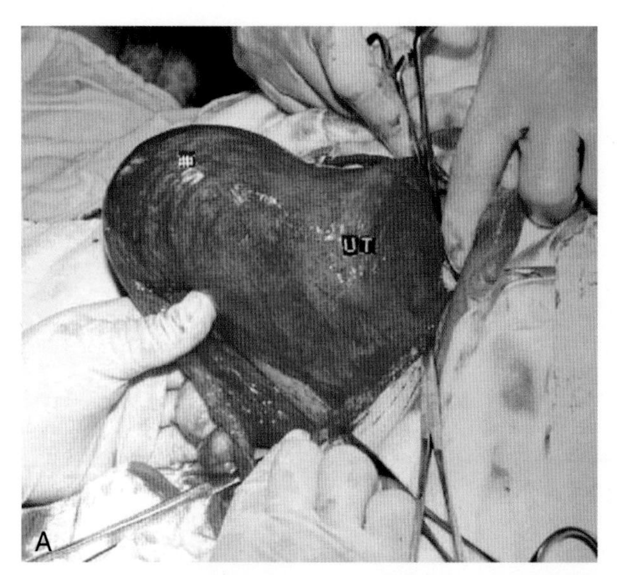

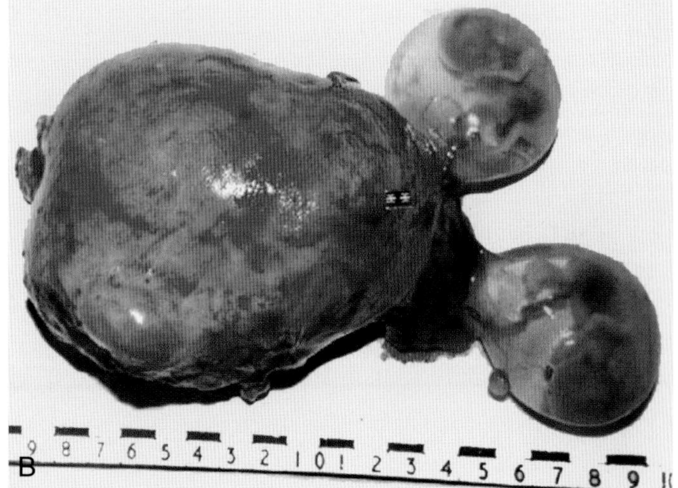

图 3.127 图 3.126 患者宫角妊娠(早孕双胎)的术中、术后标本。(A)术中情况,可见子宫右侧宫角增大、膨出。(B)子宫次全切除后标本,可见切下的膨出、增大的右侧宫角及从内剥除的双胎囊。
UT,子宫

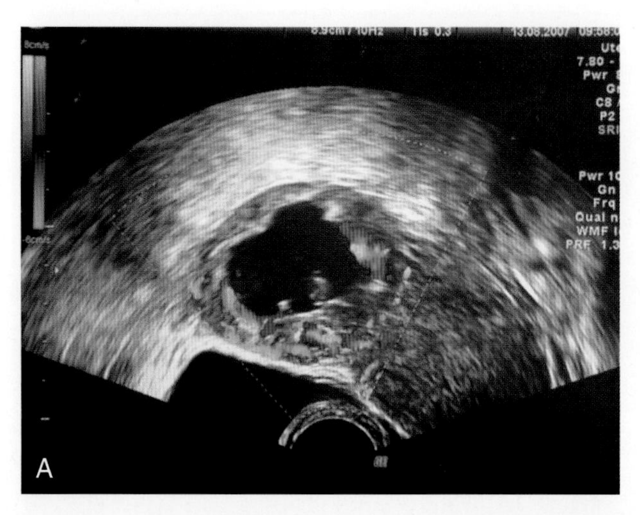

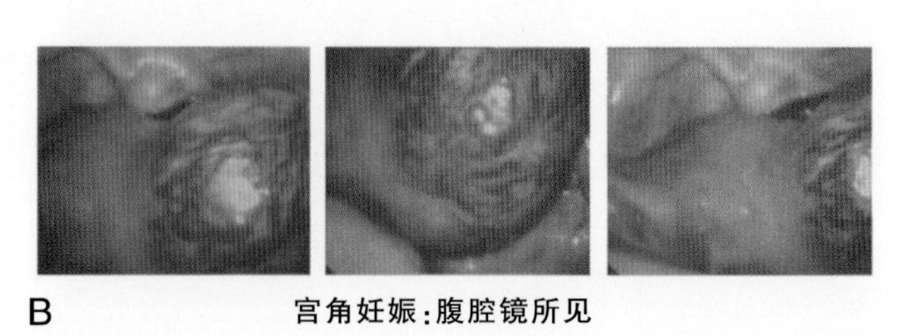

图 3.128 宫角妊娠超声图像。(A)超声横切图像显示右侧宫角妊娠,胎囊偏于右侧宫角与子宫内膜相连,其内可见胎芽。(B)腹腔镜术中所见右侧宫角增大、膨出,腹腔镜诊断为右侧宫角妊娠。

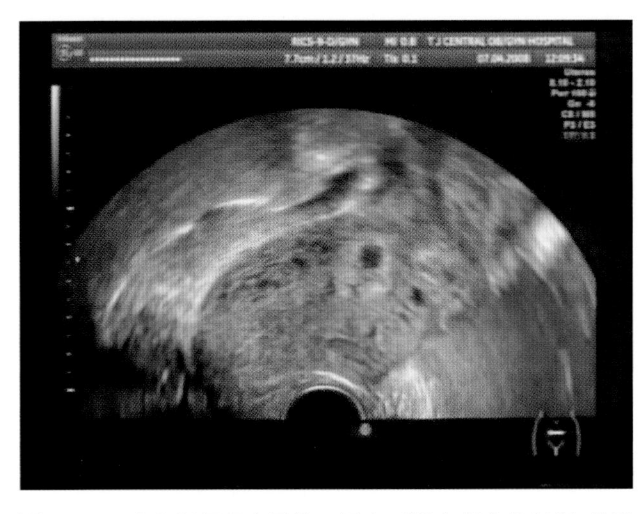

图3.129　宫角妊娠超声图像。图上可见左侧宫角妊娠，胎囊与子宫内膜相连，胎囊发育欠佳，周边血流丰富。

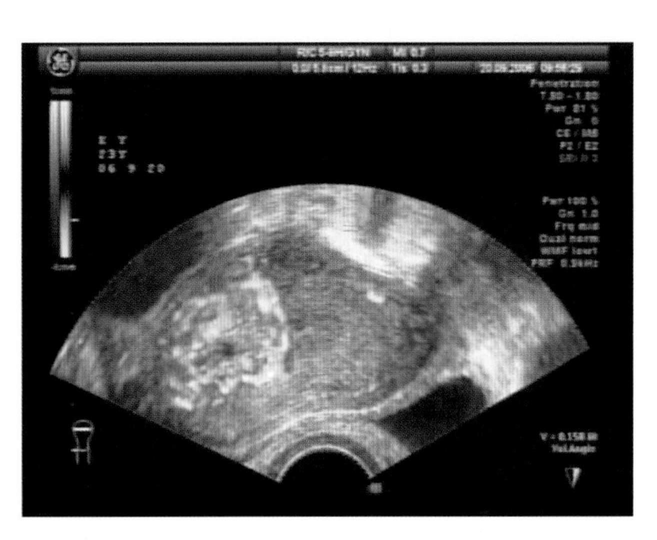

图3.130　宫角妊娠超声图像。患者，23岁，早孕。超声图像显示右侧宫角妊娠，胎囊与子宫内膜相连，周边血流丰富，胎囊外可见菲薄的肌壁。

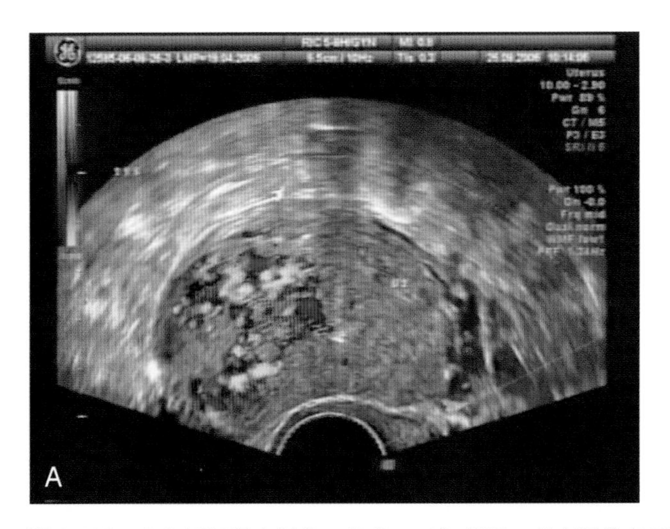

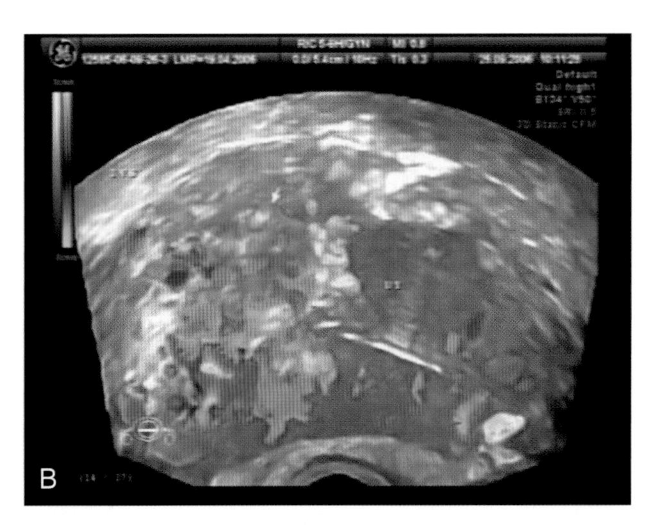

图3.131　宫角妊娠超声图像。患者，38岁，早孕。超声图像显示右侧宫角妊娠，胎囊与子宫内膜相连，胎囊外肌壁菲薄，周边血流信号丰富。

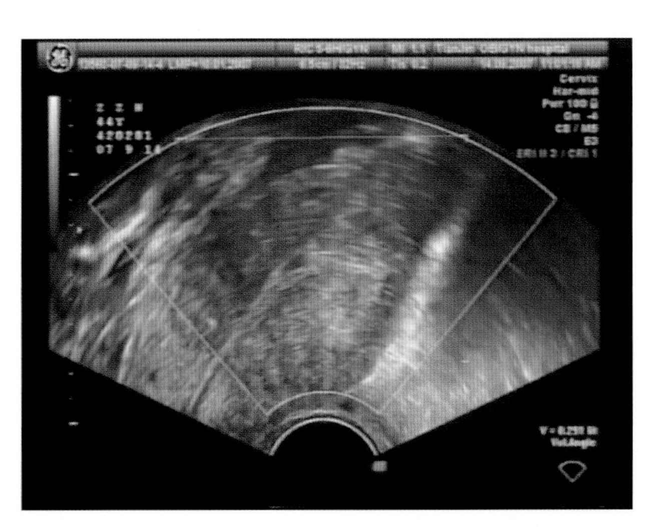

图3.132　宫角妊娠超声图像。患者，44岁，早孕。超声图像显示左侧宫角妊娠，胎囊与子宫内膜相连。

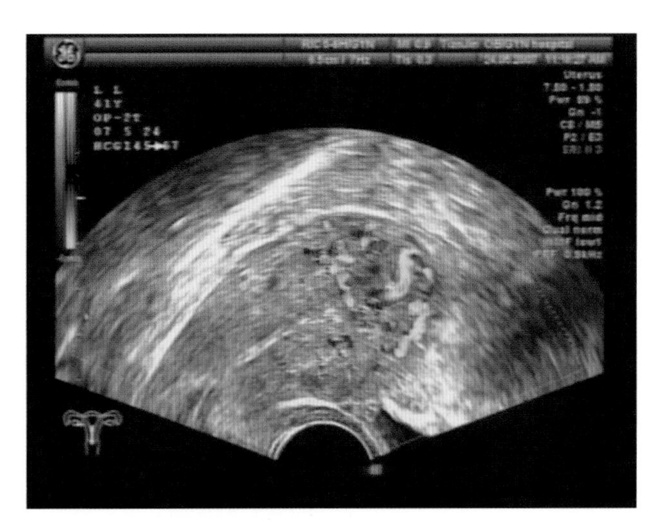

图3.133　宫角妊娠超声图像。患者，41岁，早孕，血HCG阳性。超声图像显示右侧宫角妊娠，胎囊接近子宫内膜，血流较丰富，囊外有菲薄的肌壁。

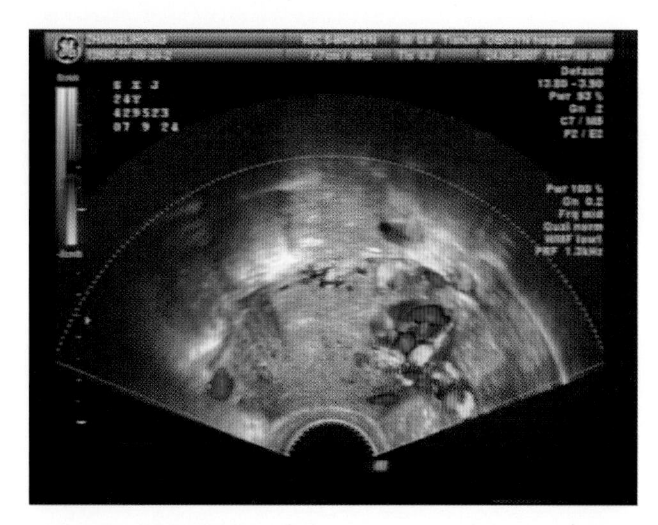

图 3.134 宫角妊娠超声图像。患者，24 岁，早孕。超声图像显示左侧宫角妊娠，胎囊与子宫内膜相连，胎囊向外突出，周边可见丰富的血流信号。

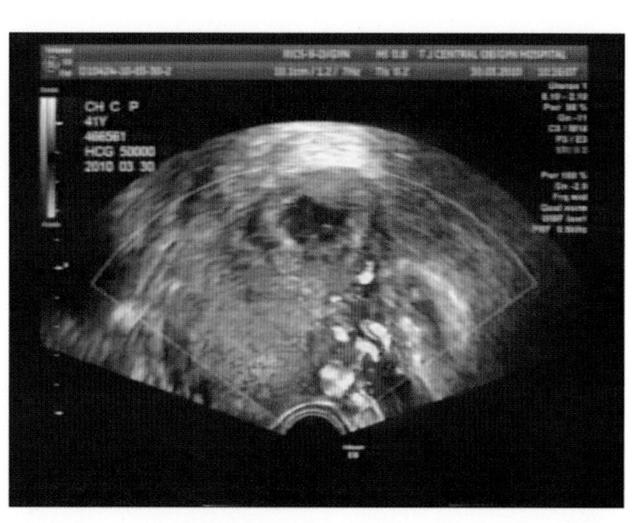

图 3.135 宫角妊娠超声图像。患者，41 岁，早孕，血 HCG 50 000mIU/mL，左侧宫角妊娠。超声图像显示，左侧宫角突出、膨隆，左侧宫角处可见一胎囊，胎囊接近子宫内膜，周边肌壁菲薄，可见血流信号。

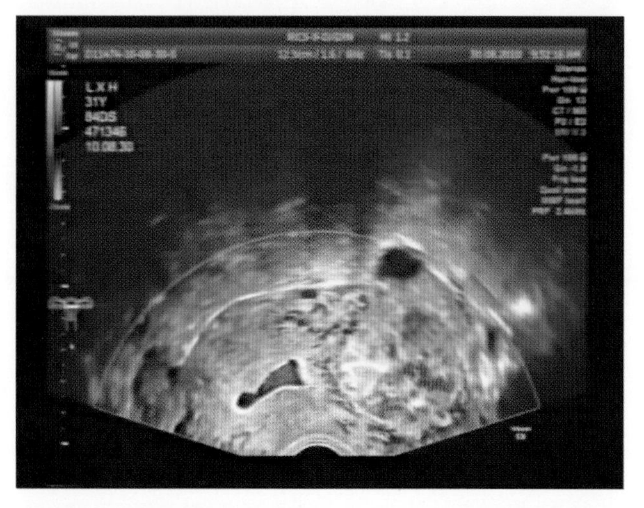

图 3.136 宫角妊娠超声图像。患者，31 岁，闭经 84 天，左侧宫角妊娠。超声图像示，左侧宫角突出、膨隆，左侧宫角处可见一不均匀团块，内回声疏松，周边肌壁菲薄，可见丰富的血流信号，团块与宫腔相通。

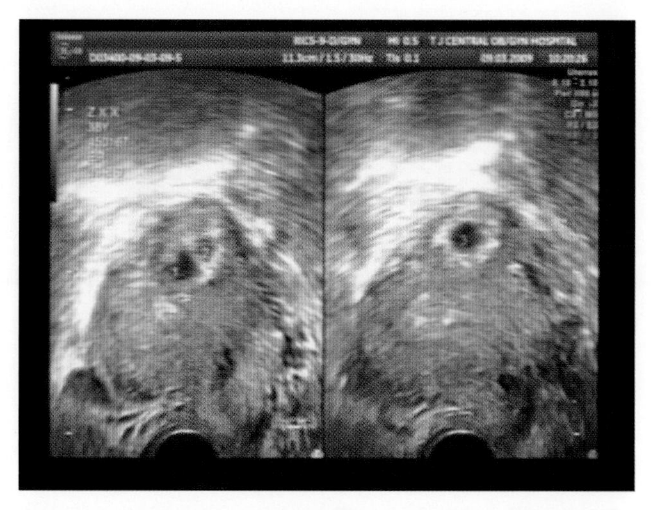

图 3.137 宫角妊娠三胎超声图像。患者，35 岁，早期妊娠，三胎囊。超声图像显示，左侧宫角妊娠，三胎囊呈品字排列，胎囊与子宫内膜相连。

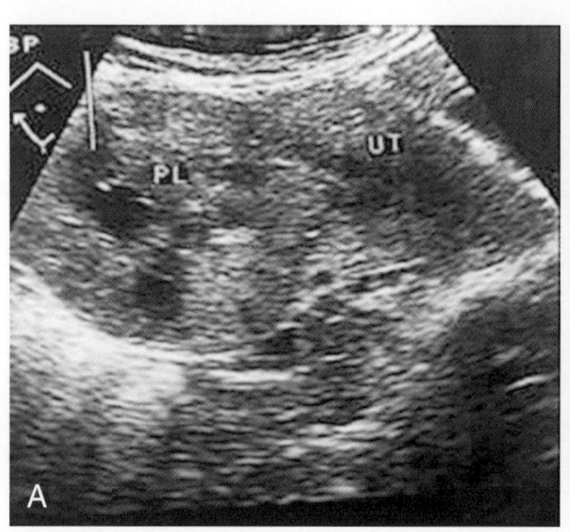

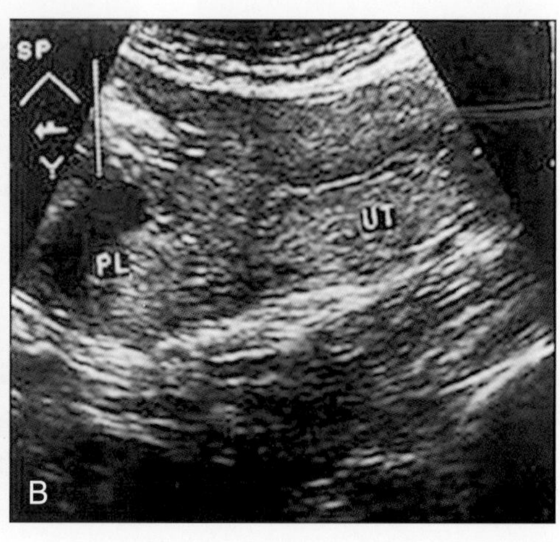

图 3.138 宫角妊娠产后胎盘滞留超声图像。产后子宫，右侧宫角膨出形成一个较大憩室，胎盘滞留于憩室内。

UT，子宫；PL，胎盘

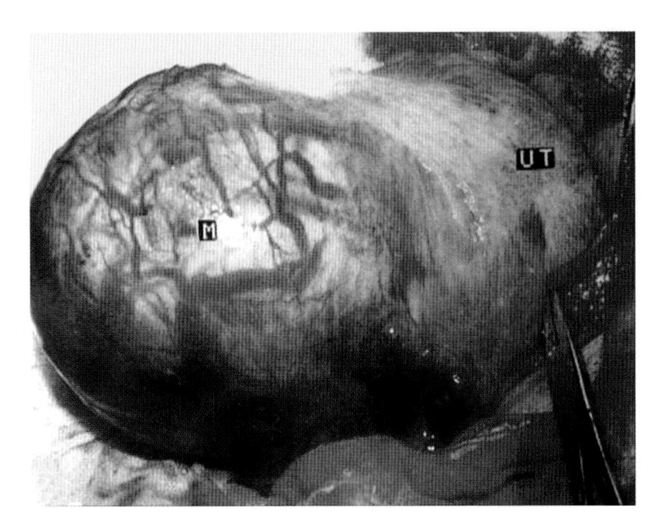

图 3.139　图 3.138 患者宫角妊娠足月产后的术中情况。患者宫角妊娠，足月产后胎盘滞留，右侧宫角突出，表面血管丰富，形成宫角憩室（M），内含胎盘，手取胎盘失败。
UT，子宫

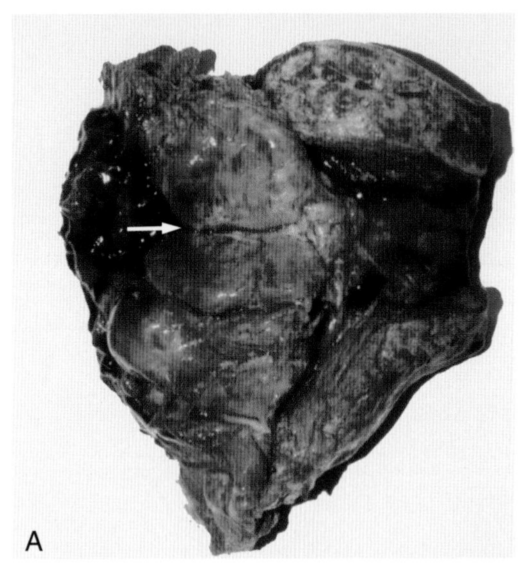

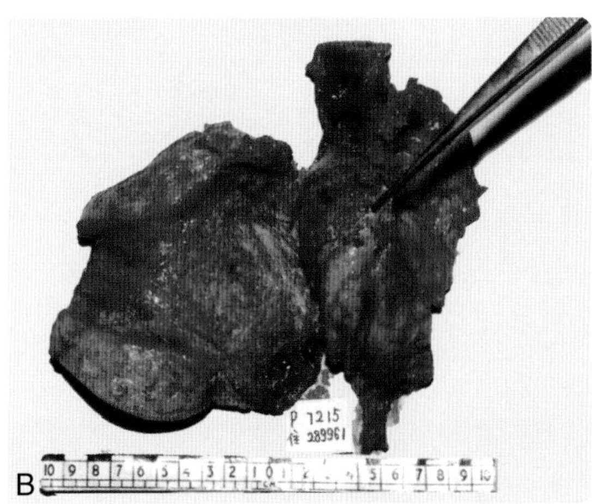

图 3.140　图 3.138 患者子宫半切术后标本。（A）切下的宫角憩室，剖开后可见部分胎盘残留（箭头）。（B）胎盘剥离后，可见胎盘与宫角憩室肌壁粘连。

子宫内异位妊娠的鉴别诊断

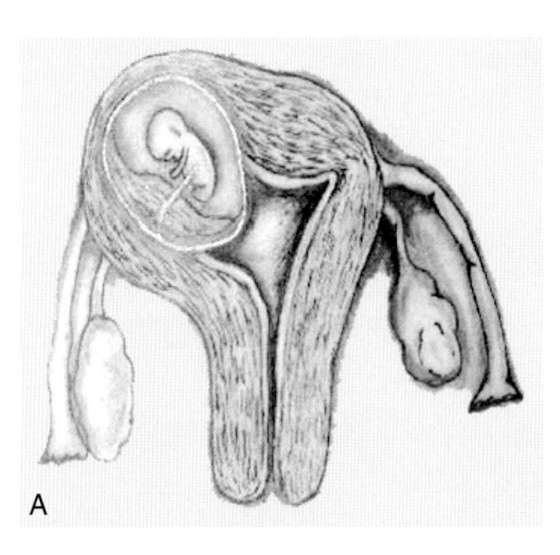

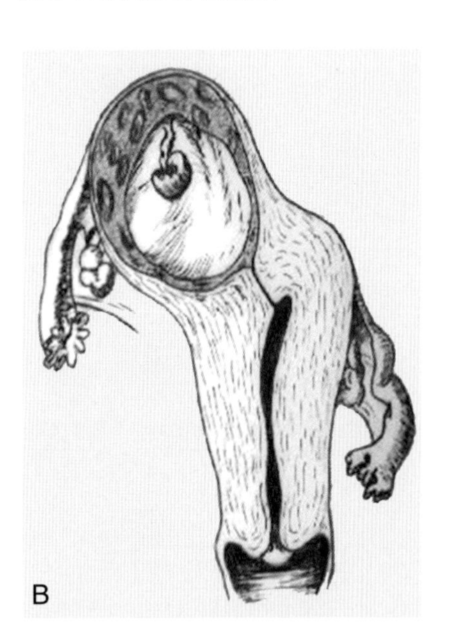

图 3.141　宫角妊娠与间质部妊娠示意图。（A）宫角妊娠外侧可见肌壁，内侧与子宫内膜相连。（B）间质部妊娠可见部分宫壁，外侧肌壁消失，胎囊与子宫内膜不相连。

表 3.2　间质部妊娠与宫角妊娠的鉴别诊断

		间质部妊娠	宫角妊娠
子宫形态		一侧宫角隆起	子宫一角略隆起
胎囊位置	LS	极靠宫底	靠近宫底
	TS	偏心,胎囊与子宫内膜不相连	偏心,胎囊与子宫内膜相连
胎囊外侧肌壁		极薄或消失	薄而均匀
胎儿		多死亡	活胎或死亡

表 3.3　子宫内异位妊娠的鉴别诊断

	宫颈妊娠	峡部妊娠	下段(切口)妊娠	早孕
子宫外形	正常(小孕周)烧瓶状	梭形	梭形	倒梨状,增大
胎儿及附属物位置	宫颈管内	峡部(中部)	下段(中部)	宫腔内
子宫横径	正常	正常	正常	增大
宫内口	关闭	松或开	关闭	关闭
宫颈	正常(小孕周)膨隆	部分可见	正常	正常

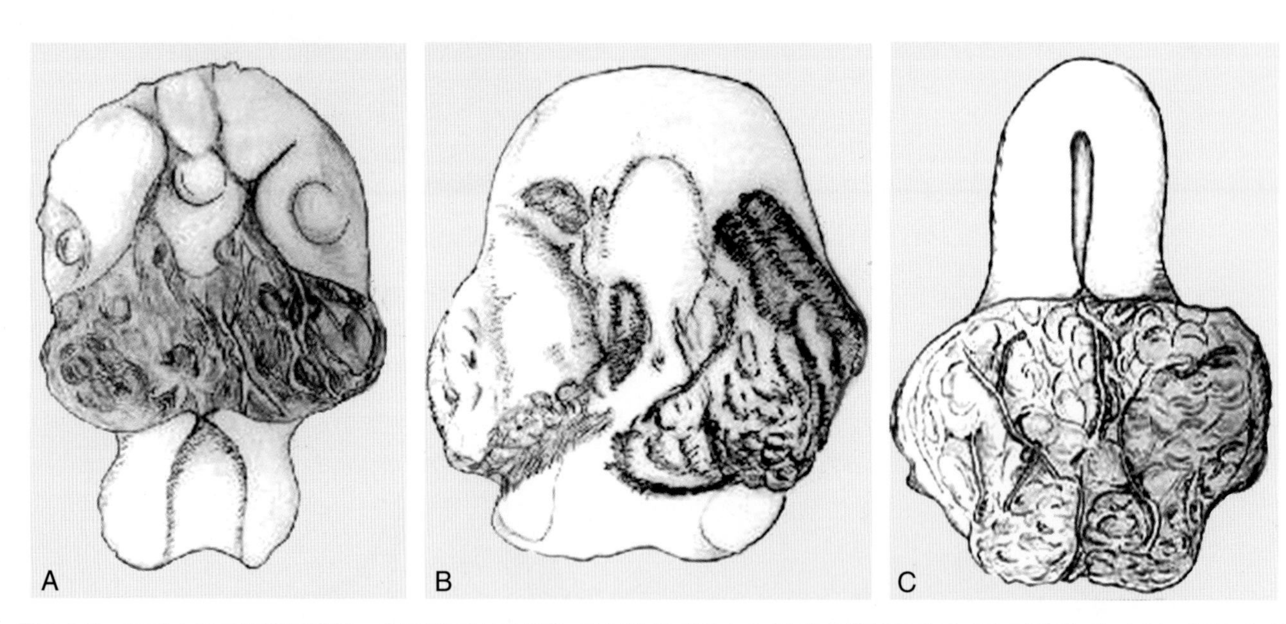

图 3.142　子宫内异位妊娠示意图。(A)下段(切口)妊娠:子宫横径正常大小,胎儿及附属物位于子宫下段处。如有切口妊娠时,绒毛直入切口处,宫内口未开。(B)峡部妊娠:子宫横径正常大小,胎儿及附属物位于子宫峡部,子宫峡部膨隆、增大,上方为宫体,下方为宫颈,宫内口已开。(C)宫颈妊娠:子宫正常大小,胎儿及附属物位于宫颈管内,胎儿及附属物的上方为关闭的宫内口。

小结

笔者多年来积累了 11 种常见的异位妊娠,给临床提供了有价值的信息。对于异位妊娠,超声应做出早期诊断,尤其危险性大的类型,如间质部妊娠、残角子宫妊娠,孕 3~4 个月一旦破裂出血凶猛,危及患者生命,因此早期诊断至关重要。

又如宫颈妊娠、子宫峡部妊娠、子宫下段及切口妊娠,如误认为是早孕而草率做刮宫治疗则可能造成无法控制的大出血,常导致患者休克,进而危在旦夕。因此不论超声或妇科检查均应小心仔细,否则会造成不可挽回的错误。

防止误诊的措施

第一点：妇科检查是第一关

双合诊检查应注意子宫形态，如粗心可将膨大的宫颈当成妊娠子宫而误认为是早孕，做刮宫会造成大出血。应注意以下几点。

- 宫颈妊娠：①膨大的宫颈上方有正常大小的宫体；②宫颈口展平，宫口松，或可触到宫口内有面团感觉，如仔细检查可避免错诊。
- 子宫峡部妊娠：子宫呈梭形，上有宫体，下有部分宫颈。
- 子宫下段妊娠：与子宫峡部妊娠很难鉴别，应注意有一个较完整的宫颈。

如妇科检查不理想，必须结合超声检查来做出确切诊断。

第二点：超声检查

膀胱充盈良好的情况下，一般不致漏、错诊，如无这方面知识或粗心可造成错误。超声医师如对解剖关系认识不清，同样可造成误诊。

第三点

妇科医师在刮宫时如遇泉涌样出血，应立即停止手术，填塞纱条压迫，并做进一步明确诊断，然后再做处理。

第 4 章

流产的超声诊断

流产的定义

- 妊娠 28 周前,胚胎从子宫排出,称为流产。
- 发生在孕 12 周之前者,称为早期流产。
- 发生在孕 12~28 周者,称为晚期流产。

流产的病理

- 流产发生在妊娠 8 周以前者, 胚胎多数已先死亡,绒毛发育不全,与母体联系不牢固,流产时多为整个胎囊剥离排出体外,出血不多。
- 流产发生在妊娠 8~12 周者, 绒毛发育至相当程度,与母体底蜕膜联系牢固,流产时胎囊不易全部排出,胎儿及附属物易残留,影响子宫收缩,造成出血甚多。有时胎儿已死亡,但未立即排出,胚胎周围多次少量出血,多层血块包围形成血样胎块。当胚胎死亡时间过长时,血红蛋白被吸收则呈肉样胎块。

早期流产常见的声像图表现

- 胎囊变形,胎囊可不规则,塌陷、狭长,胎囊蜕膜环不完整。
- 胎囊停止生长(孕卵停育),经 1~2 周观察未见增长。
- 胎囊下移,子宫收缩,将胎囊向下挤压,胎囊呈水滴状。
- 宫腔内胚胎结构紊乱,已看不清胎芽或胎盘。
- 出现双囊征或三囊征(出血)。
- 宫内口扩张,胎囊进入阴道,或胎头嵌于宫内口。

流产的分类

- 先兆流产(包括胎膜剥离)
- 枯萎孕卵
- 滞留流产
- 宫颈流产
- 难免流产
- 不完全流产
- 完全流产

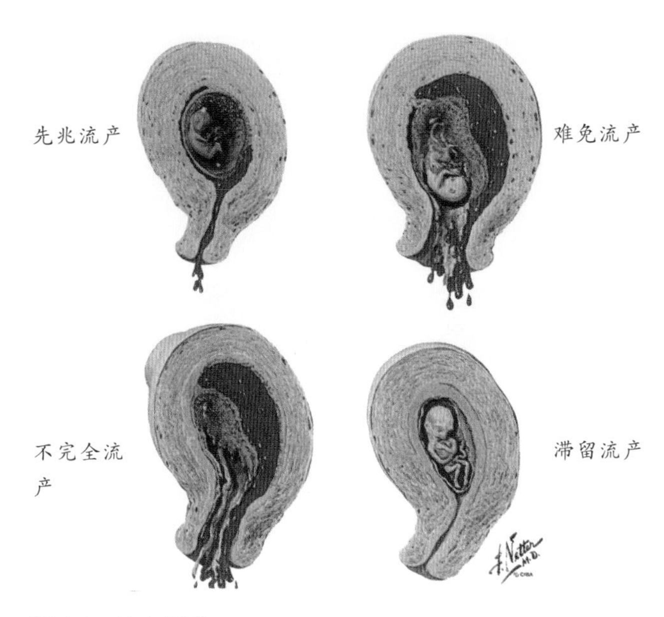

图 4.1 流产类型。

先兆流产

先兆流产多发生于妊娠早期，下腹有轻坠感，少量出血，预后较好。妇科检查：宫口未开，羊膜囊未破。

超声图像特点

- 胎膜剥离，超声可见胎膜后出血。
- 胎囊周边部分区域有液性暗区（出血）或血块。
- 胎囊周边出现大量液性暗区，量多时集中在宫腔下截积血，出血多在胎膜后，未累及胎盘。
- 胎儿（芽）存活。

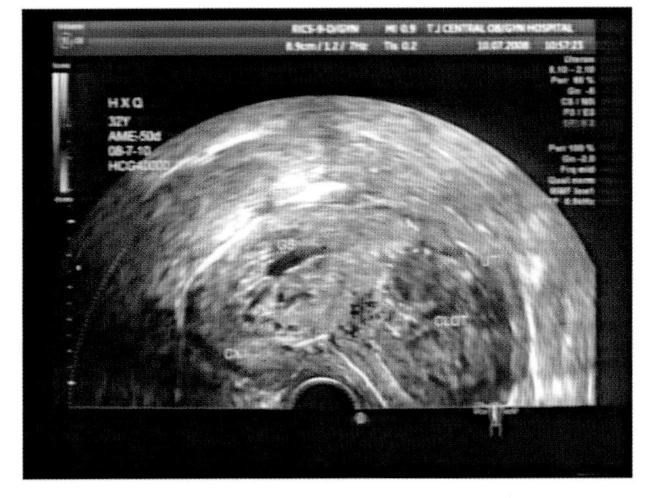

图 4.2 先兆流产超声图像。患者，32 岁，孕 50 天，血 HCG 40 000mIU/mL。超声图像显示，胎囊前方近宫底处可见一不均匀的团块（积血块），胎囊内可见一小的胎芽，可见心跳、血流信号，周边绒毛显示增厚，考虑为先兆流产。

UT，子宫；GS，胎囊；CX，宫颈

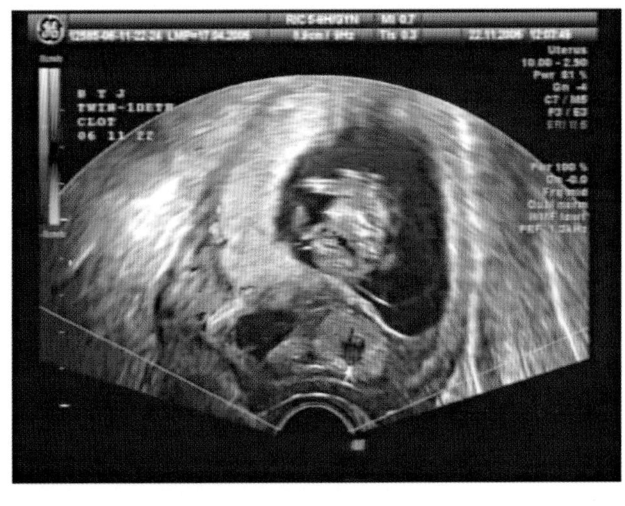

图 4.3 早期妊娠，先兆流产超声图像。经阴道超声图像显示，胎囊下方可见血块及液性暗区聚集在宫内口上方，可见胎儿心跳、血流信号。

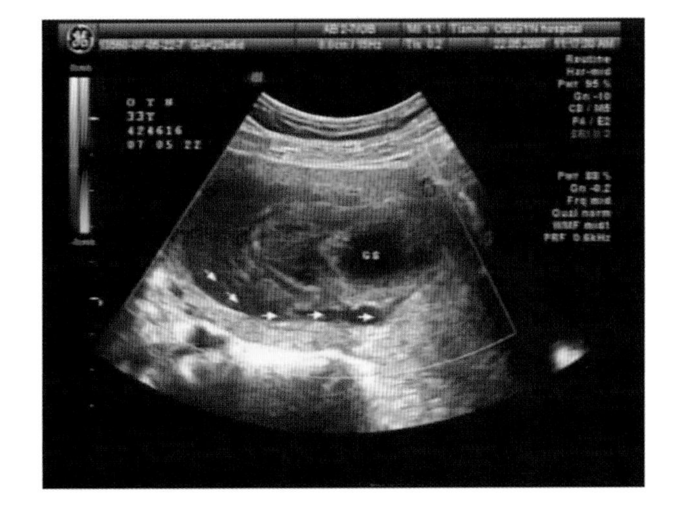

图 4.4 早期妊娠，先兆流产超声图像。患者，33 岁。超声图像显示，胎囊与宫底肌壁间可见较多的液性暗区及回声紊乱的血块，液体按一定方向（箭头）随胎动流动，可见胎儿心跳、血流信号。

GS，胎囊

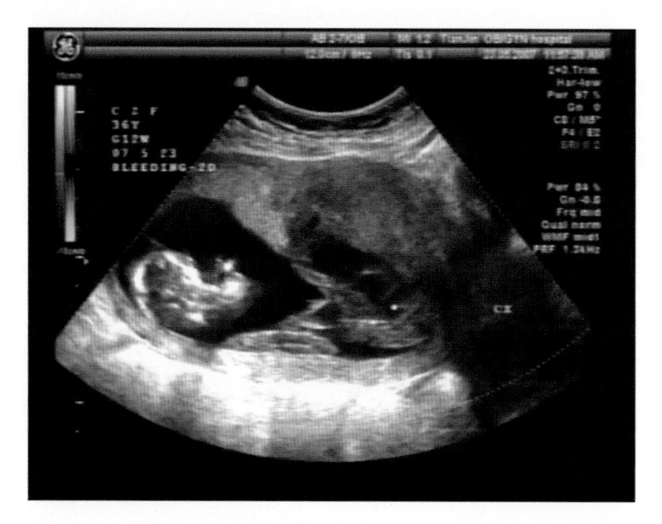

图 4.5 先兆流产超声图像。 患者,36 岁,孕 12 周,出血 2 天。超声图像显示,胎囊下方可见液性暗区及血块,可见胎儿心跳、血流信号。

CX,宫颈

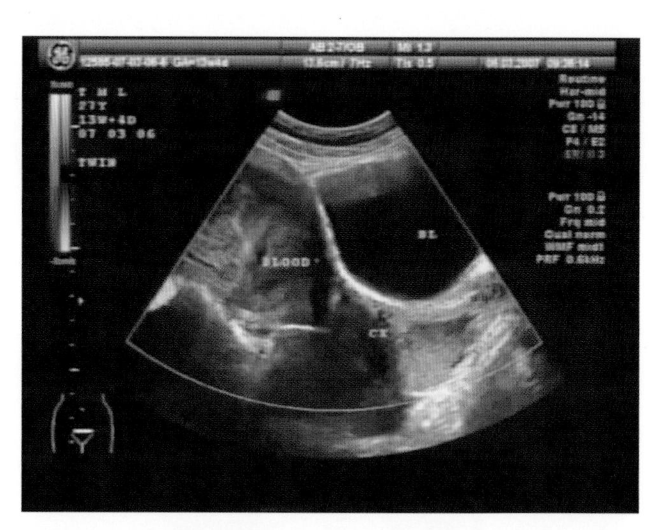

图 4.6 先兆流产超声图像。 患者,27 岁,孕 13 周。超声图像显示,宫腔内可见胎囊,胎儿可见心跳、血流信号,胎囊周边可见大量液性暗区及回声紊乱的血块,宫颈管内可见液性暗区,考虑为积血;宫内口未见明显开大,考虑为先兆流产。

BL,膀胱;CX,宫颈;BLOOD,积血

胎膜剥离:剥离的羊膜漂浮在羊水中,可有阴道出血,晚期妊娠羊膜破裂,形成羊膜带综合征。

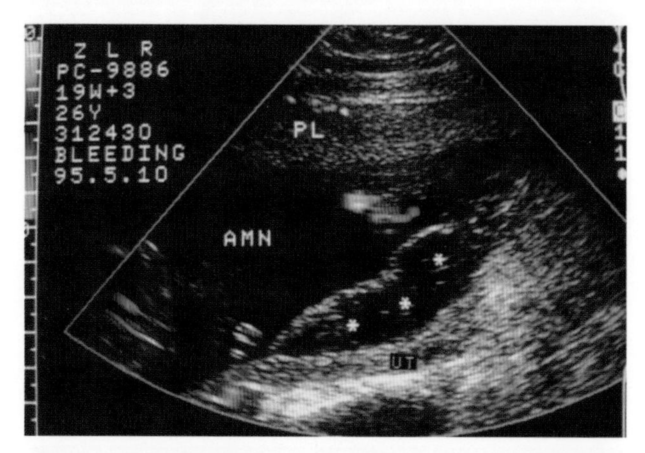

图 4.7 早期出血,胎膜剥离超声图像。 患者,26 岁,孕 19 周,早期出血史。超声图像显示,胎囊与宫壁间可见液性暗区(*),考虑为胎膜部分剥离。

PL,胎盘;AMN,羊水;UT,子宫

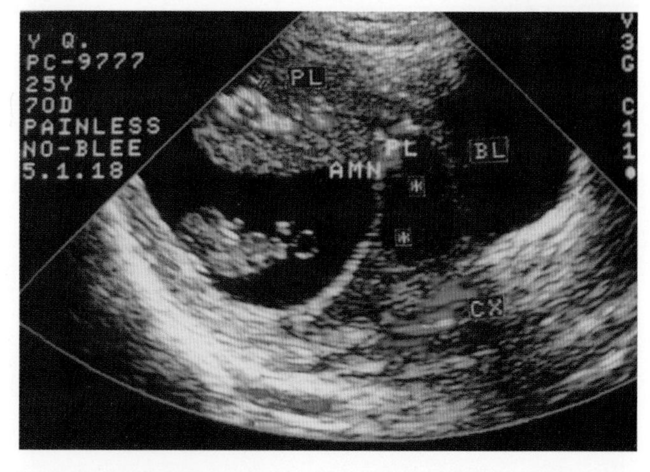

图 4.8 胎膜剥离超声图像。 患者,25 岁,孕 70 天,腹痛史,无阴道出血。超声图像显示,子宫前壁可见胎盘锥形,可见胎心搏动,胎囊下方可见暗区,考虑为胎膜部分剥离。* 所指处为胎膜剥离出血所在,回声衰减。

CX,宫颈;BL,膀胱;AMN,羊水;PL,胎盘

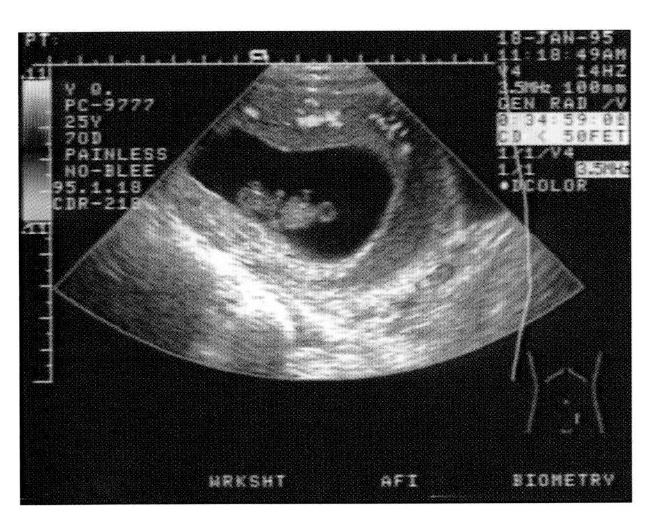

图 4.9 与图 4.8 为同一患者。可见胎囊周围大量暗区,内可见密集点状回声,考虑为胎膜剥离、大量出血。

胎囊变形下移:因子宫收缩,致使胎囊变形下移,胎囊常似泪滴状。

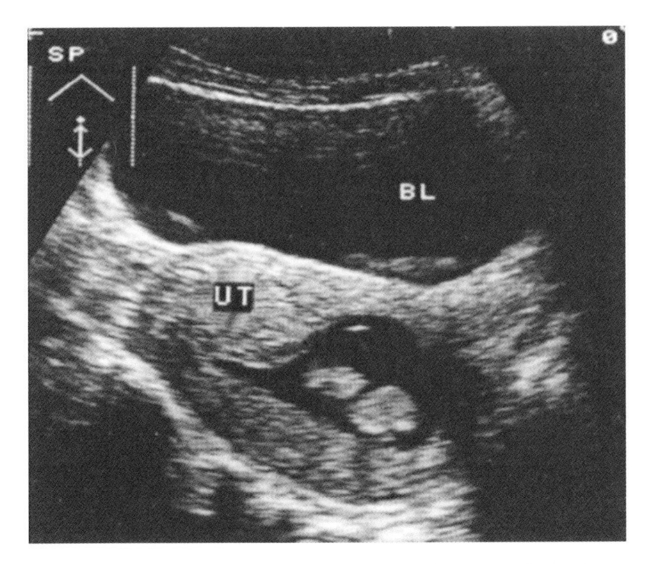

图 4.11 早期妊娠超声图像。子宫近宫底部可见局部宫缩,胎囊受压变形下移,似泪滴状。
BL,膀胱;UT,子宫

枯萎孕卵

枯萎孕卵实际属于早期滞留流产。

二维声像图

宫腔内可见一大的“空”胎囊(>8 周),胎囊内充

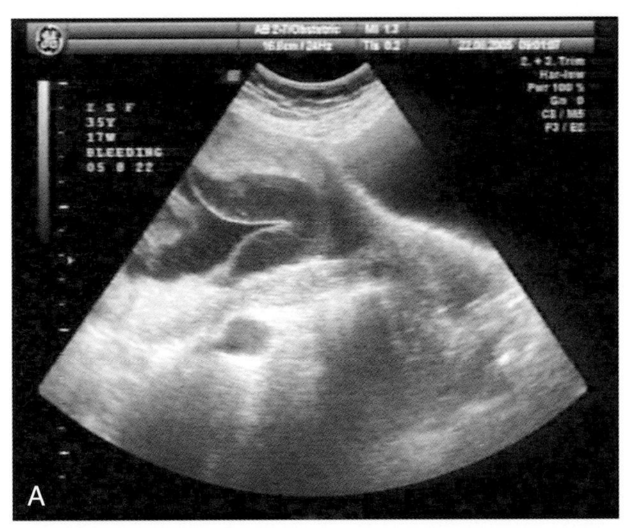

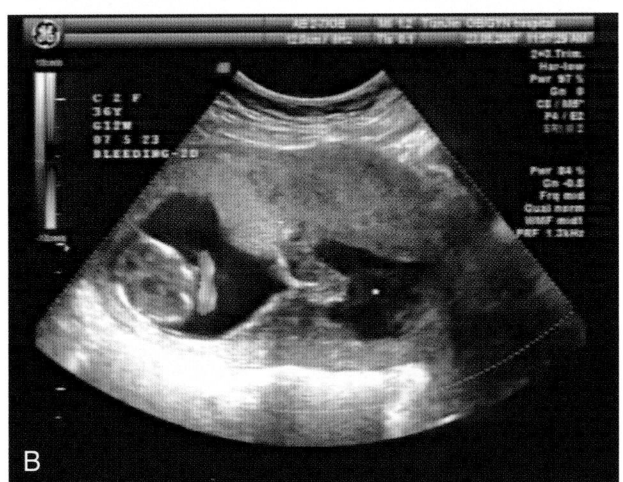

图 4.10 胎膜剥离超声图像。患者,35 岁,孕 27 周,出血史。超声图像显示,胎囊与宫壁间宫颈上方可见液性暗区,内可见稀疏点状颗粒样回声,考虑为胎膜部分剥离。

满液性暗区(羊水),看不到胎芽或仅见一小胎块,枯萎孕卵的诊断即可成立。

彩色多普勒

子宫肌层血流正常,胎囊周围血流星点状或条状,多数能测到低阻力的滋养层血流,阻力指数≤0.63,与正常妊娠相近或稍高。

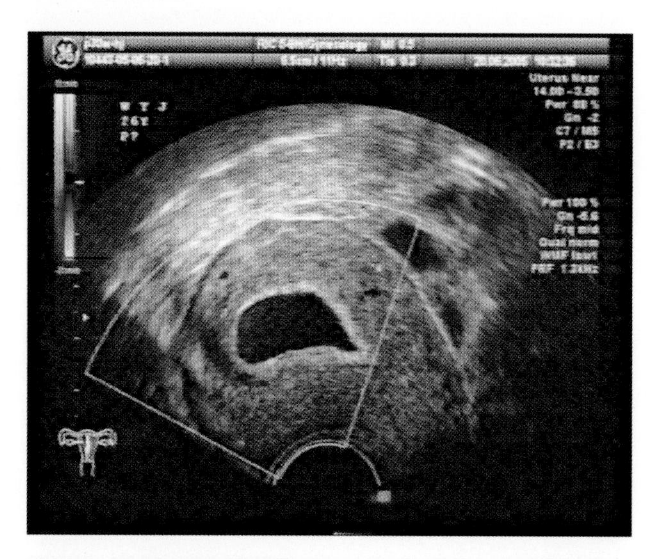

图 4.12 枯萎孕卵超声图像。患者,26 岁,闭经史。超声图像显示后倾后屈位子宫,宫腔内可见一水滴状空胎囊,其中未见胎芽,考虑为枯萎孕卵。

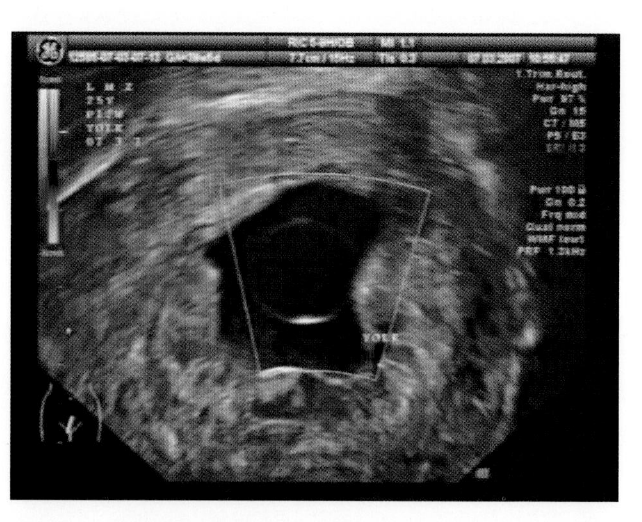

图 4.13 枯萎孕卵超声图像。患者,25 岁, 闭经 12 周。超声图像显示,卵黄囊发育异常,宫腔内可见一张力欠佳、不规则的胎囊,其内可见一增大的卵黄囊,其外侧可见一无活性的胎块,周边蜕膜组织显示增厚,考虑为枯萎孕卵。

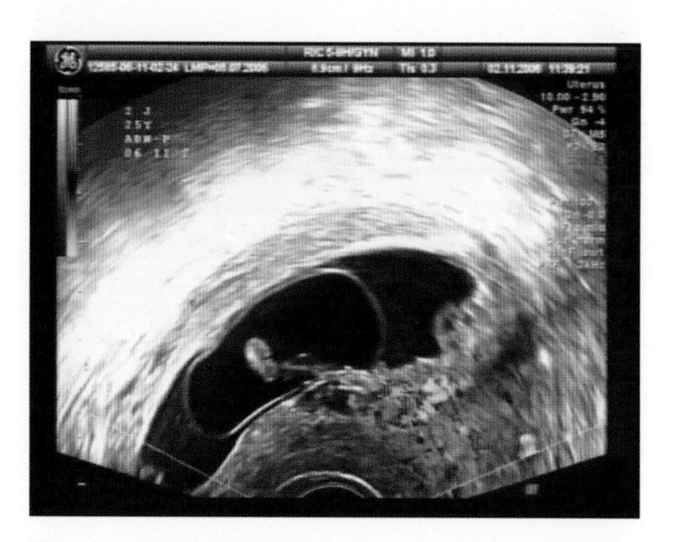

图 4.14 枯萎孕卵超声图像。患者,25 岁,闭经史。超声图像显示,宫腔内可见一张力欠佳、不规则的胎囊,其内可见一圆形羊膜囊,羊膜囊内可见一无活性的胎块,周边蜕膜组织疏松,考虑为枯萎孕卵。

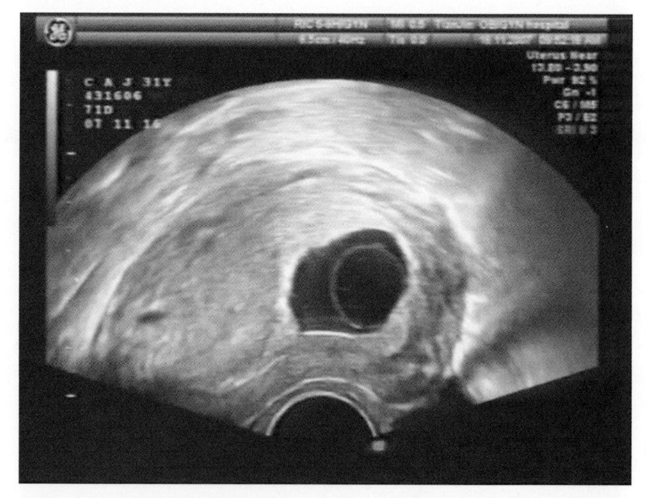

图 4.15 枯萎孕卵超声图像。患者,31 岁, 闭经 71 天。超声图像显示,宫腔内可见一张力欠佳、不规则的胎囊,其内可见一圆形羊膜囊,羊膜囊内可见一无活性的胎块,周边蜕膜组织显示增厚,考虑为枯萎孕卵。

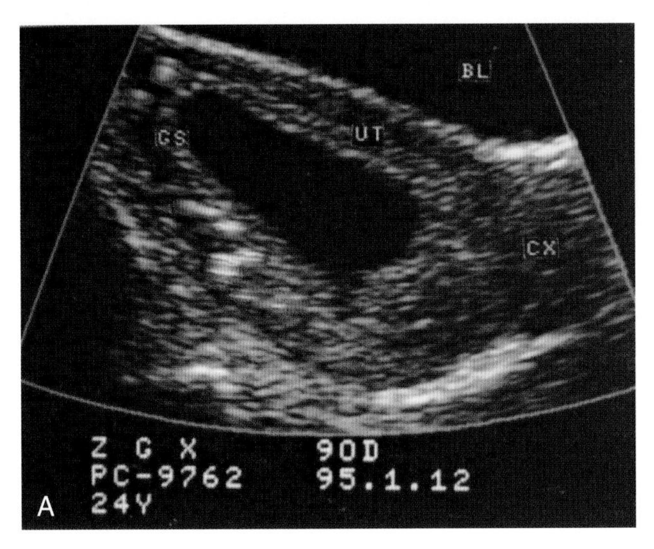

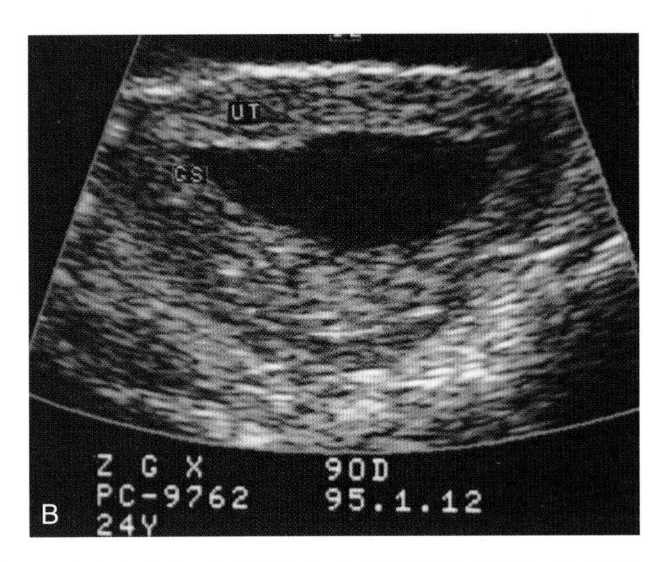

图4.16 枯萎孕卵超声图像。患者,24岁,闭经90天。超声图像显示,宫腔内可见一较大的胎囊,内未见胎芽及卵黄囊,考虑为枯萎孕卵。(A)纵切。(B)横切。
GS,胎囊;UT,子宫;BL,膀胱;CX,宫颈

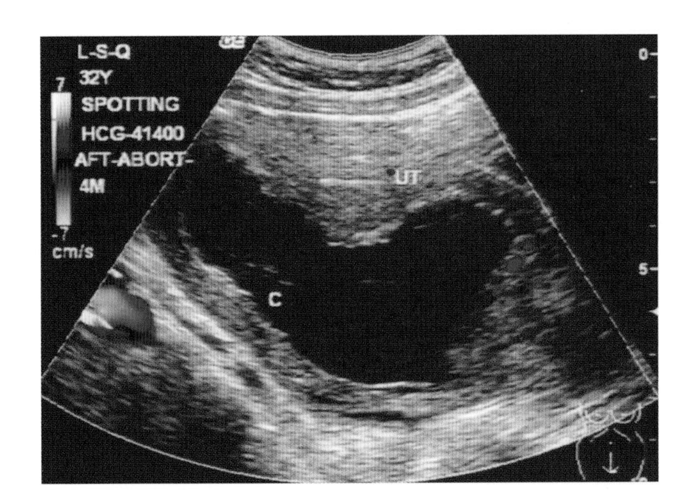

图4.17 枯萎孕卵超声图像。患者,32岁,闭经4个月,阴道出血史,血HCG 41 400mIU/mL。超声图像显示,宫腔内可见一较大的胎囊,内未见明显胎芽及卵黄囊,胎囊内可见絮状组织,考虑可能为退化的胎芽,此为枯萎孕卵。
UT,子宫

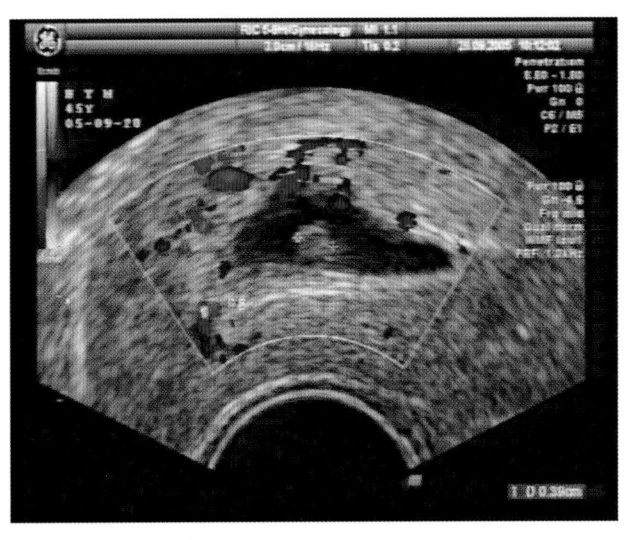

图4.18 枯萎孕卵超声图像。患者,45岁,早期妊娠。宫腔内可见一张力欠佳的胎囊,囊内可见一胎块组织,未见心跳、血流信号,考虑为枯萎孕卵。

滞留流产

- 子宫相对小于孕周。
- 宫腔内回声紊乱,不能辨清胎儿、胎囊结构,有时见绒毛水肿增厚呈蜂窝状为退变。
- 1~2周后复查,宫内结构更为模糊。
- 实时超声检查看不到胎心搏动或胎动。
- 应与早期水泡状胎块相鉴别。

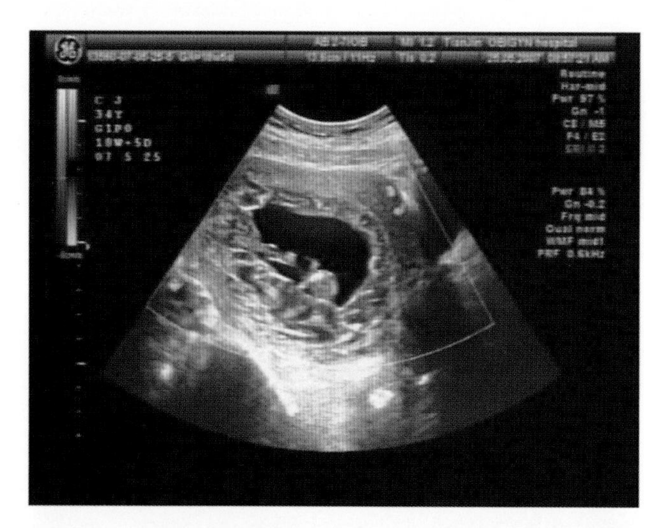

图 4.19 滞留流产超声图像。患者,34 岁,孕 10 周+5 天。超声图像显示,宫腔内可见一不规则的胎囊,其内有一未见心跳、血流信号的胎块组织,周边绒毛增厚水肿,考虑为滞留流产。

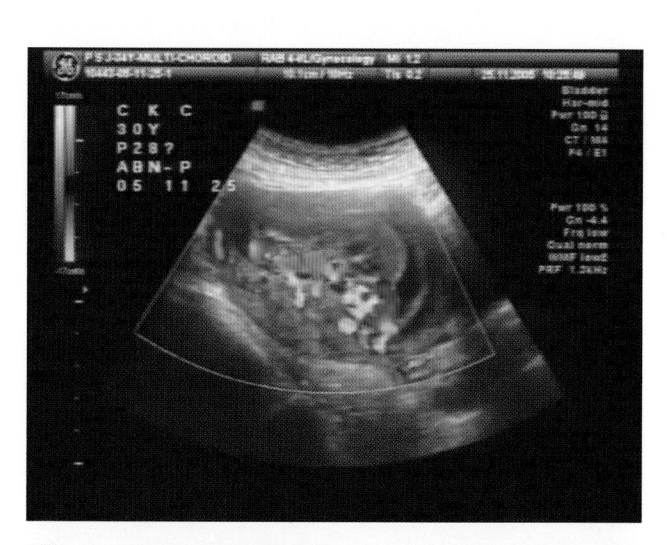

图 4.20 滞留流产超声图像。患者,30 岁,闭经、出血史。超声图像显示,子宫饱满,宫腔内可见一不均匀团块回声,内可见丰富的血流信号,考虑为滞留流产。不能除外绒毛组织变性及滋养叶疾患,须做血 HCG 鉴别。

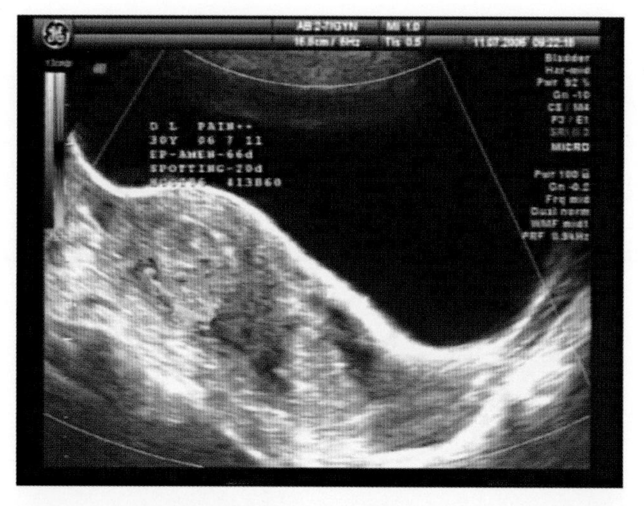

图 4.21 滞留流产超声图像。患者,30 岁,闭经 66 天,出血 20 天,血 HCG413 860mIU/mL。超声图像显示,宫腔至宫颈管内可见一结构紊乱的团块,考虑为滞留流产。

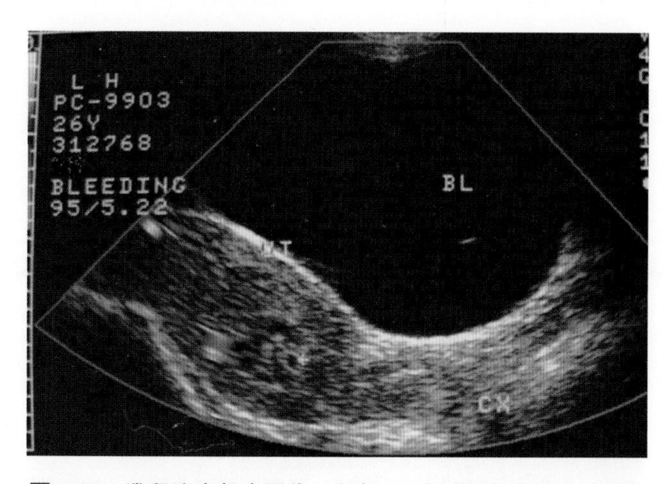

图 4.22 滞留流产超声图像。患者,26 岁,闭经、出血史。超声图像显示,宫腔内可见一萎缩的胎囊样结构,内未见胎芽结构,似可见一卵黄囊,考虑为滞留流产。

BL,膀胱;UT,子宫;CX,宫颈

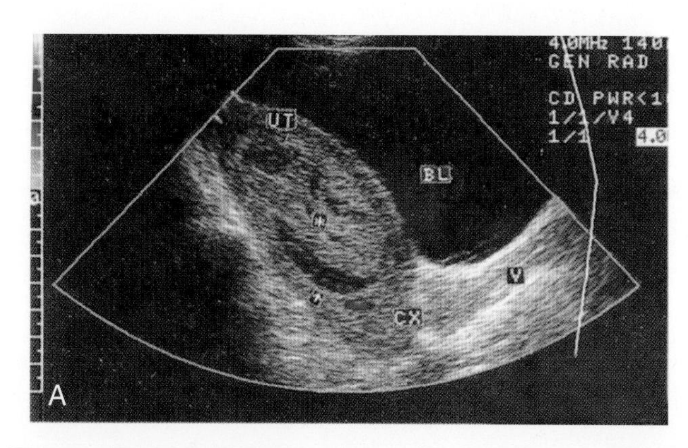

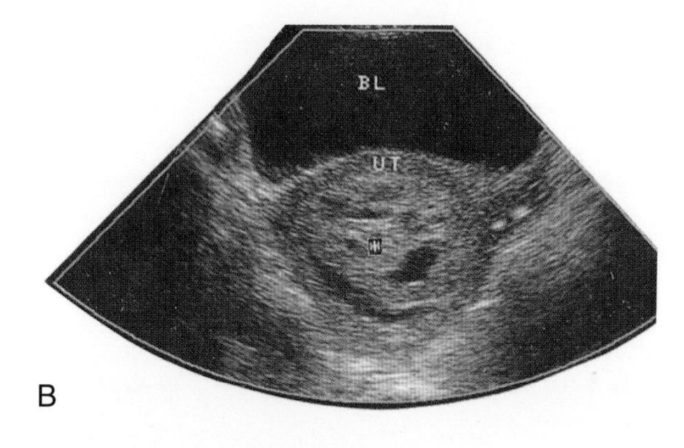

图 4.23 滞留流产超声图像。(A)纵切面。(B)横切面。宫腔内可见比较紊乱的胎儿及附属物(*)。

UT,子宫;BL,膀胱;CX,宫颈;V,阴道

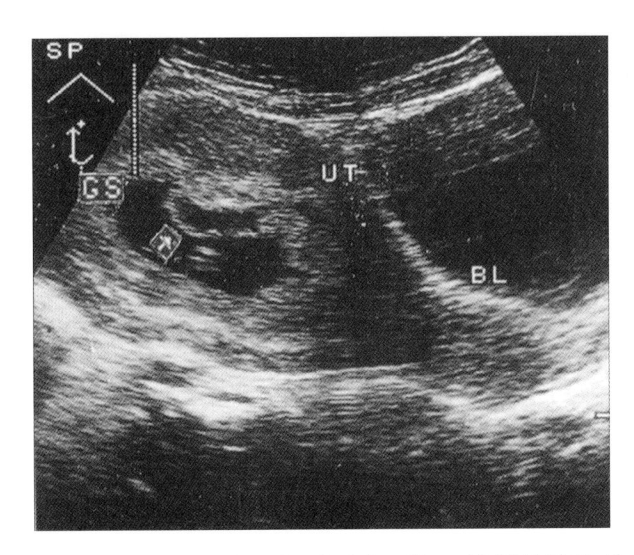

图 4.24　滞留流产超声图像。宫腔内可见一不规则的胎囊，胎囊内结构紊乱(箭头)。
GS，胎囊；UT，子宫；BL，膀胱

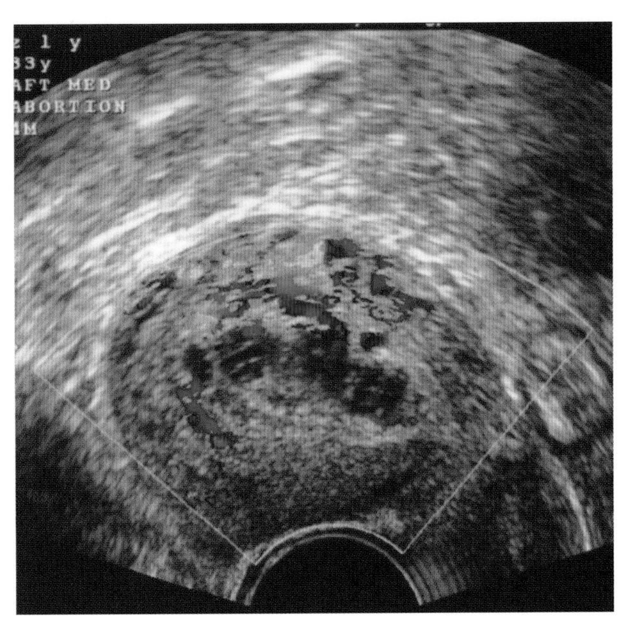

图 4.26　滞留流产超声图像。患者，33 岁，药流后 1 个月。超声图像显示，后位子宫，宫腔内可见紊乱的胎儿及附属物组织。

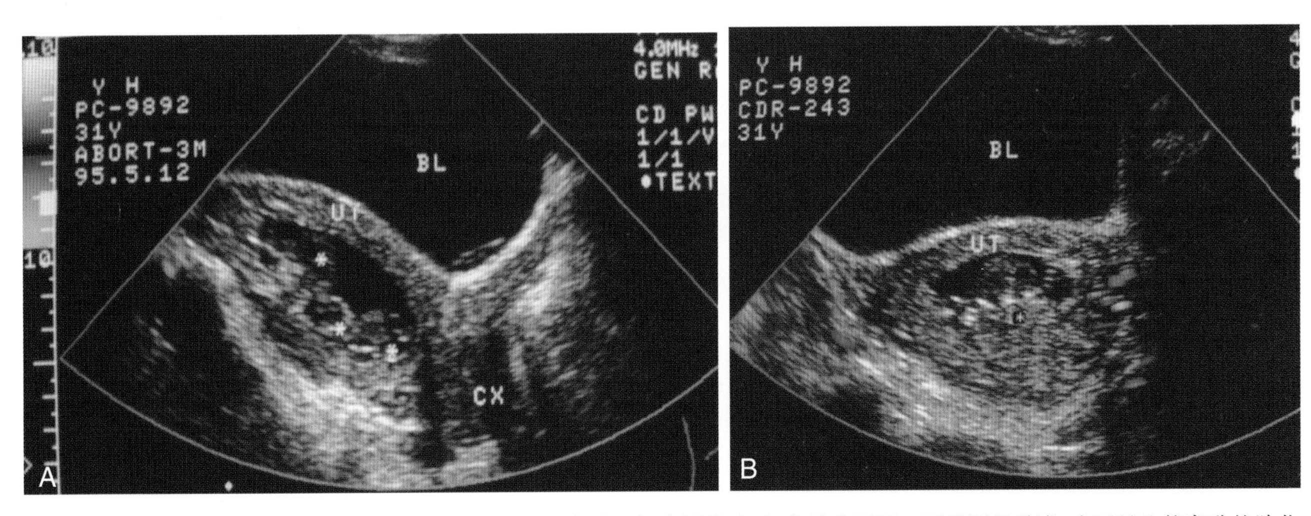

图 4.25　滞留流产超声图像。患者，31 岁，闭经出血 3 个月。超声图像显示，宫腔内可见一不规则的胎囊，内可见比较紊乱的胎儿及附属物。(A)纵切面。(B)横切面。
UT，子宫；BL，膀胱；CX，宫颈

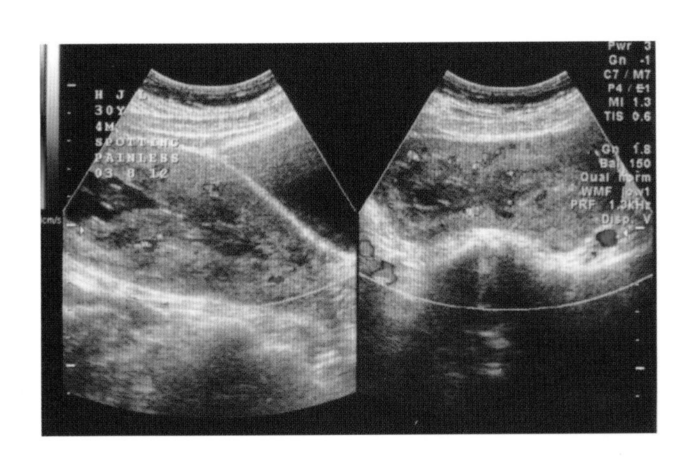

图 4.27　滞留流产超声图像。患者，30 岁，闭经 4 个月，阴道出血史，无腹痛。超声图像显示，子宫饱满，宫腔至宫颈管内可见一不均匀团块，内可见紊乱的胎儿及附属物和血块，考虑为滞留流产。

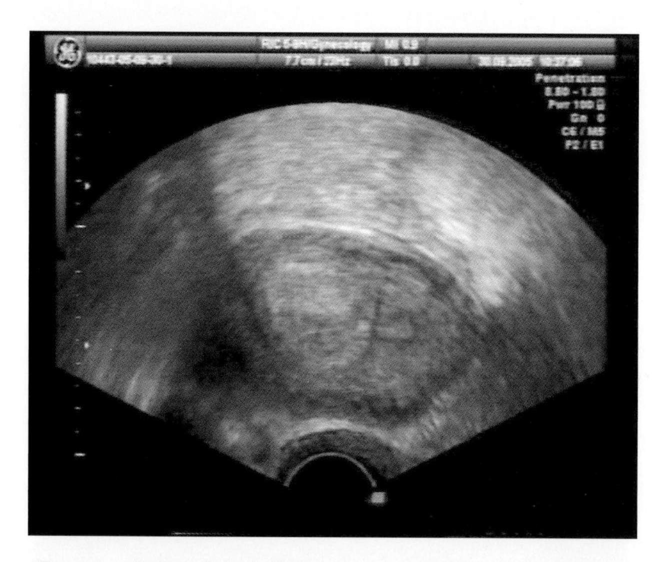

图 4.28 滞留流产超声图像。宫体显示较宽，可见一隔状影将宫腔分为两部分，右侧宫腔妊娠，内可见一紊乱的团块，考虑为纵隔子宫、右侧妊娠、滞留流产。

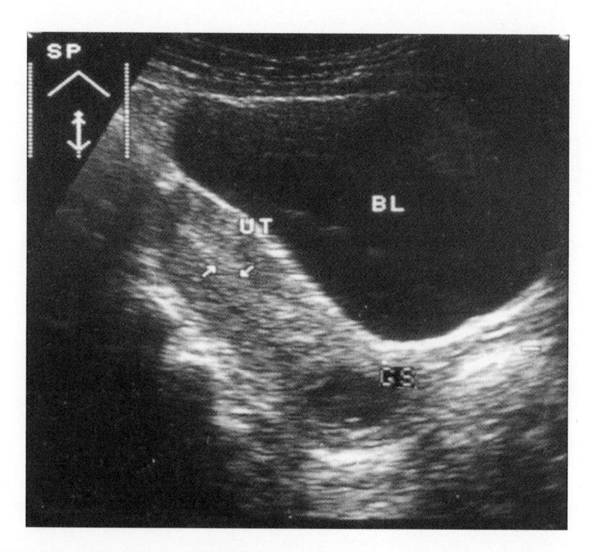

图 4.30 宫颈流产超声图像。患者，孕 10 周，腹痛、阴道出血。超声图像显示，宫腔内条状蜕膜(箭头)，宫颈增大、膨隆，宫颈管内可见胎囊，不见胎芽，此为胎囊滞留宫颈管内，宫内口已开，可见胎儿及附属物与宫腔相通，考虑为宫颈流产。
GS，胎囊；UT，子宫；BL，膀胱

宫颈流产

• 宫颈流产实际为难免流产的一种，其因容易与宫颈妊娠早期流产混淆故单独讲述。

• 超声图像特点：子宫增大，宫内口已张开，宫颈显著扩张、增大，使子宫呈上小下方，宫颈膨隆，宫外口尚未开大，胎儿及附属物均被挤入扩大的宫颈管内，宫腔内仍有残留物与宫颈管内胎儿及附属物相连。

• 胎囊下移至宫颈管内，胎囊完整，胎心有或无，需与宫颈妊娠早期流产相鉴别。

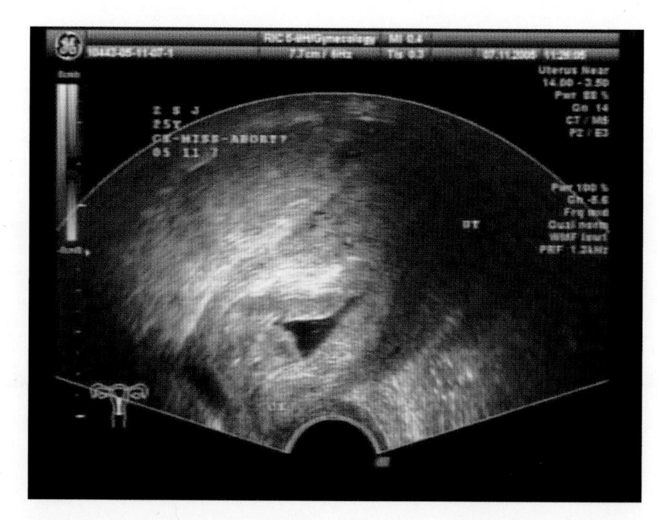

图 4.29 宫颈妊娠超声图像。患者，25 岁，闭经、出血史。超声图像显示，宫颈处可见一变形的胎囊结构，宫腔内未见妊娠组织，宫内口未开，可见线形宫波，宫颈未见明显增大、膨隆，考虑为宫颈妊娠。
UT，子宫

难免流产

• 宫内口开大，宫颈管扩张，胎囊可突入宫颈管内或阴道内。

• 羊膜已破，胎囊塌陷下移。

• 胎儿较大时可见变形，胎头嵌顿于开大的内口处。

• 胎儿多已死亡，无胎心跳，胎儿变形。

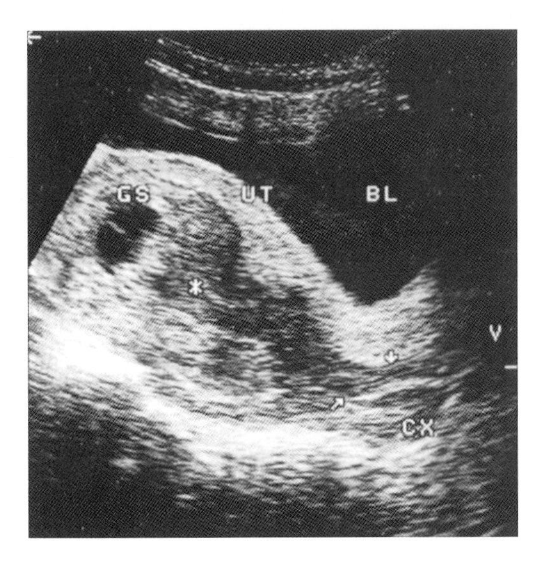

图4.31 难免流产超声图像。患者,孕8周+5天,阴道出血史。超声图像显示,宫腔内结构紊乱,其上端可见变形的胎囊,宫腔内充满血液和血块(*),宫口已开(箭头),考虑为难免流产。
BL,膀胱;CX,宫颈;UT,宫体;V,阴道;GS,胎囊

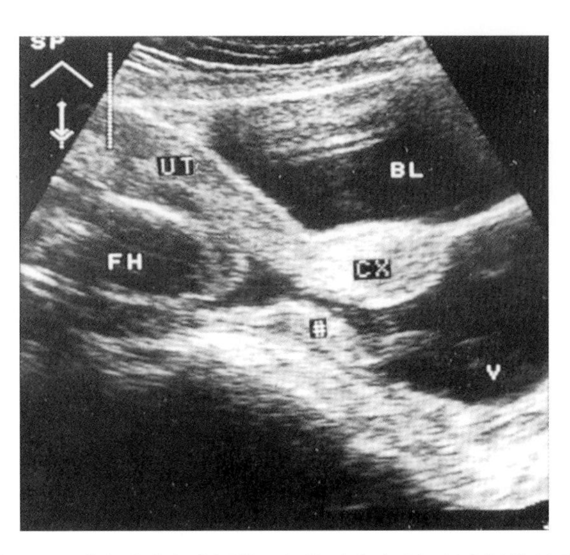

图4.32 难免流产超声图像。患者,中期妊娠。超声图像显示,宫内口开大,宫颈管扩张,胎囊可突入阴道内,阴道内可见前羊水囊,考虑为难免流产。
FH,胎头;UT,子宫;CX,宫颈;BL,膀胱;V,阴道

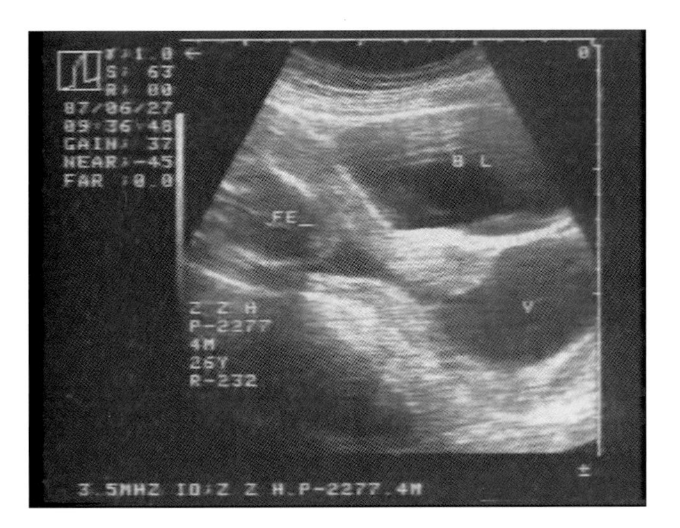

图4.33 与图4.32为同一患者。超声图像显示,宫内、外口开大,宫颈管扩张,胎囊突入阴道内,阴道内可见前羊水囊,考虑为难免流产。

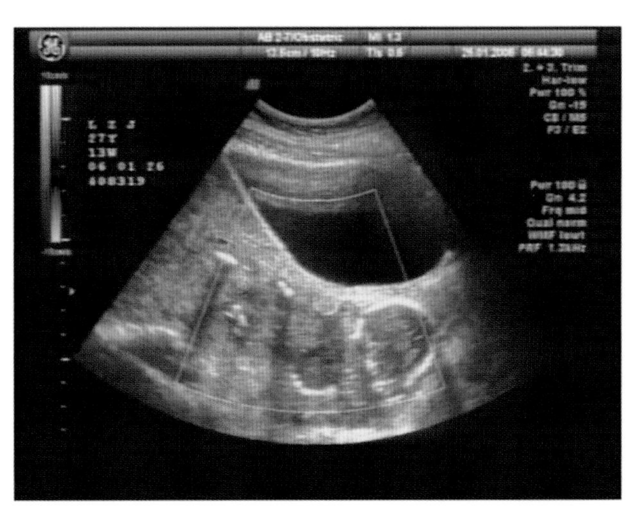

图4.34 难免流产超声图像。患者,27岁,孕13周。超声图像显示,宫颈管内可见一变形的胎体,未见心跳、血流影像,宫内口已开,变形的胎体进入宫颈,考虑为难免流产。

不完全流产

- 子宫饱满、略大。
- 子宫内可见不规则回声较强团块,多数为部分胎盘或部分胎儿。
- 如有活绒毛存在则可见丰富的血流,如仅有蜕膜滞留,则无血流可见。

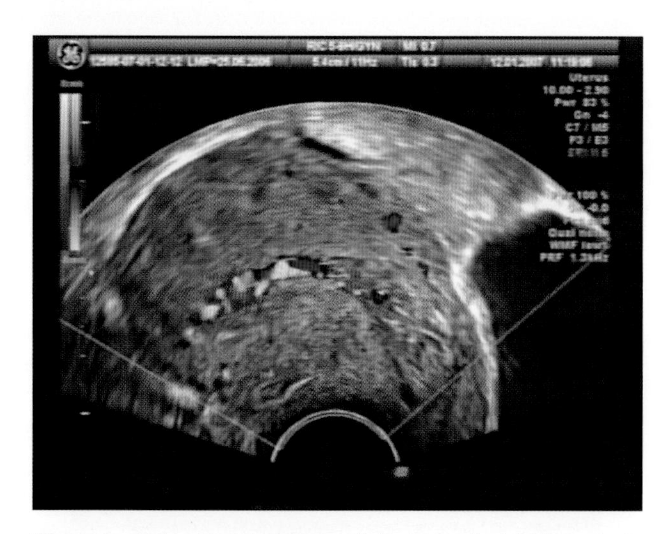

图 4.35 **不完全流产超声图像**。患者,闭经。超声图像显示,宫腔至宫颈管内可见一长条形团块,可见丰富的血流信号,考虑为不完全流产胎儿及附属物残留。

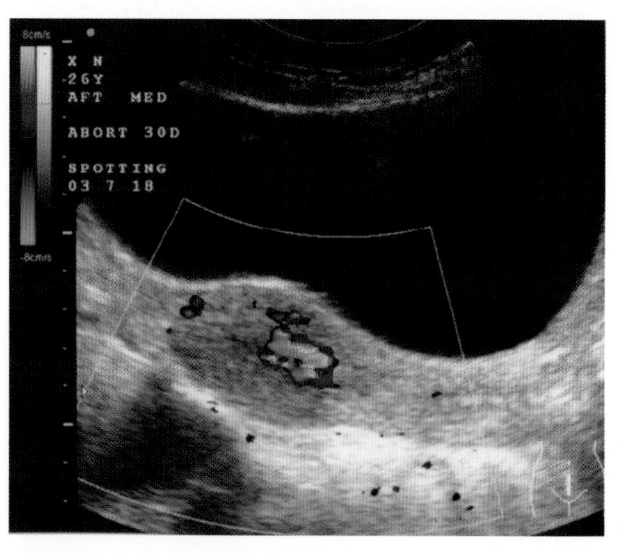

图 4.37 **不完全流产超声图像**。患者,26 岁, 药物流产后 30 天,阴道出血。超声图像显示,宫腔内可见一不规则团块,可见丰富的血流信号,考虑为不完全流产胎儿及附属物残留。

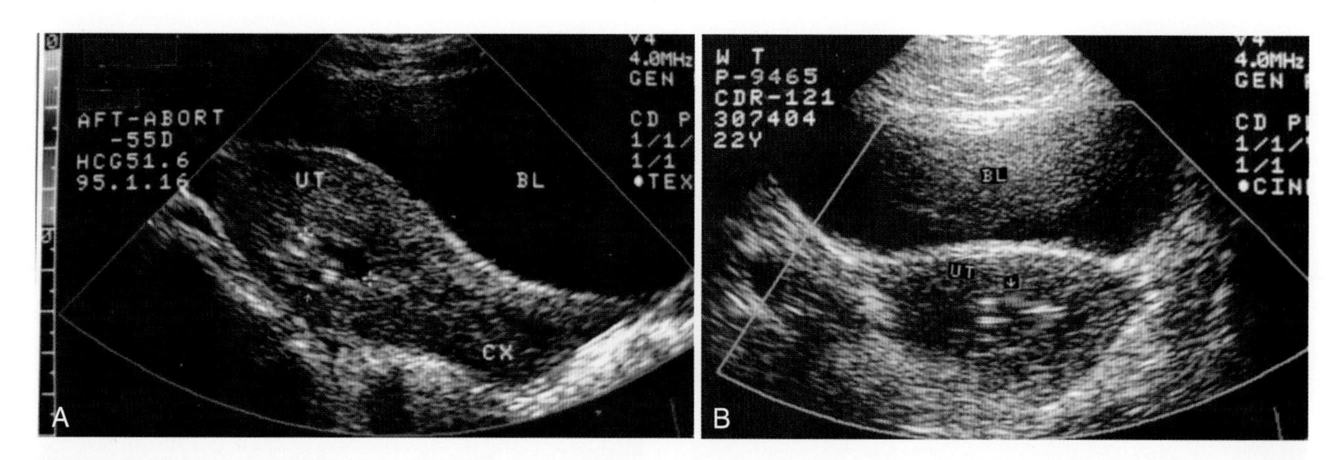

图 4.36 **不完全流产超声图像**。患者,流产后 55 天,血 HCG 51.6mIU/mL。超声图像显示,宫腔可见一不规则团块(箭头),可见丰富的血流信号,考虑为不完全流产胎儿及附属物残留。(A)纵切图。(B)横切图。
BL,膀胱;UT,子宫;CX,宫颈

完全流产

• 子宫略饱满或正常, 子宫内膜呈粗线状回声,宫腔内未见胎囊及其他异常回声,宫内口关闭,说明宫腔内胎儿及附属物已排空。

• 彩色多普勒频谱表现: 子宫肌壁内血流信号与非妊娠子宫相似, 多普勒频谱记录到子宫动脉频谱呈高阻型,记录不到低阻型频谱。

卵黄囊与早期妊娠的关系

• 正常卵黄囊为规则的强回声环状结构,直径约4mm,内为无回声,随后胎芽出现在卵黄囊一侧。

• 卵黄囊异常的超声表现:常提示受精卵发育失败。

  ◦ 胎囊直径≥25mm,内未见卵黄囊。
  ◦ 卵黄囊直径>4mm 或自由漂浮。
  ◦ 复查时卵黄囊未见长大或消失。

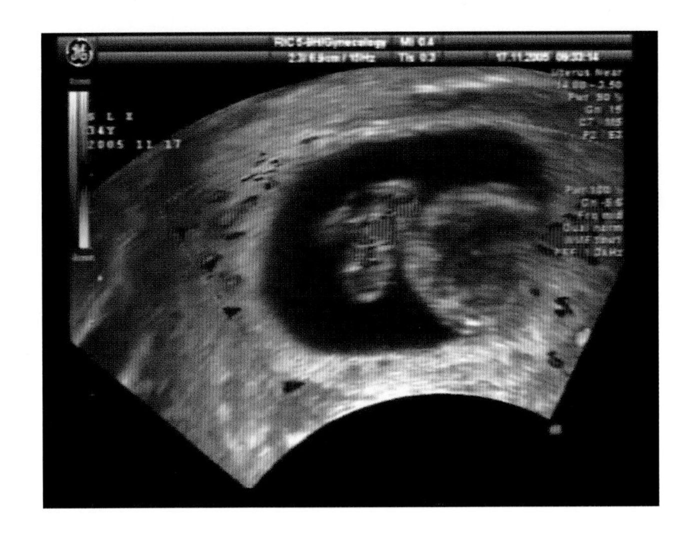

图 4.38　**异常早孕超声图像**。患者，34 岁。超声图像显示，宫内妊娠，胎囊内可见胎芽及卵黄囊结构，卵黄囊显示混浊，胎芽形态异常，胎芽旁可见一圆形团块，有血流显示，考虑为异常早孕。

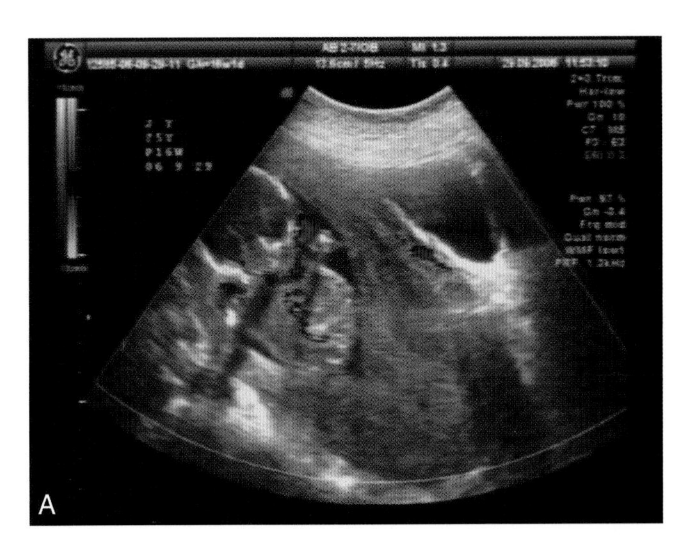

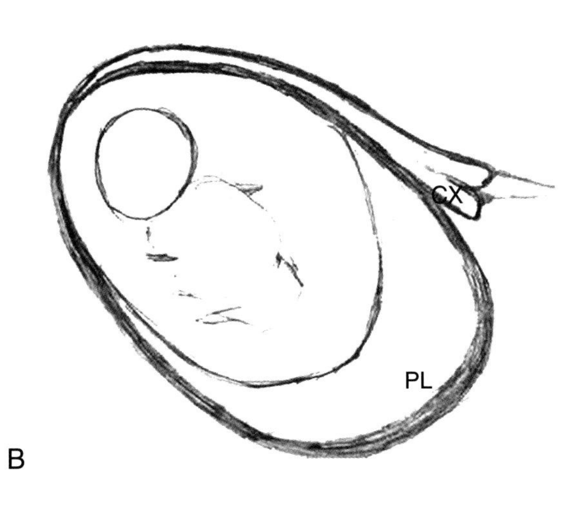

图 4.39　**妊娠子宫嵌顿异常妊娠超声图像**。患者，25 岁，孕 16 周。超声图像显示，子宫后倾后屈位，宫内妊娠，妊娠子宫嵌顿。追访病例，此患者后期因妊娠子宫嵌顿流产。

PL，胎盘；CX，宫颈

第 5 章

中肾管与副中肾管囊肿的超声诊断

子宫囊肿是一种少见的子宫疾病，临床上分为后天性与先天性两种。后天性子宫囊肿包括子宫肌瘤囊性变、宫颈的潴留性囊肿、囊性子宫腺肌症、子宫包虫病等。先天性囊肿则是由非上述病理因素所致的囊肿，临床上更为罕见。

发病机制

女性生殖系统发育是由两侧副中肾管衍化而来，在胚胎发育过程中，中肾管逐渐退化，但部分导管组织却持续残留在女性生殖系统内。中肾管是在输卵管系膜中走向子宫、宫颈及阴道侧壁，止于处女膜，上述各部位都可能发生残留，并发展为中肾管囊肿。而子宫副中肾管囊肿的发生原因说法不一。有学者假设，是在两侧副中肾管相互融合的过程中，部分上皮卷入原始间充质中形成憩室，并逐渐与上皮层脱离后演变而来。

组织学发生特点

• 中肾管囊肿多发在宫体侧壁，常伴有同侧的阴道壁囊肿。

• 副中肾管囊肿位置多样，但通常位于子宫前、后肌壁或宫底部近中线处，少数发生在子宫峡部、宫颈或浆膜下有蒂。

超声图像

在子宫肌壁间，囊肿透声好，有清晰囊壁，薄厚不均，囊肿较大时子宫肌壁欠清，与子宫关系密切。仔细探查盆腔内能找到双侧卵巢，可排除卵巢囊肿。

CDFI检查可无明显特异性。

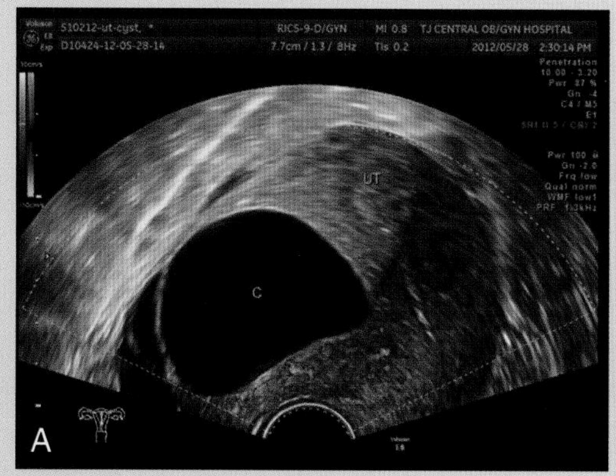

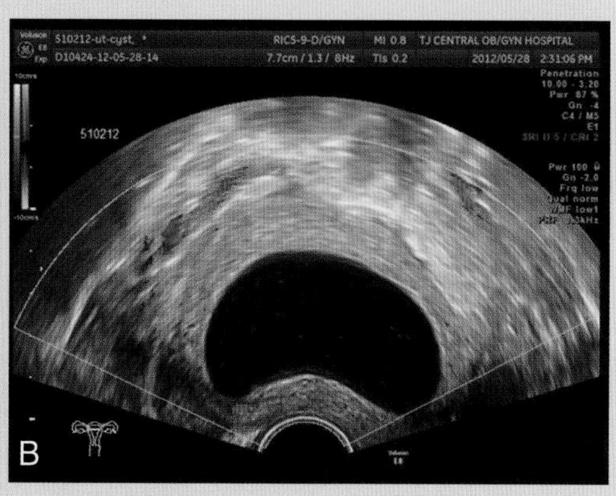

图5.1 副中肾管囊肿超声图像。(A)纵切面：子宫后壁肌壁间可见一囊性肿物(C)，血流不丰富。(B)横切面：囊肿近子宫中线处。超声考虑为副中肾管囊肿。

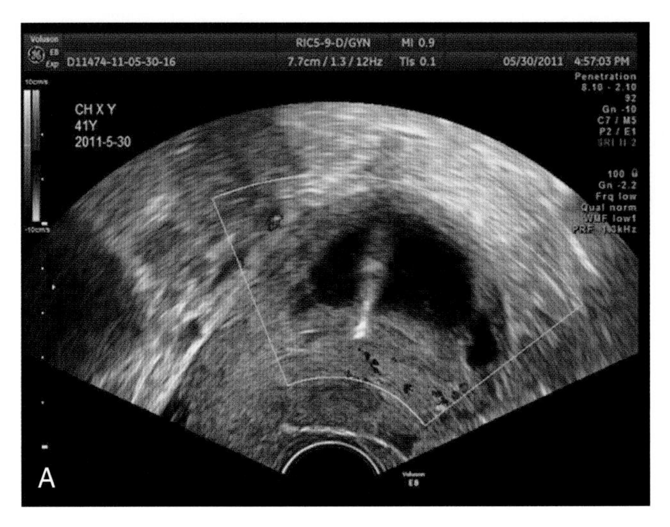

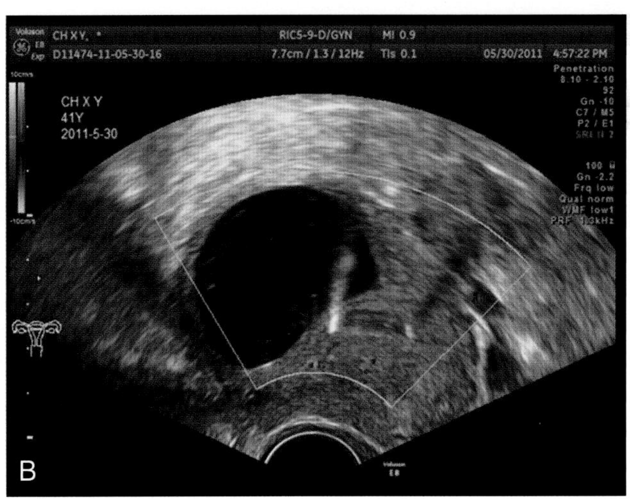

图5.2 **中肾管囊肿超声图像。**子宫右后侧壁肌壁间可见一囊性肿物，血流不丰富，超声考虑为中肾管囊肿。

鉴别诊断

与子宫肌瘤囊性变相鉴别

• 瘤体内可有多个小囊，较密时很像水泡状胎块。

• 瘤体内多个小囊腔可连成大腔或呈单个大腔，内含液性暗区，或可见横贯的肌束，囊壁为肌组织回声。子宫肌瘤囊性变单个大腔须与中肾管或副中肾管囊肿相鉴别。

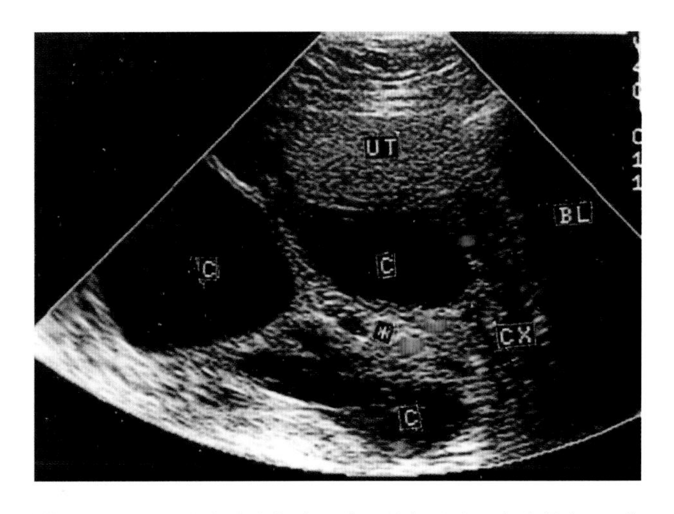

图5.3 **子宫肌瘤囊性变超声图像。**子宫后壁肌瘤囊性变，呈大小不一的囊，囊腔内并可见肌束。
UT，子宫；BL，膀胱；CX，宫颈；C，囊肿

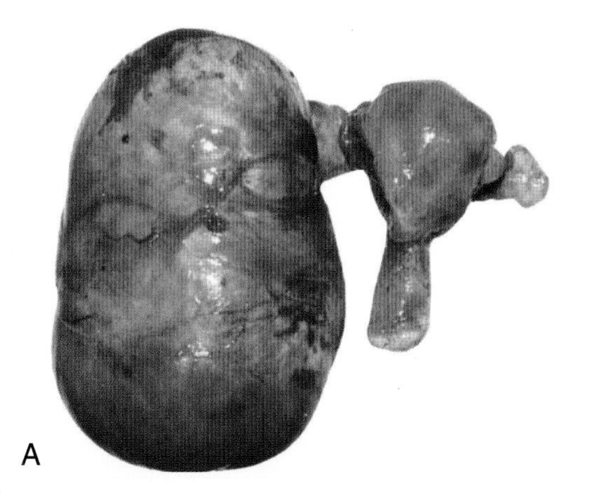

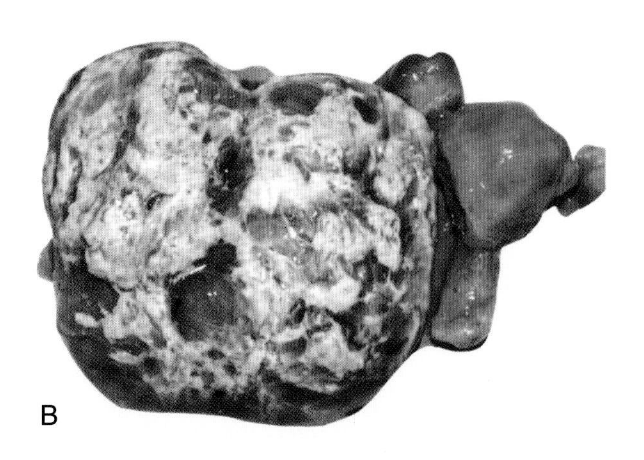

图5.4 **图5.3患者子宫肌瘤囊性变术后标本。**(A)子宫肌瘤外观。(B)切面剖开观，剖开后可见子宫肌瘤大小不一的囊性区。

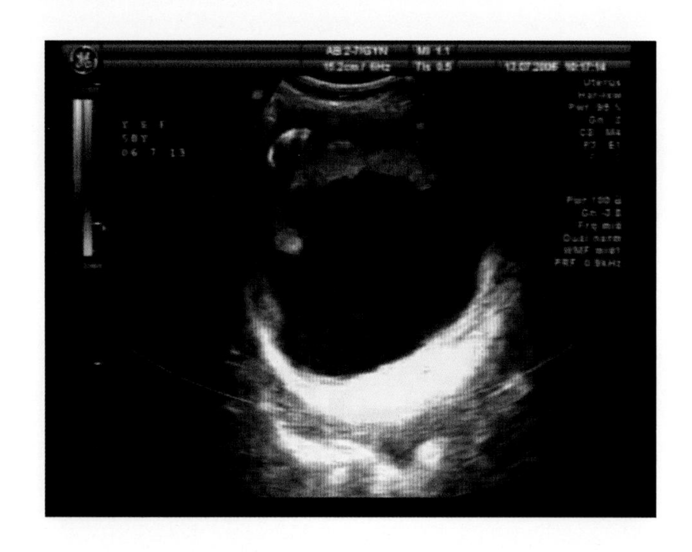

图5.5 子宫肌瘤囊性变超声图像。患者,58岁。子宫后壁肌壁内可见子宫肌瘤大的囊性变,周边可见部分肌壁组织,上方可见宫内环影。

第 6 章

子宫内膜异位症的超声诊断

定义

正常子宫内膜覆盖宫腔内，由于某种原因子宫内膜异位于宫腔以外部位生长，称为子宫内膜异位症。

发生部位

根据发生部位子宫内膜异位症分为内在性与外在性两种。前者指子宫内膜的基底层细胞增生、侵入子宫肌壁，称为子宫腺肌症。后者指子宫内膜侵犯子宫以外部位，称为外在性子宫内膜异位症。其中异位于卵巢最常见，形成卵巢巧克力囊肿。另外，还可异位于阴道、宫颈、子宫直肠窝、阴道直肠隔、骶骨韧带、膀胱、直肠、腹部伤口等处。

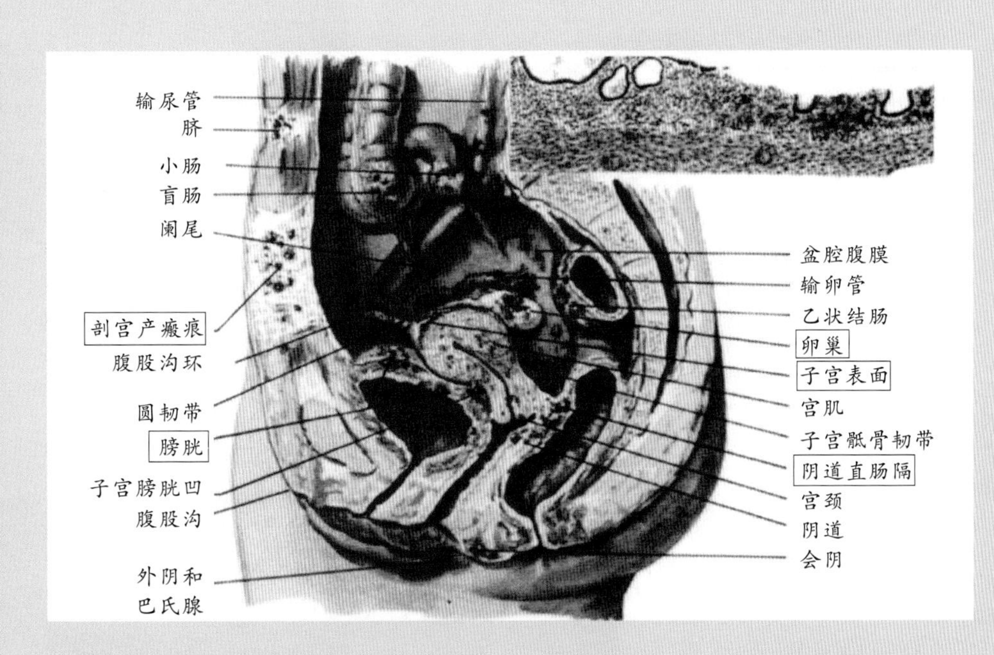

图6.1 子宫内膜异位病灶的分布示意图。超声检查中，子宫内膜异位症可扫查到的部位有子宫、卵巢、阴道直肠隔、腹壁、膀胱等，其余部位的子宫内膜异位症病灶超声较难发现。

病理

子宫腺肌症(内在性)

子宫内膜突破基底层进入肌层,引起肌组织反应性增生,使子宫一致性增生,但很少超过孕12周子宫大小。

子宫腺肌症

超声图像特点

子宫腺肌症的超声图像特点主要是子宫形态上的改变,同时应结合临床症状与体征可做出诊断。

如子宫内膜异位病灶集聚在一起呈突起包块,似肌瘤但无包膜。其切面似肌瘤呈旋涡结构,肌层内可见散在少量陈旧积血小囊,且血流不甚丰富。

子宫形态的改变

- 子宫增大,但不会大于孕12周大小。
- 形态:宫底变圆钝,子宫呈弓形、短粗状、筒状、球状或外形不规则(含腺肌瘤)。

子宫内膜前移

绝大多数后壁比前壁厚。如有腺肌瘤或肌瘤,则子宫内膜可能后移。

子宫肌壁

子宫肌壁显示粗糙,回声不均、较强。

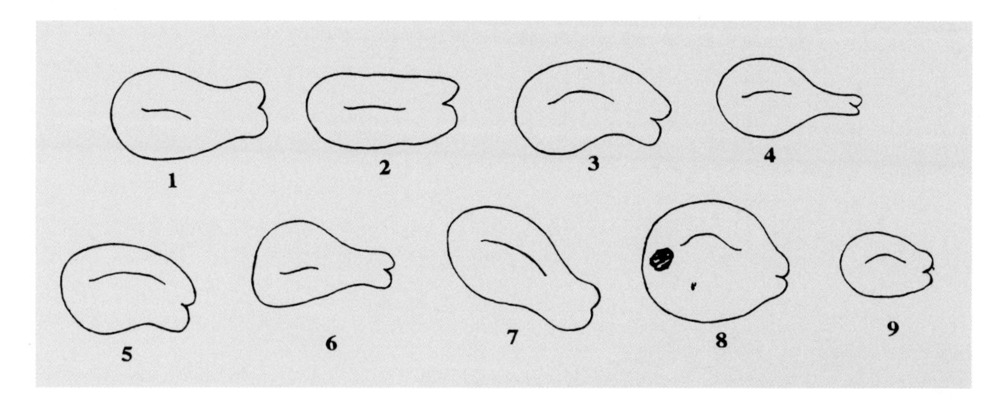

图6.2 子宫腺肌症示意图。子宫内膜异位症主要在子宫形态上的变化可表现为宫波前移,子宫饱满、增大,肌壁增厚,回声粗糙。

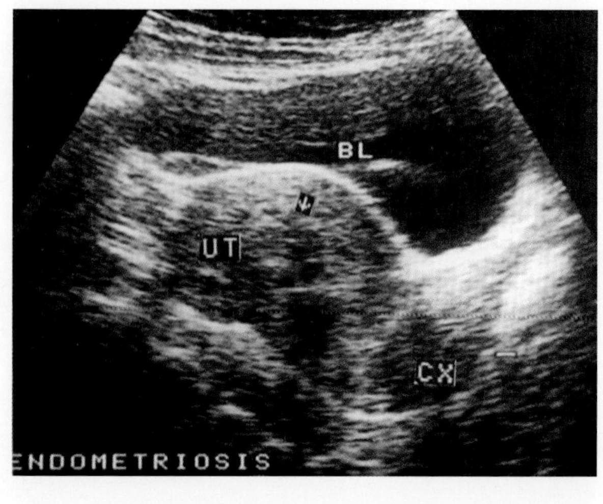

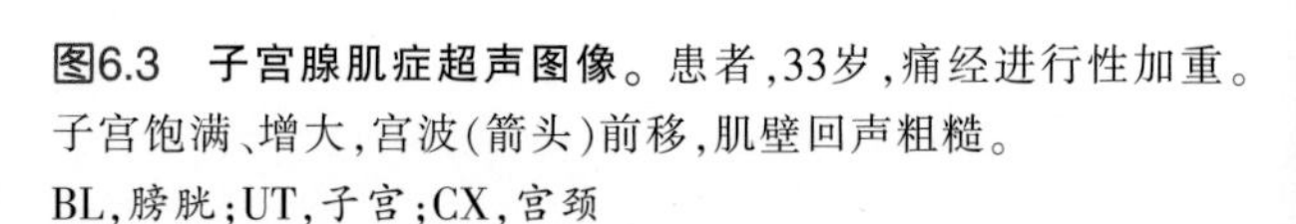

图6.3 子宫腺肌症超声图像。患者,33岁,痛经进行性加重。子宫饱满、增大,宫波(箭头)前移,肌壁回声粗糙。BL,膀胱;UT,子宫;CX,宫颈

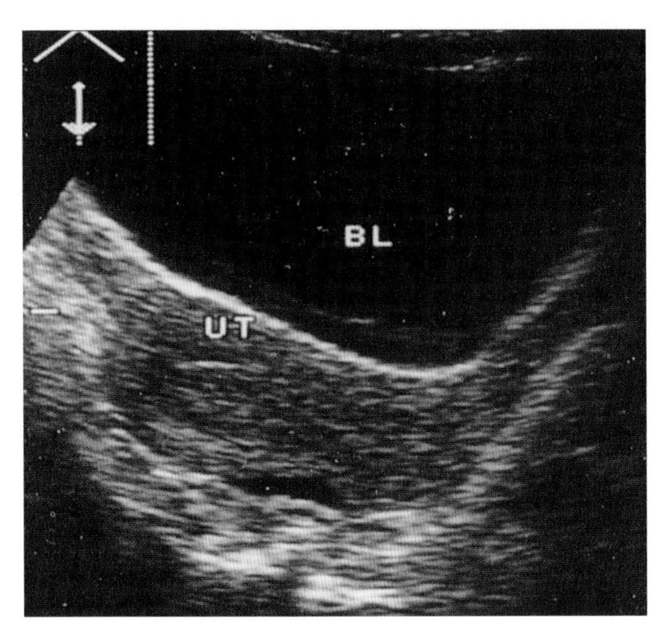

图6.4　**子宫腺肌症超声图像**。患者，痛经、不孕史。图上可见，子宫变形，肌壁回声粗糙，宫颈增厚。
BL，膀胱；UT，子宫

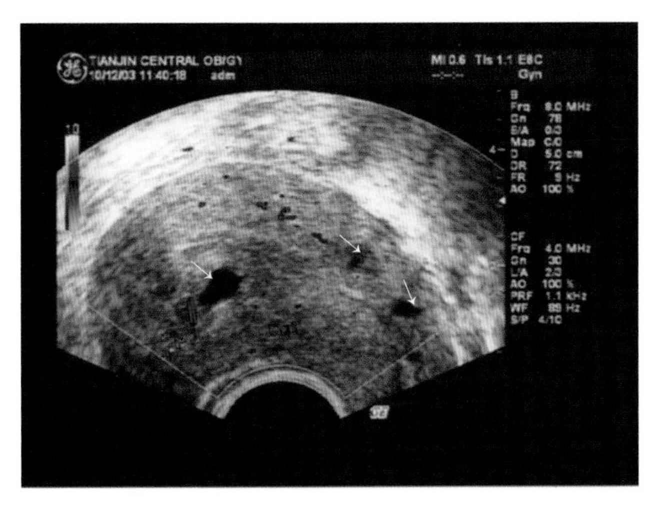

图6.6　**重度子宫内膜异位症超声图像**。箭头所指处为出血病灶。

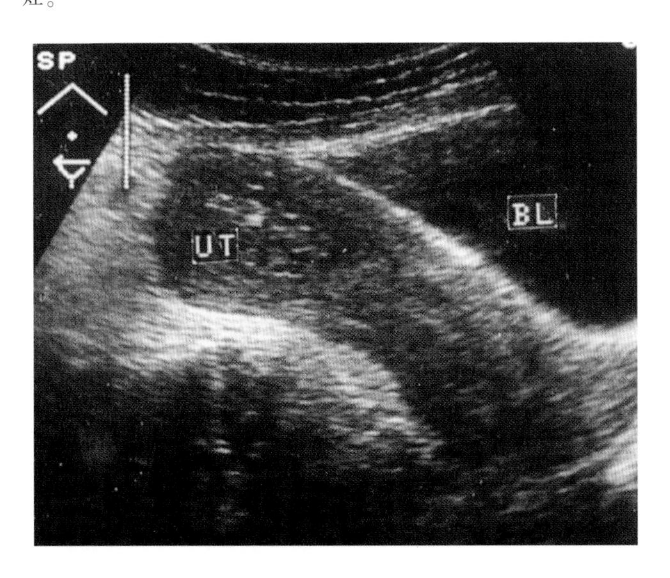

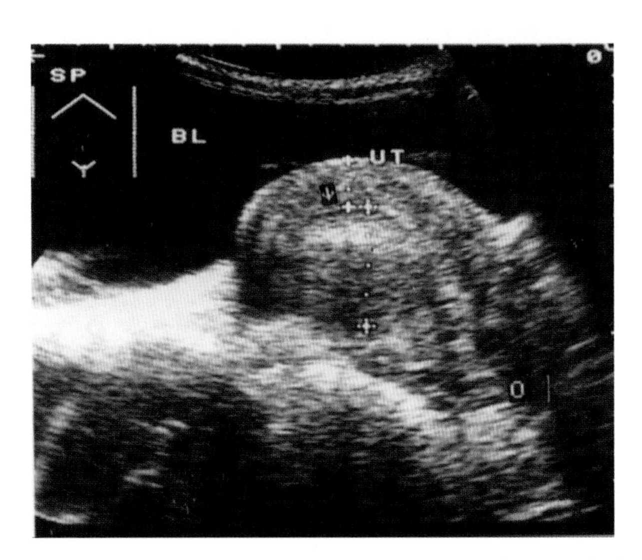

图6.5　**子宫腺肌症超声图像**。图上可见，子宫饱满、增大，宫波前移(箭头)，后壁明显增厚，肌壁回声粗糙，呈栅栏样回声。
BL，膀胱；UT，子宫

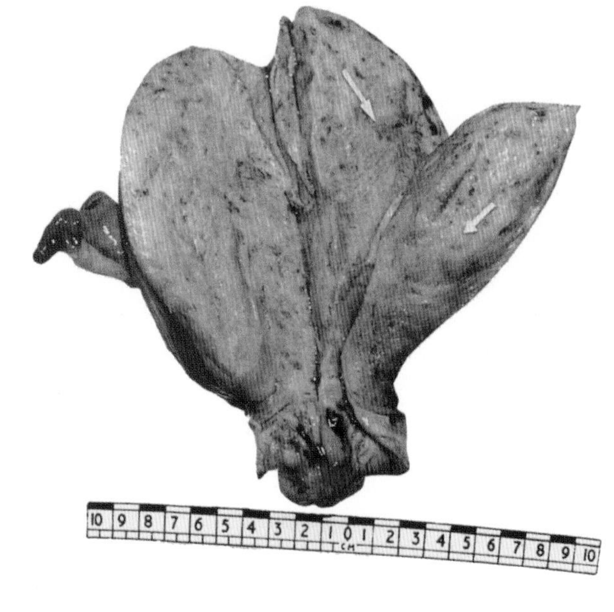

图6.7　**图6.6患者的术后标本**。剖开子宫，箭头所指处为出血病灶。

图6.8　**子宫腺肌症超声图像**。患者，痛经史。图上可见，子宫饱满、增大，宫波前移，宫颈增厚，宫底与腹壁有粘连，子宫被拉长。
UT，子宫；BL，膀胱

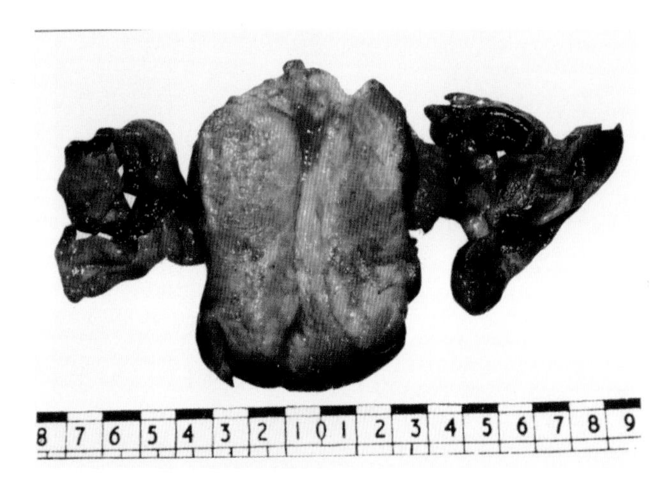

图6.9 图6.8患者的术后标本。子宫、宫颈饱满、增大，双侧卵巢巧克力囊肿。

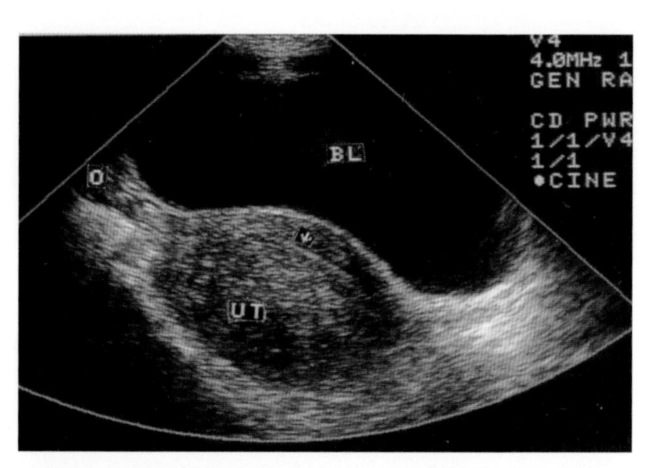

图6.10 子宫腺肌症超声图像。患者，痛经史。图上可见，子宫饱满、增大、呈球形，宫波前移(箭头)，后壁增厚。
UT，子宫；O，卵巢；BL，膀胱

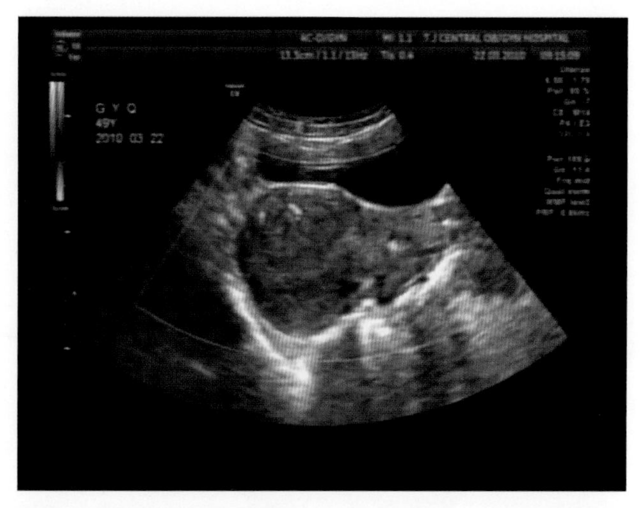

图6.11 子宫腺肌瘤超声图像。患者，49岁。超声图像显示，后位子宫，子宫饱满、增大，宫波后移，前壁增厚，前壁内膜异位病灶集中在一起形成腺肌瘤，血流星点状。

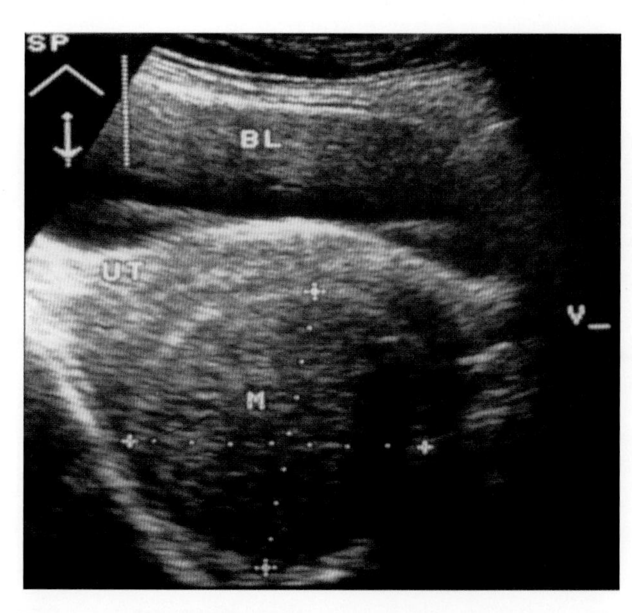

图6.12 子宫腺肌瘤超声图像。患者，痛经史。子宫后位，饱满、增大，宫波前移，后壁增厚，后壁似可见一腺肌瘤(M)。
BL，膀胱；UT，子宫

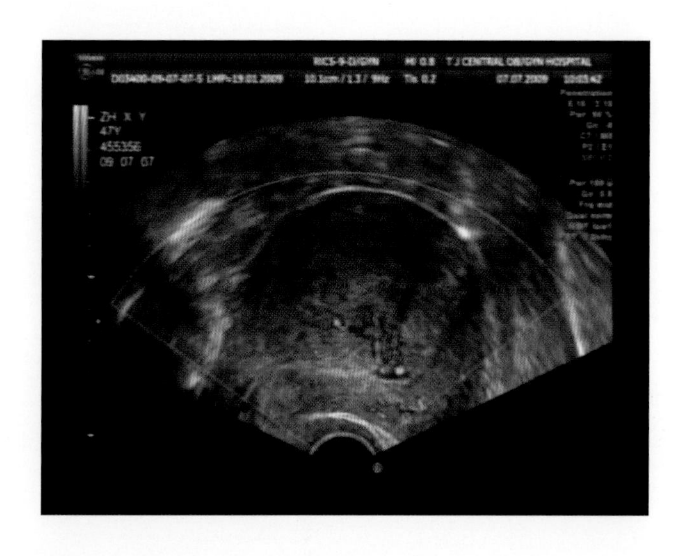

图6.13 重度子宫腺肌症超声图像。患者，47岁，痛经史。超声图像显示，前位子宫饱满、增大，宫波前移，后壁增厚，后壁子宫内膜异位病灶集中在一起，未见明显包膜形成腺肌瘤，血流分布散在、不规则。

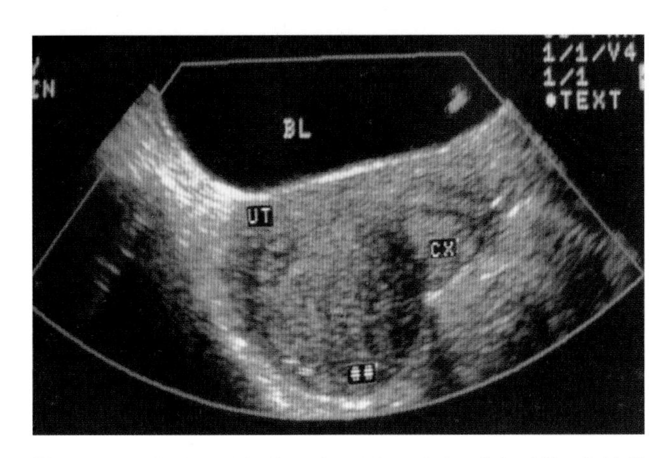

图6.14　子宫腺肌症超声图像。图上可见，子宫后位，宫波前移，后壁增厚，后壁子宫内膜异位病灶局限集中，可见散在、不规则的血流信号。#所指处为子宫内膜异位病灶较局限集中处。UT，子宫；BL，膀胱；CX，宫颈

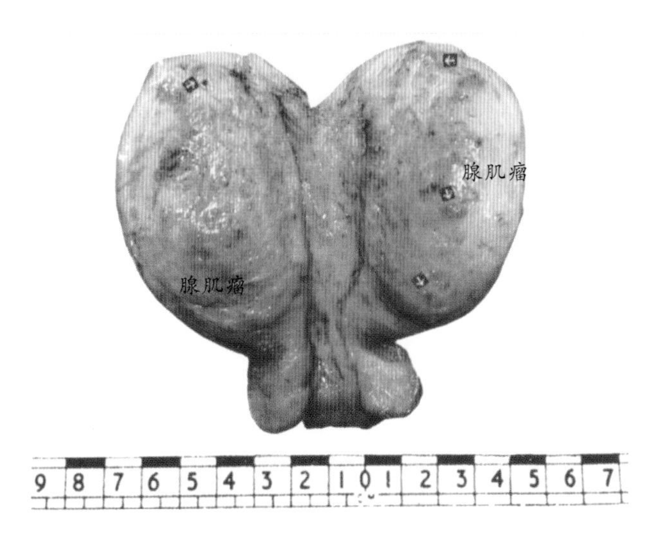

图6.15　图6.14患者的术后标本。小箭头所指处为散在的子宫内膜异位的出血灶。

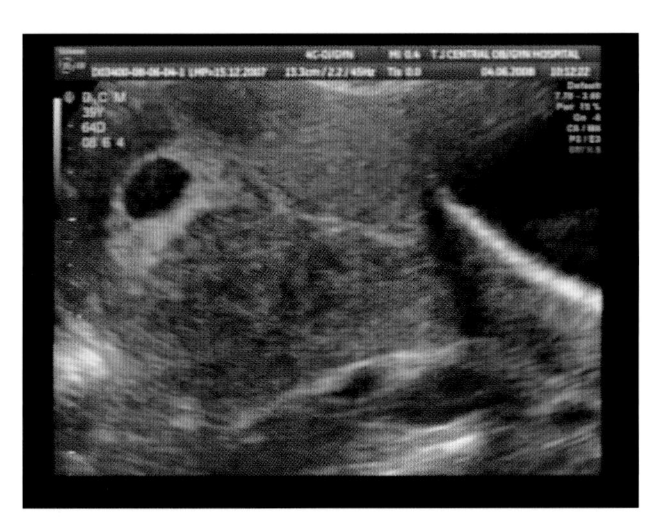

图6.16　子宫腺肌症合并早期妊娠超声图像。患者，39岁，闭经64天。超声图像显示，子宫饱满、增大，肌壁回声疏松，宫波略前移，后壁增厚。宫腔内可见一发育欠佳的胎囊，未见胎芽及卵黄囊。前壁可见一小肌瘤，血流分布散在、不规则。

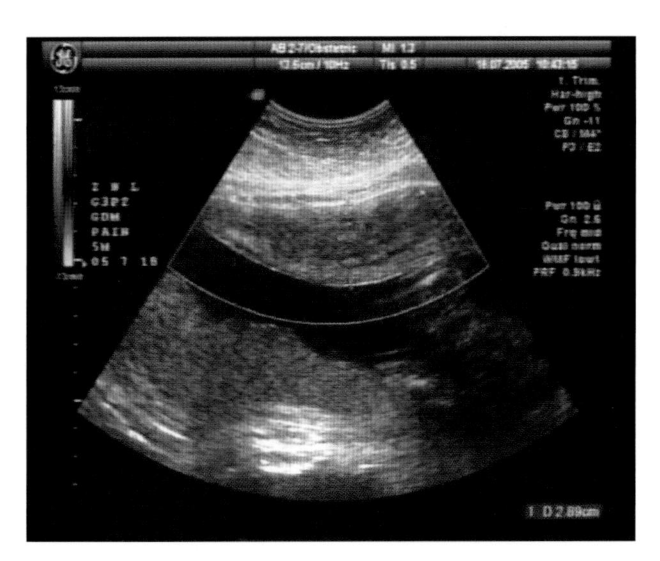

图6.17　子宫腺肌症合并中期妊娠超声图像。患者，痛经史，孕3产2，孕20周。超声图像显示，中期妊娠，子宫前壁增厚，厚约29mm，肌壁回声疏松。

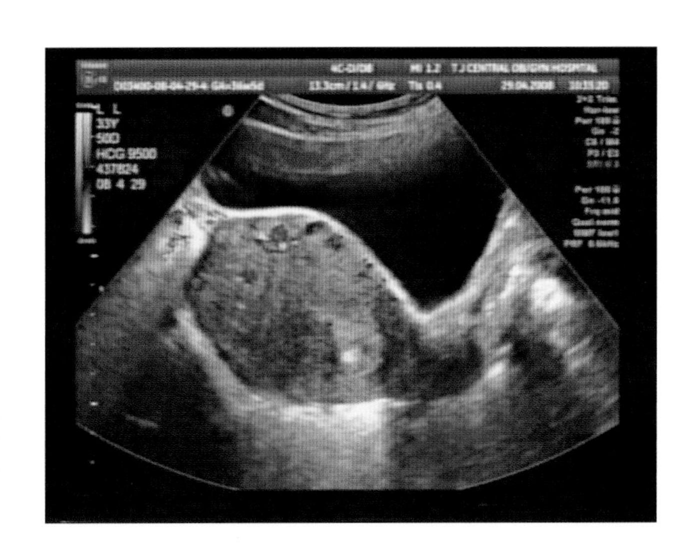

图6.18　子宫腺肌症合并右侧异位妊娠超声图像。患者，33岁，闭经50天，血HCG9500mIU/mL。超声图像显示，子宫饱满、增大，肌壁回声粗糙，不均匀。右附件区可见异位妊娠包块，内可见胎芽及胎心、血流信号。

外在性子宫内膜异位症

• 卵巢子宫内膜血肿(卵巢巧克力囊肿)
• 阴道直肠隔病灶
• 膀胱异位病灶
• 腹壁伤口异位病灶

卵巢巧克力囊肿

外在性子宫内膜异位症80%位于卵巢,异位病灶侵犯卵巢形成血肿。

巧克力囊肿的超声图像特点

• 圆形,张力较大,多为一侧,1/3双侧。有粘连时可不规则。

• 囊肿的病程长短不同,图像不同。新出现的囊肿圆形,壁薄,内含低回声较密集颗粒,大者可长至10cm直径。

• 囊肿内无血流信号。

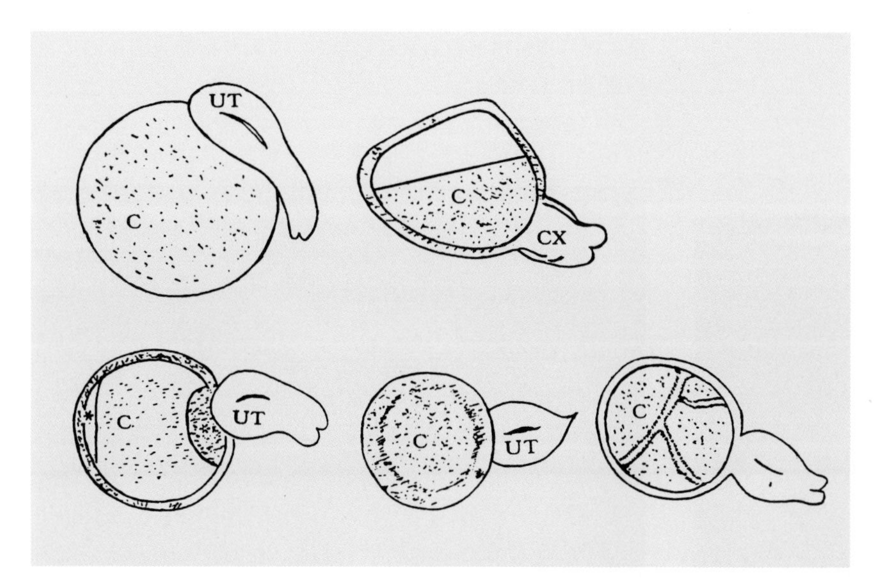

图6.19 卵巢巧克力囊肿各种形态示意图。

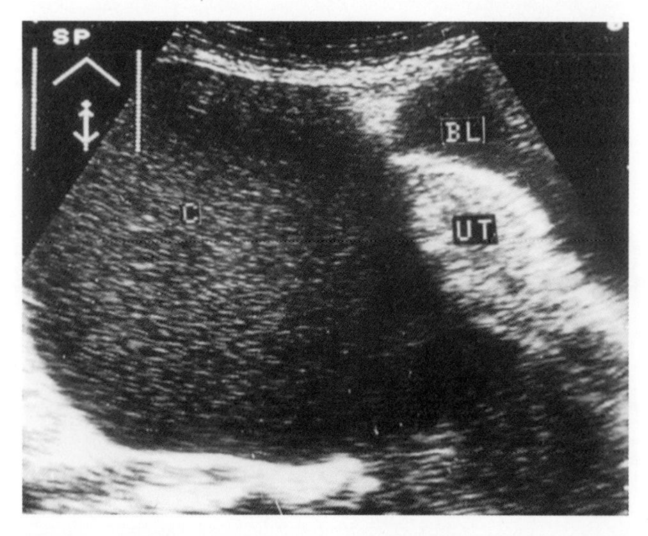

图6.20 病史较短的卵巢巧克力囊肿超声图像。囊肿壁薄,内含密集点状细颗粒。
BL,膀胱;UT,子宫;C,囊肿

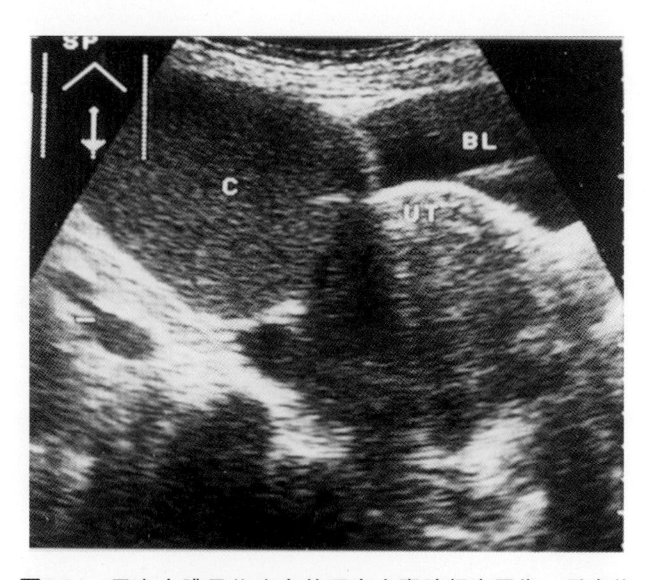

图6.21 子宫内膜异位症合并巧克力囊肿超声图像。子宫饱满、增大,子宫右侧可见一囊性肿物,内为密集点状颗粒。
BL,膀胱;UT,子宫;C,囊肿

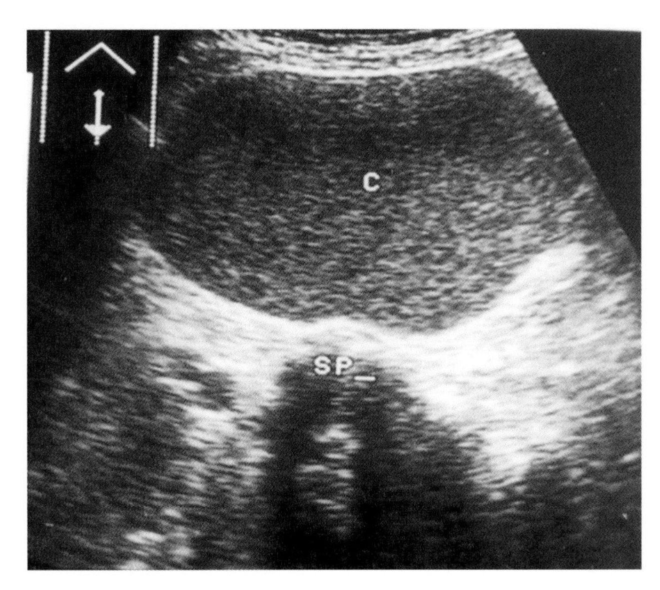

图6.22 卵巢巧克力囊肿超声图像。盆腔内可见一较大的囊性肿物,内可见密集点状颗粒。考虑为巧克力囊肿。
SP,脊柱;C,囊肿

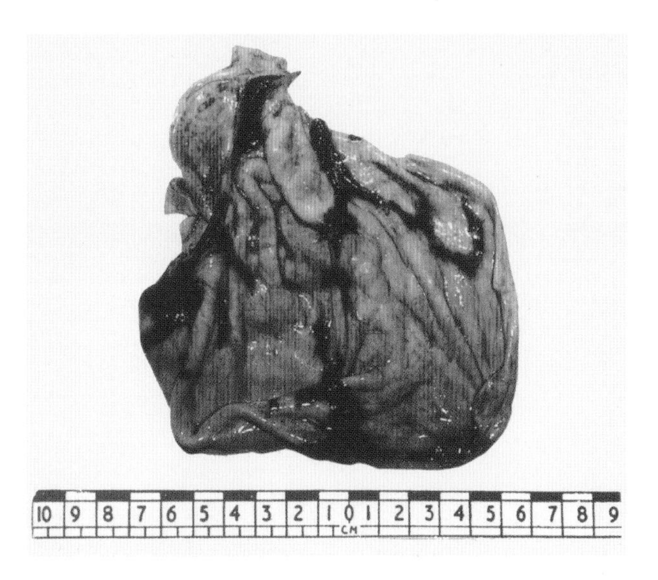

图6.23 图6.22患者囊肿剔除术后标本。图上可见囊肿壁较厚,其内可见巧克力酱样的积血。

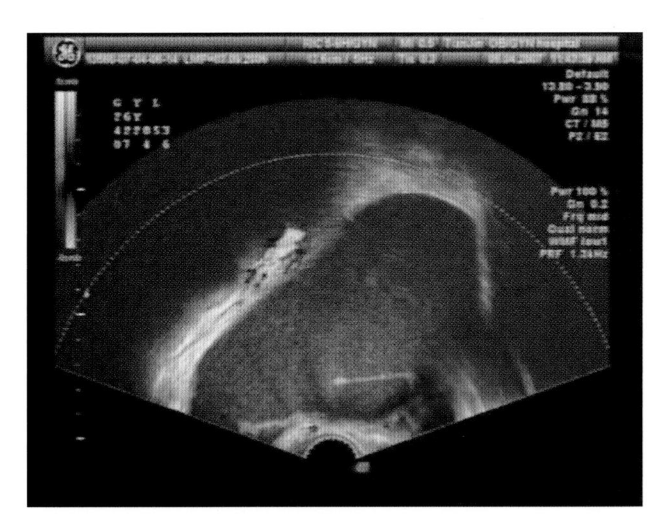

图6.24 卵巢巧克力囊肿超声图像。患者,26岁。超声图像显示,子宫左侧可见一囊性肿物,内可见密集点状细颗粒,血流不丰富,内可见粘连带。考虑为巧克力囊肿。

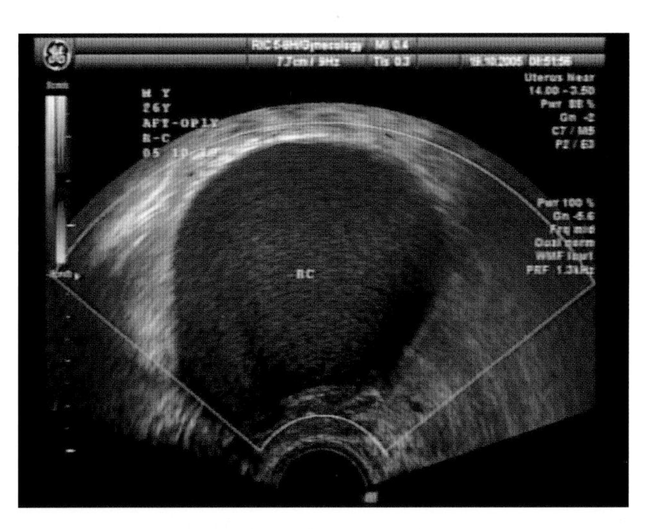

图6.25 卵巢巧克力囊肿超声图像。患者,26岁。超声图像显示,子宫右上方可见一较大囊性肿物,壁稍厚,内可见密集细颗粒,周边似可见部分卵巢组织,血流不丰富。考虑为巧克力囊肿。

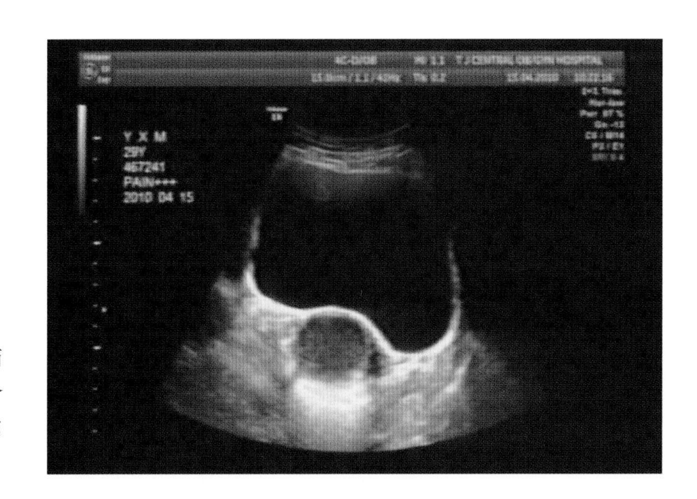

图6.26 宫颈及右侧附件巧克力囊肿超声图像。患者,29岁,痛经史。子宫右侧可见一囊性肿物,内可见密集点状回声及数个稍强回声团块,内可见粘连带。宫颈处可见一圆形囊性肿物,内可见稀疏的颗粒。考虑为宫颈及右侧附件巧克力囊肿。

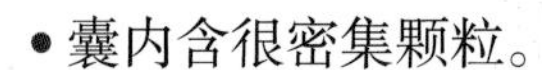

病程较长的巧克力囊肿超声图像特点

- 小或中等大小,壁厚、不光滑。
- 囊内含很密集颗粒。
- 或含粘连带,或贴壁光团,或有压迹。
- 囊液分层。

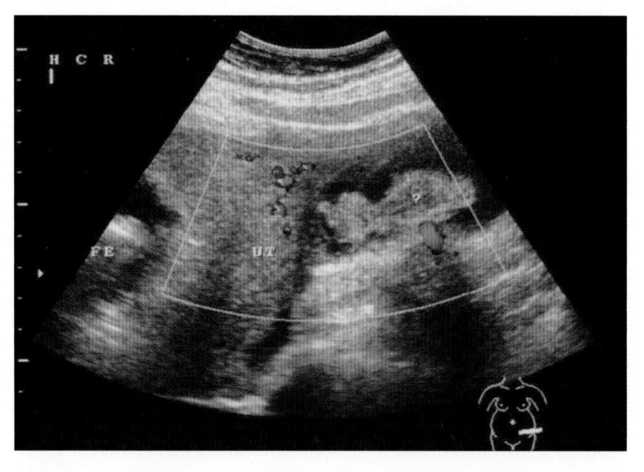

图6.27 中期妊娠合并右侧卵巢巧克力囊肿超声图像。子宫右侧可见一囊性肿物,其内可见一不规则团块。考虑为陈旧血块。UT,子宫;FE,胎儿

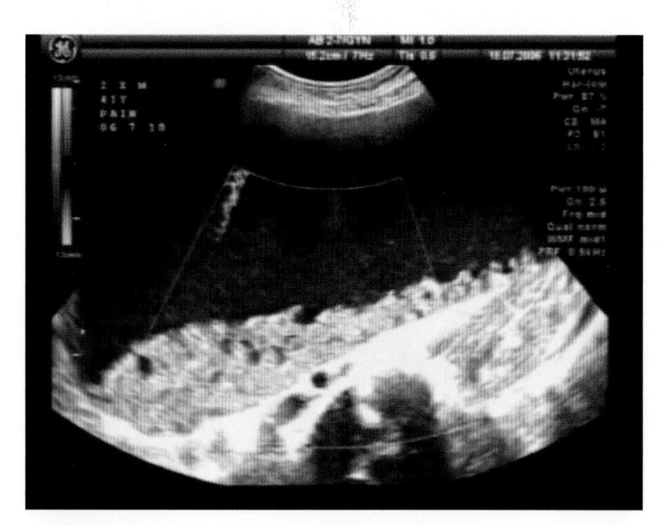

图6.28 卵巢巧克力囊肿超声图像。患者,41岁,痛经史。图上可见较大的巧克力囊肿,内含大量血块沉积,随体位变化可见血块翻滚,此种类型的巧克力囊肿较少见。

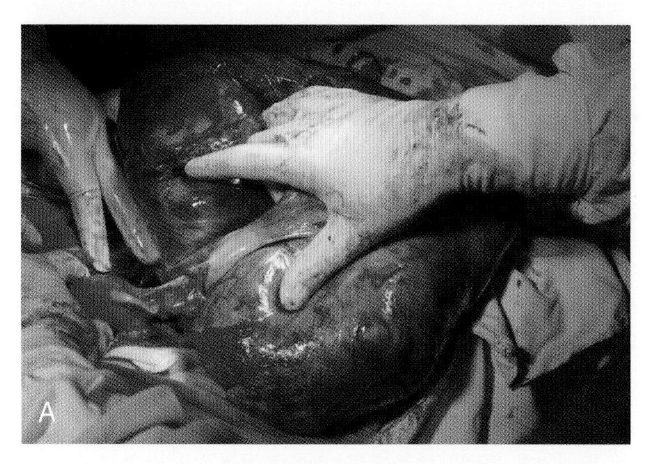

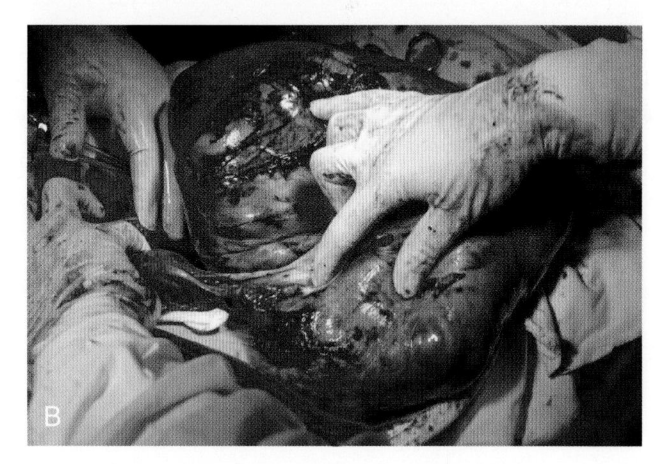

图6.29 图6.28患者术中情况。术中可见,巧克力囊肿张力中等大小,壁厚,周边可见粘连带。

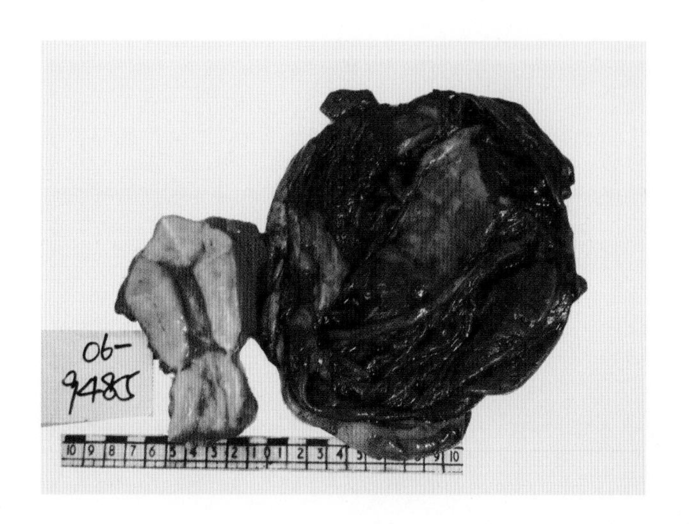

图6.30 图6.28患者术后标本。囊肿切开后观察内壁,囊肿壁较厚,囊肿内可见大量积血块及粘连带。

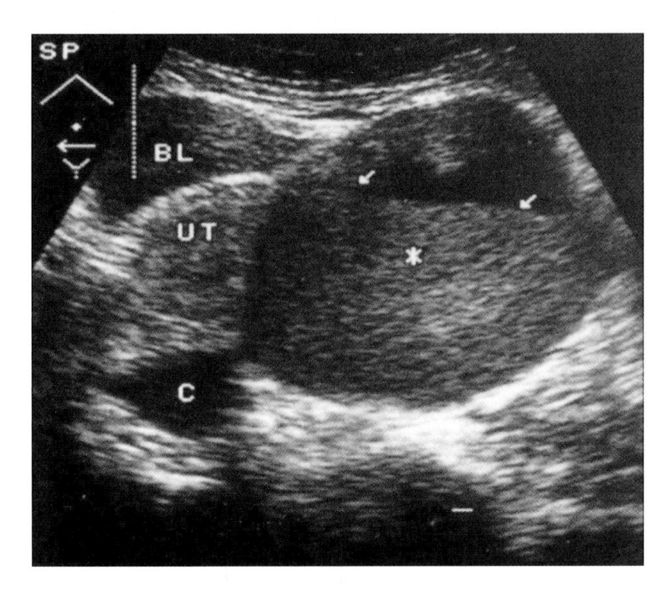

图6.31　卵巢巧克力囊肿超声图像。子宫左侧可见一巧克力囊肿，病程较长，其内可见分层，上层为较清亮的液体（箭头），下层为密集颗粒（*）。

BL，膀胱；UT，子宫；C，囊肿

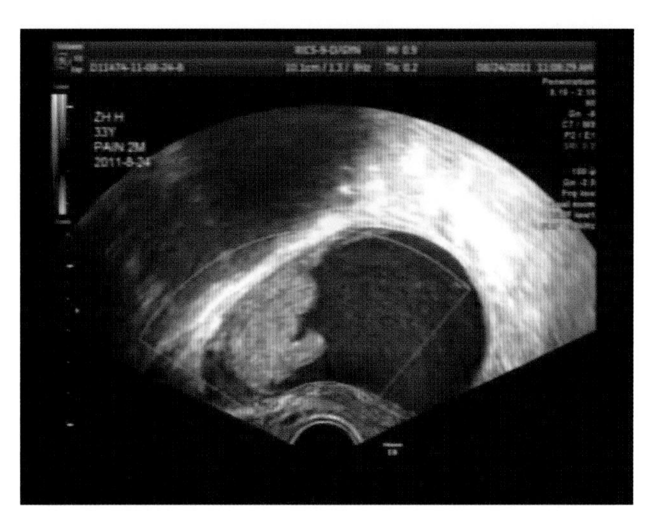

图6.32　卵巢巧克力囊肿超声图像。患者，33岁，腹痛2个月。超声图像显示，子宫上方可见一囊性肿物，内可见粘连带，部分为稀疏点状颗粒，部分为贴壁的不规则团块，部分团块随探头加压体位改变出现漂动，此巧克力囊肿病程较长。

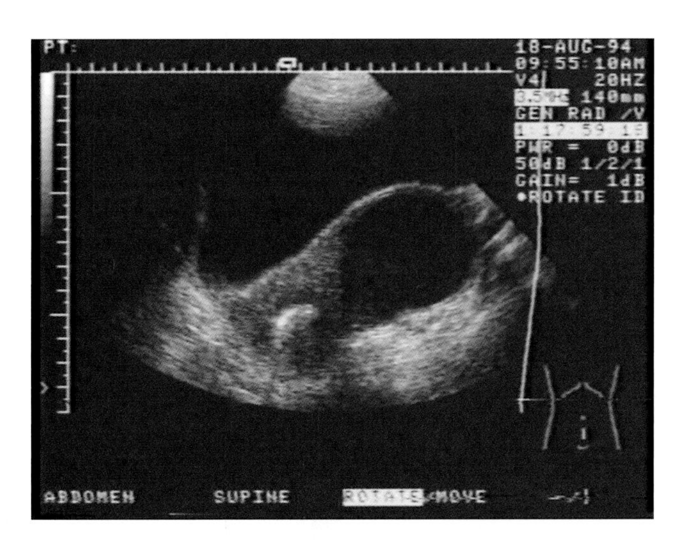

图6.33　卵巢巧克力囊肿超声图像。子宫左侧可见一巧克力囊肿，内可见稀疏点状颗粒，亦可见中等回声贴壁团块，血流不丰富。宫腔内可见宫内环影。

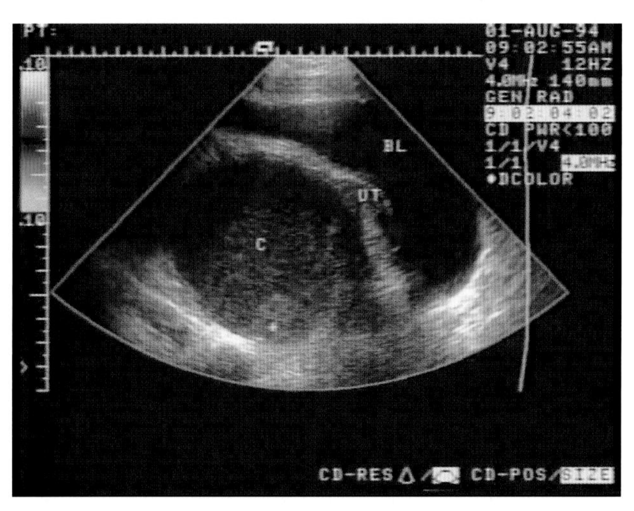

图6.34　卵巢巧克力囊肿超声图像。患者，24岁，痛经史。子宫后方可见一巧克力囊肿，内可见密集点状细颗粒。*所指处为贴壁的积血块。

BL，膀胱；UT，子宫；C，囊肿

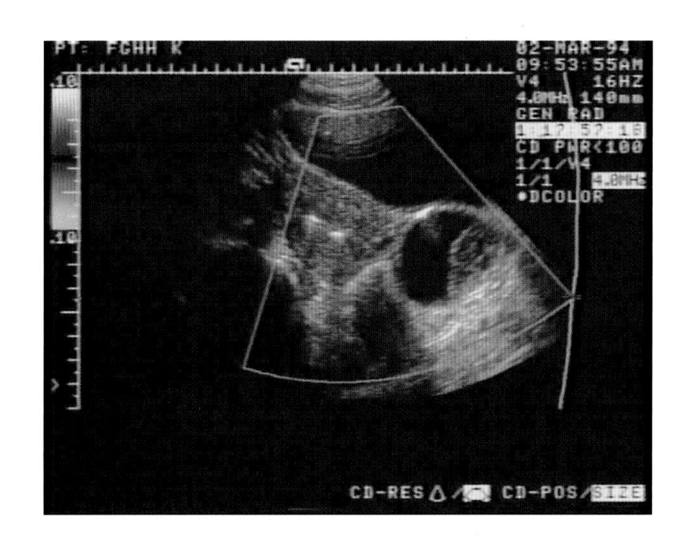

图6.35　卵巢巧克力囊肿超声图像。子宫左侧可见一巧克力囊肿，其内可见分层，部分为液性暗区，部分为贴壁沉积的血块，宫腔内可见宫内环影。

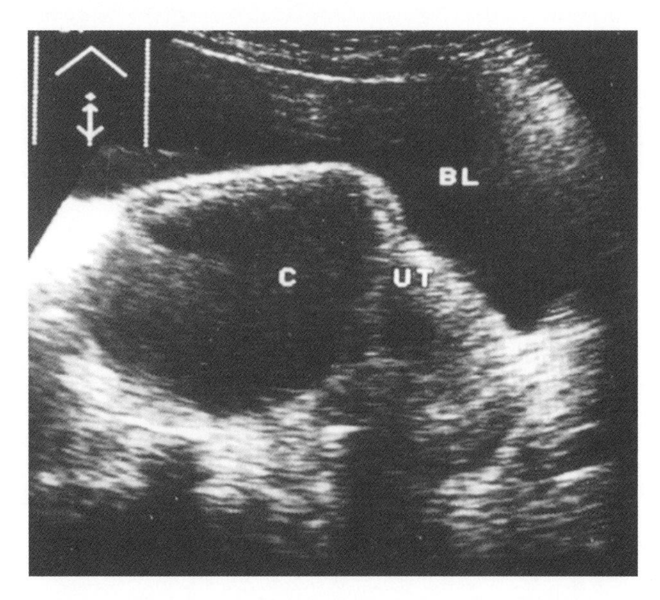

图6.36 卵巢巧克力囊肿超声图像。图上可见，子宫旁有一囊性肿物，内可见稀疏点状颗粒，壁较厚且不规则，此囊肿与子宫关系密切。
BL，膀胱；UT，子宫；C，囊肿

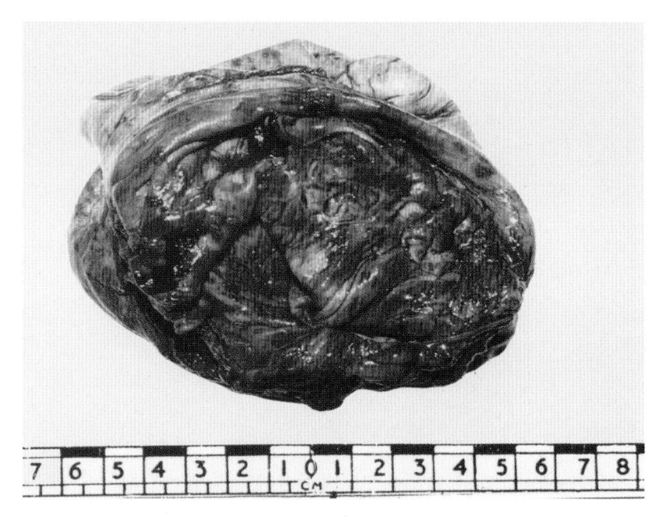

图6.37 图6.36患者术后标本。切开囊肿观察内壁，囊肿壁较厚，囊肿内可见积血块。

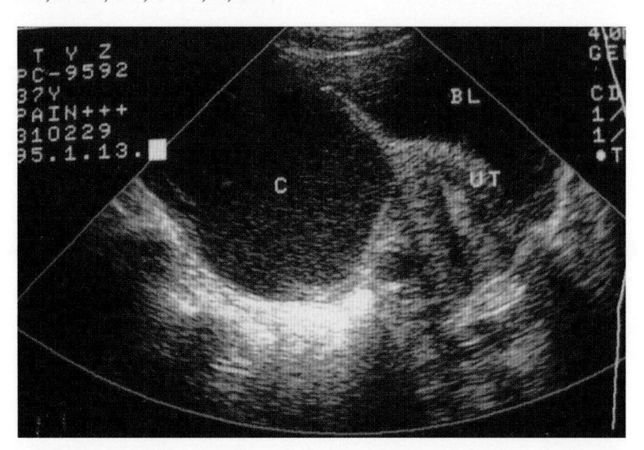

图6.38 卵巢巧克力囊肿超声图像。患者，37岁，痛经+++。子宫后上方可见一肿物，壁较厚，内为密集点状颗粒。考虑为巧克力囊肿。
BL，膀胱；UT，子宫；C，囊肿

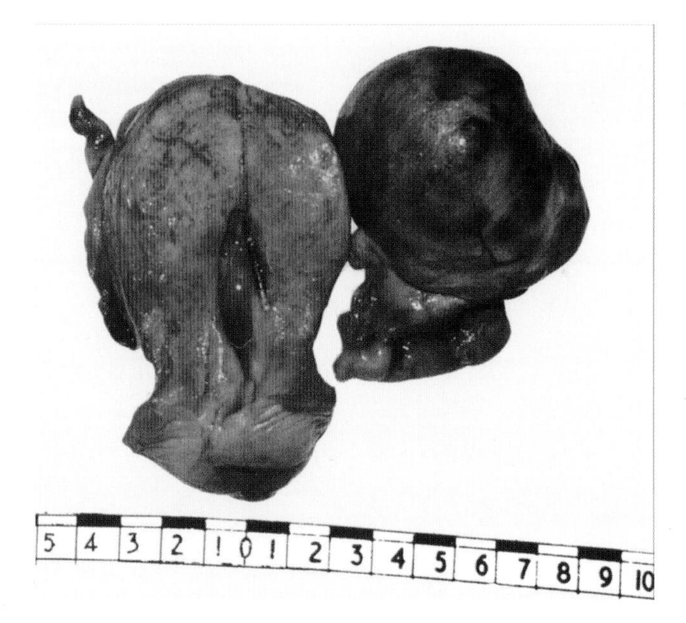

图6.39 图6.38患者的术后标本。图上可见，子宫旁有巧克力囊肿，囊肿呈黑紫色，囊肿表面凹凸不平，可见粘连带及周边的粘连组织。剖开子宫，可见宫内环影像。

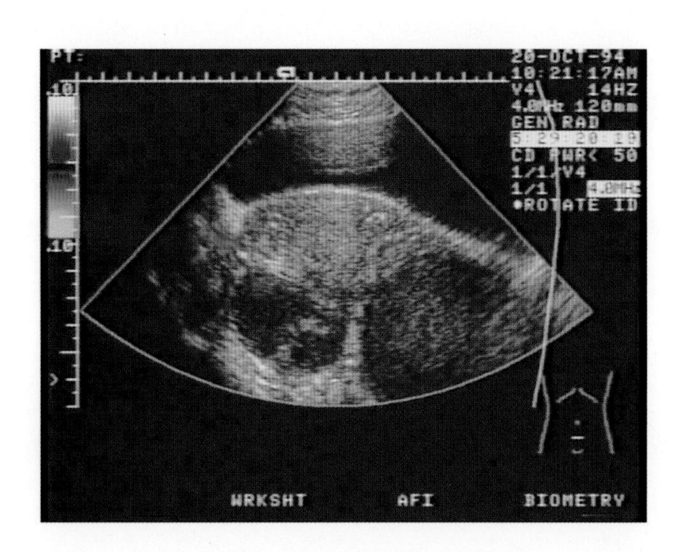

图6.40 卵巢巧克力囊肿超声图像。子宫下方可见双侧巧克力囊肿相互粘连在一起，壁较厚，内可见粘连带。

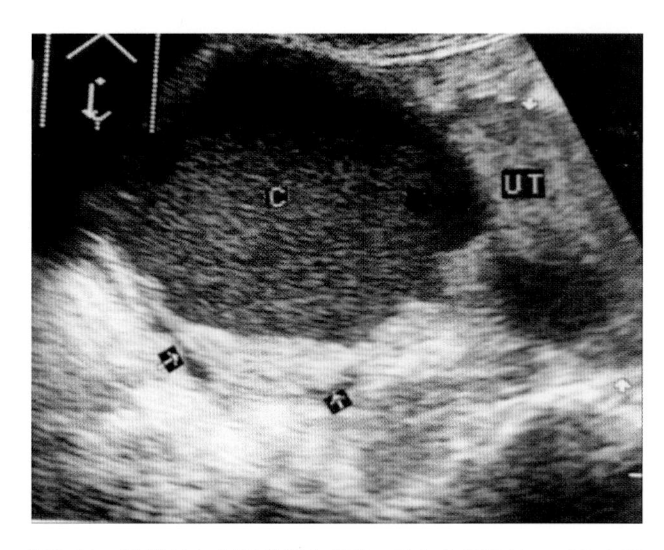

图6.41 卵巢巧克力囊肿超声图像。子宫右侧可见一巧克力囊肿，内为密集点状颗粒及贴壁的积血块(箭头)。
UT，子宫；C，囊肿

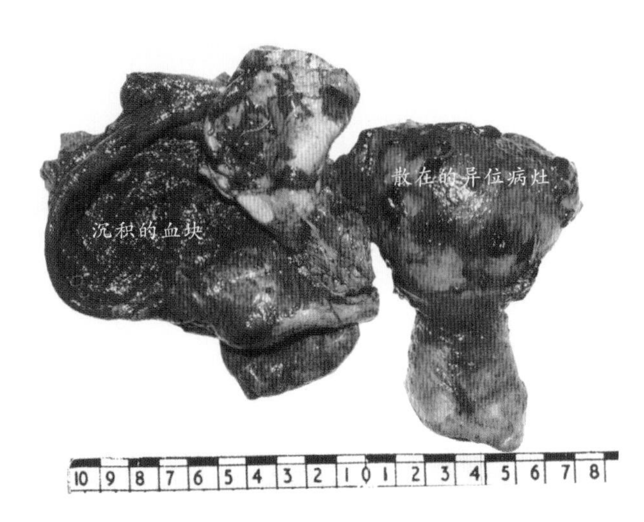

图6.42 图6.41患者的术后标本。标本的大体观。左侧为异位囊肿的表皮，右侧为子宫，子宫上可见散在的异位病灶。

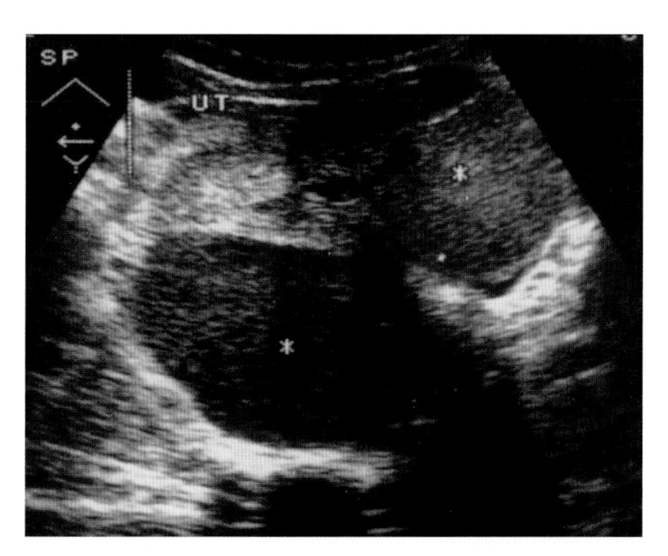

图6.43 盆腔双侧巧克力囊肿超声图像。子宫(UT)水平偏后位，子宫后方双侧可见两个较大的巧克力囊肿(*)。双侧巧克力囊肿与子宫紧密粘连，周边可见粘连带。巧克力囊肿内回声为密集点状颗粒。

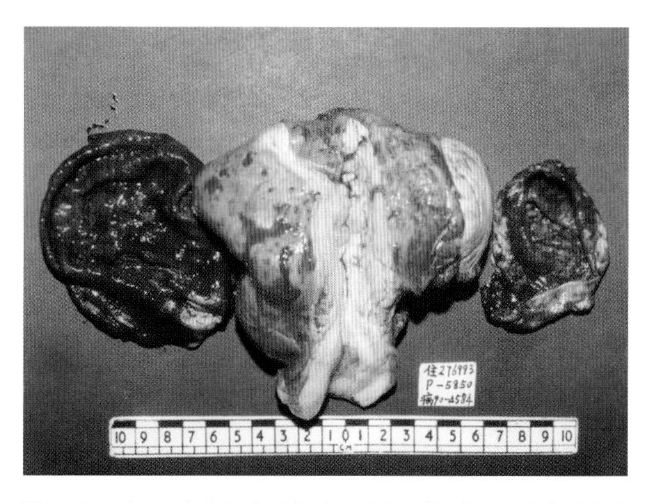

图6.44 图6.43患者的术后标本。子宫两侧可见巧克力囊肿的表皮，囊皮较厚，内可见淤血块。

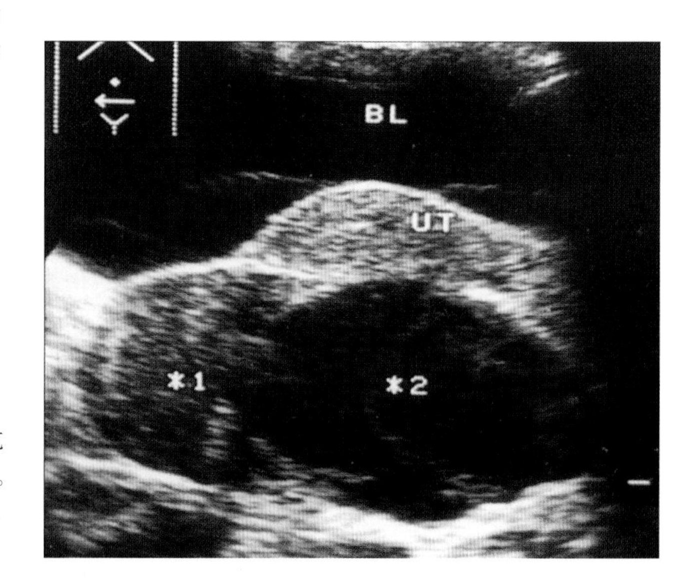

图6.45 卵巢巧克力囊肿超声图像。子宫(UT)旁可见两个巧克力囊肿(*1，*2)，左侧囊肿颗粒较密集，右侧囊肿颗粒较稀疏。囊肿与子宫及周围组织粘连。考虑为两个囊肿病程长短不一。
UT，子宫；BL，膀胱

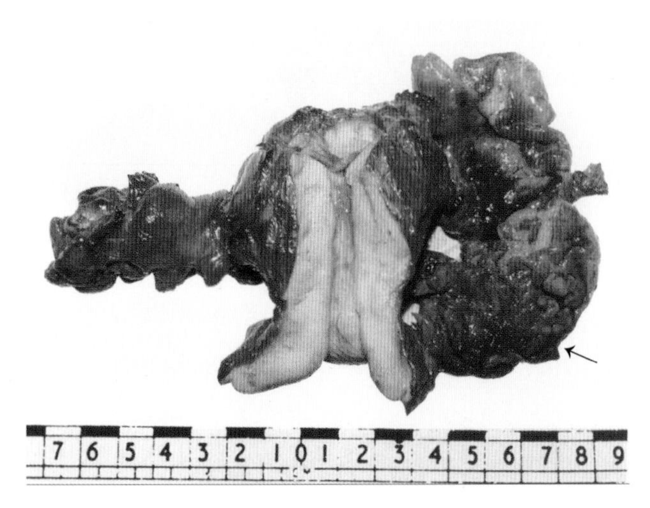

图6.46 图6.45患者的术后标本。可见巧克力囊肿有多个粘连带(箭头),术后组织结构紊乱。

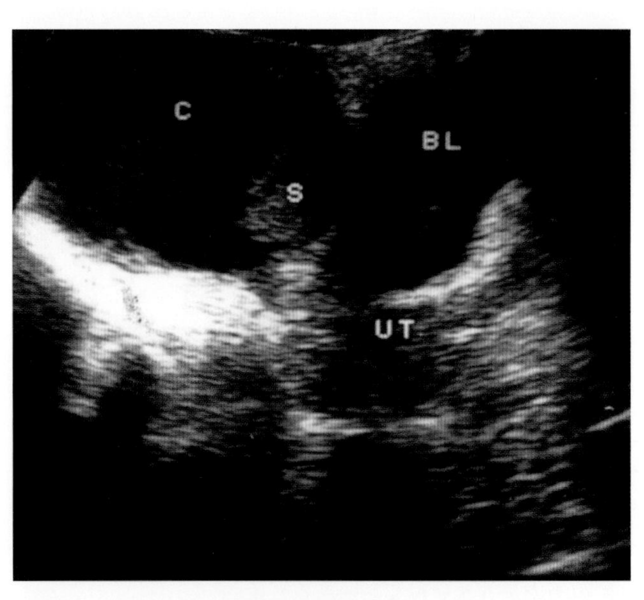

图6.47 卵巢巧克力囊肿超声图像。子宫右上方可见一较大的囊肿,囊肿内可见稀疏点状颗粒,还可见一贴壁光团。

UT,子宫;C,囊肿;S,贴壁光团;BL,膀胱

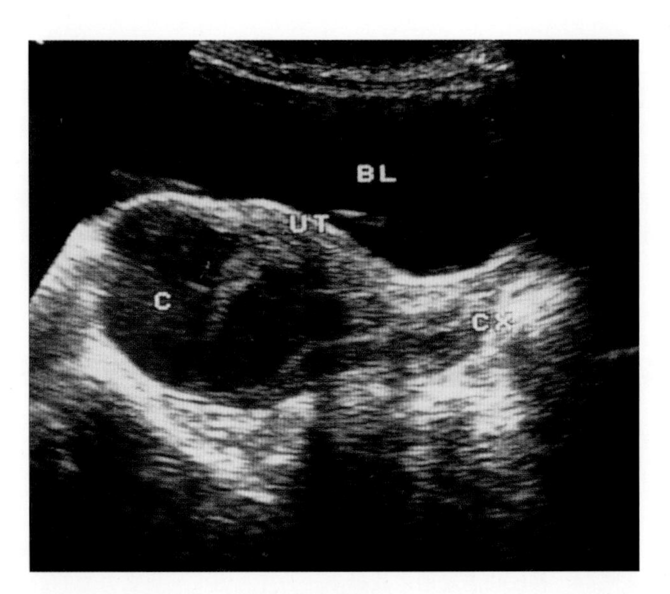

图6.48 卵巢巧克力囊肿超声图像。子宫后方可见巧克力囊肿,囊壁较厚,内可见多个粘连带,囊肿与子宫后壁紧密粘连。

UT,子宫;CX,宫颈;C,囊肿;BL,膀胱

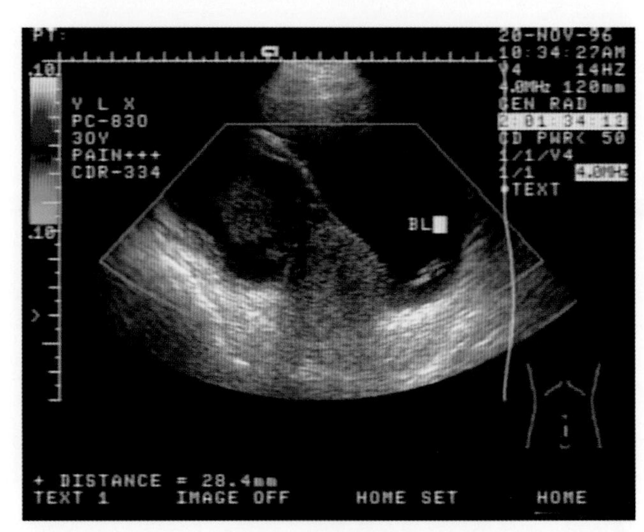

图6.49 卵巢巧克力囊肿超声图像。患者,30岁,痛经+++。超声图像显示,子宫右上方可见一巧克力囊肿,囊壁较厚,囊内中间可见密集点状颗粒聚集成团,为积血块,囊肿与子宫粘连。子宫饱满、增大,考虑为合并子宫腺肌症。

BL,膀胱

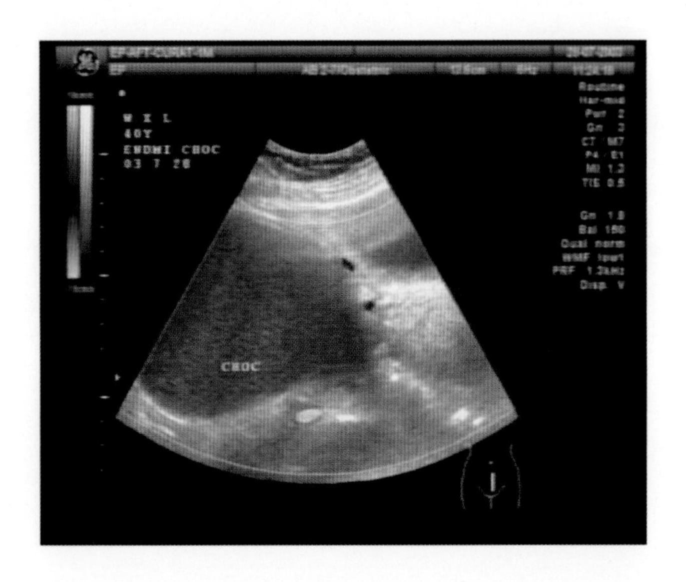

图6.50 卵巢巧克力囊肿超声图像。患者,40岁。超声图像显示,子宫右侧可见一形态欠规则的巧克力囊肿,囊壁较厚,囊内可见密集点状颗粒,巧克力囊肿囊内无血流信号。

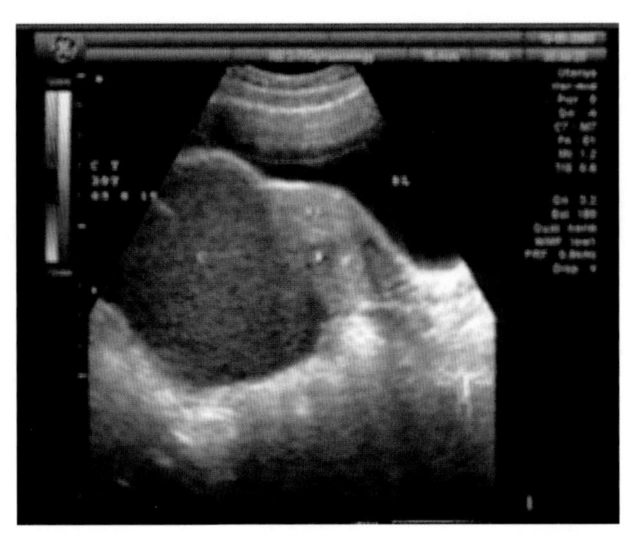

图6.51 卵巢巧克力囊肿超声图像。患者,30岁。超声图像显示,盆腔巧克力囊肿形态不规则,内含密集点状颗粒及稍强回声的团块(血块)。

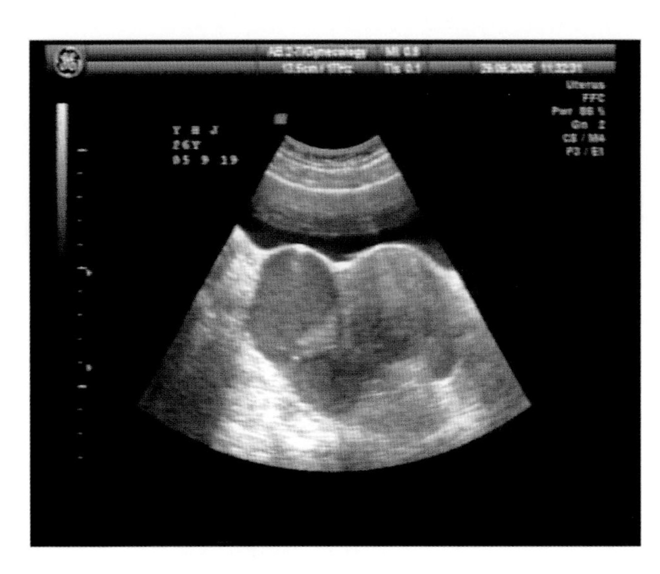

图6.52 卵巢巧克力囊肿超声图像。患者,26岁。超声图像显示,右侧巧克力囊肿与子宫粘连,囊内含密集颗粒,并可见贴壁的强回声团块。

巧克力囊肿破裂的超声图像特点

- 囊肿缩小,不规则。
- 直肠窝液体因巧克力囊肿壁厚。临床上巧克力囊肿破裂较少见。

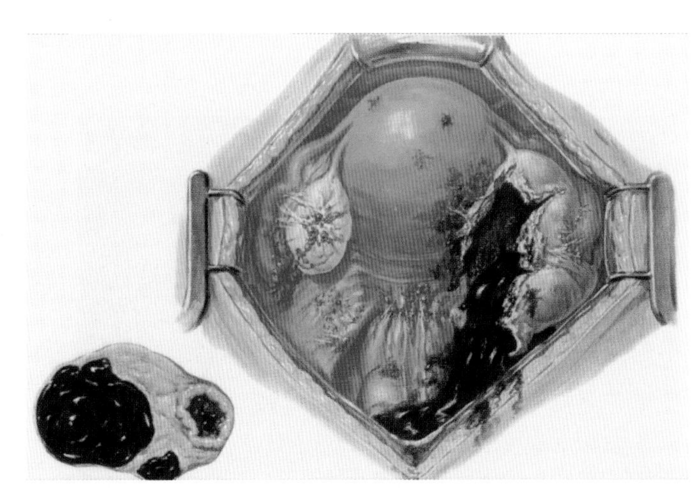

图6.53 卵巢巧克力囊肿破裂示意图。

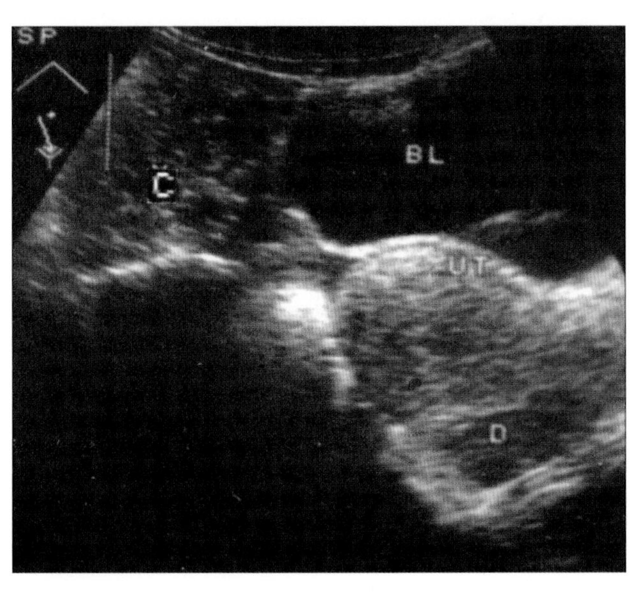

图6.54 卵巢巧克力囊肿破裂出血超声图像。子宫右上方可见一不规则囊肿,其内可见絮状混浊,直肠窝可见液性暗区。考虑为巧克力囊肿破裂出血。
BL,膀胱;UT,子宫;C,囊肿;D,直肠窝

阴道直肠隔病灶

异位病灶常侵犯直肠窝、阴道直肠隔。横切时探头横置于耻骨上，向下倾斜可获得阴道直肠隔厚度，此隔正常不超过5mm，有病灶时则>5mm。

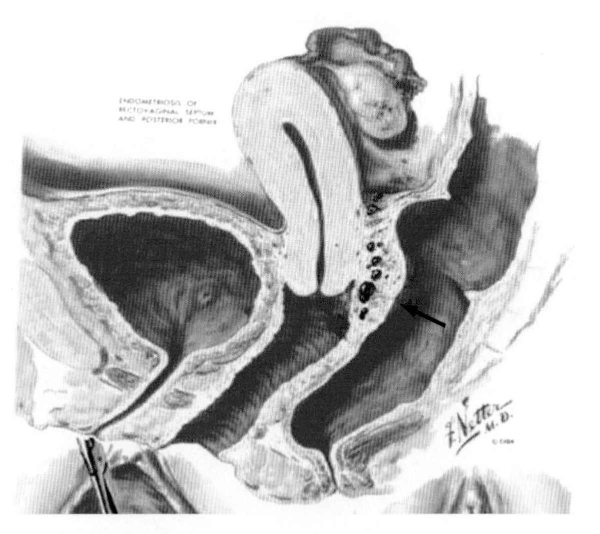

图6.55 阴道直肠隔病灶示意图。

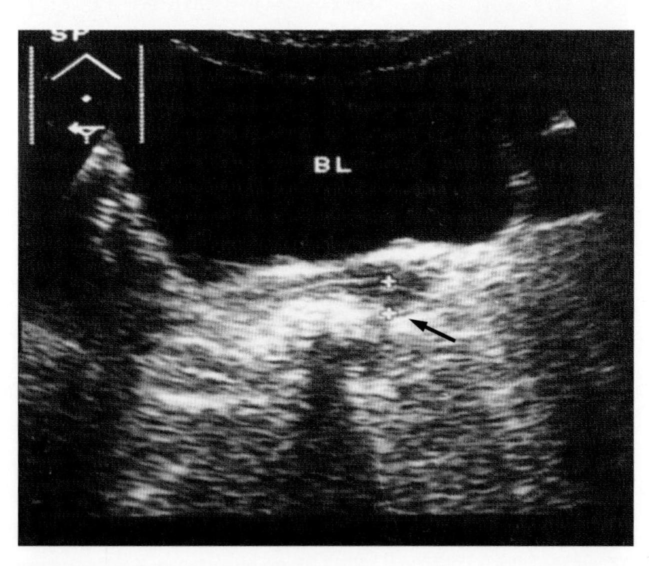

图6.56 阴道直肠隔增厚超声图像。箭头所指处为阴道直肠隔，厚度>5mm。

BL，膀胱

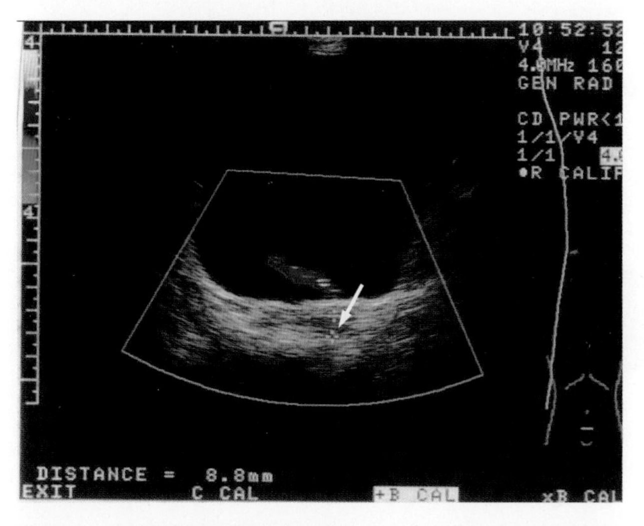

图6.57 阴道直肠隔增厚超声图像。图上箭头所指处为增厚的阴道直肠隔，厚度=8.8mm。

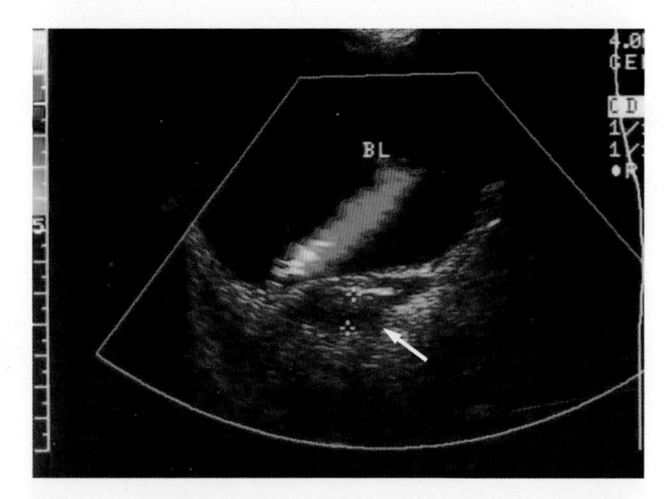

图6.58 阴道直肠隔增厚超声图像。箭头所指处为增厚的阴道直肠隔。膀胱(BL)内红色似火焰状的图像为输尿管喷尿影像。

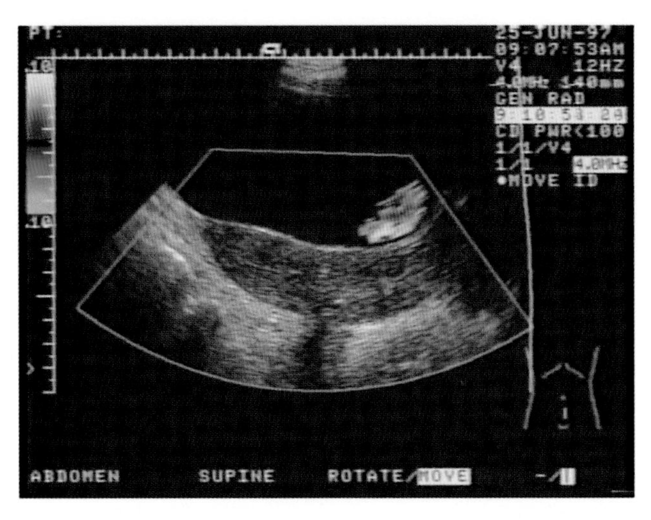

图6.59 阴道直肠隔子宫内膜异位病灶超声图像。超声显示，阴道直肠隔增厚，可见不规则低回声异位病灶，部分病灶机化，后方伴声影。

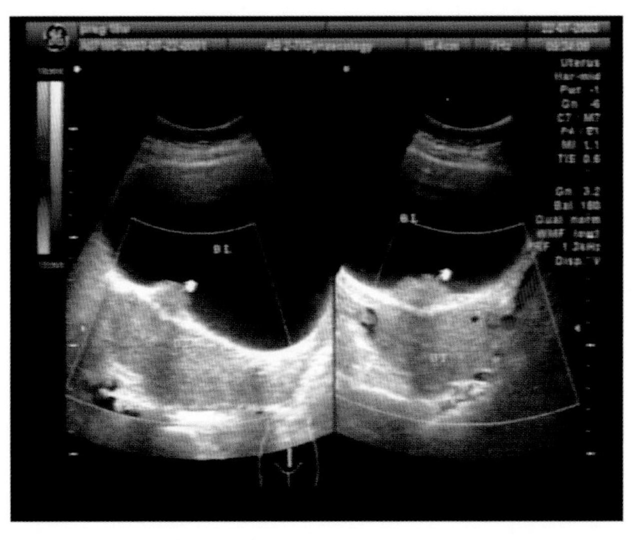

图6.61 膀胱异位病灶超声图像。超声显示，膀胱内壁不平滑，可见一不规则团块突向膀胱内，为侵犯膀胱的异位病灶。
BL，膀胱

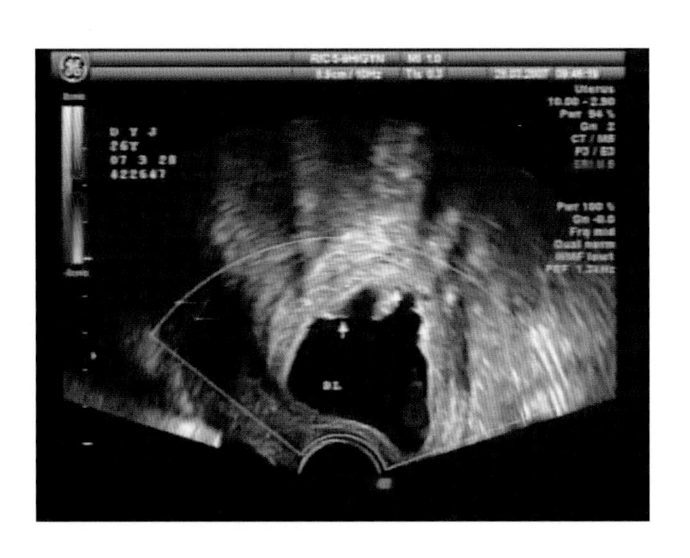

膀胱异位病灶

异位病灶可侵犯子宫阴道膀胱隔，进而侵犯膀胱壁。

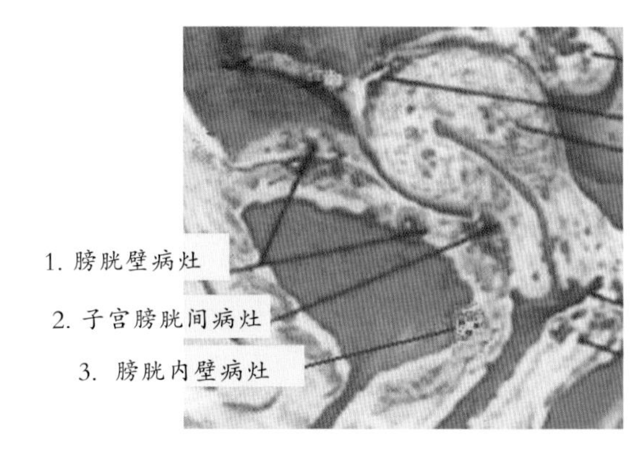

图6.60 膀胱异位病灶示意图。

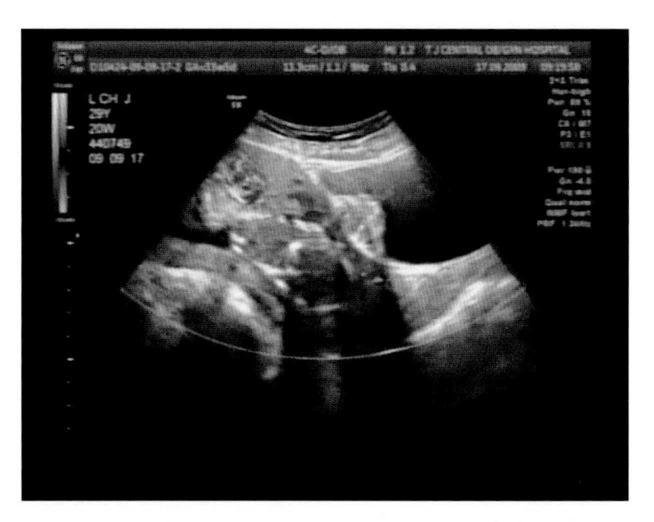

图6.62 子宫腺肌症合并胎死宫内、膀胱异位病灶超声图像。患者，29岁，孕20周。超声图像显示，宫内一死胎，子宫前壁增厚，考虑为子宫腺肌症。膀胱壁可见一团块突向膀胱腔内，其上可见血流信号，考虑为子宫内膜膀胱异位病灶。

图6.63 膀胱异位病灶超声图像。患者，26岁，超声图像显示，膀胱壁及内壁不平滑，可见多处乳头状突起团块，考虑为子宫内膜异位病灶。
BL，膀胱

腹壁伤口异位病灶

患者有剖宫产史，伤口处出现结节性包块，且周期性疼痛，逐渐长大。

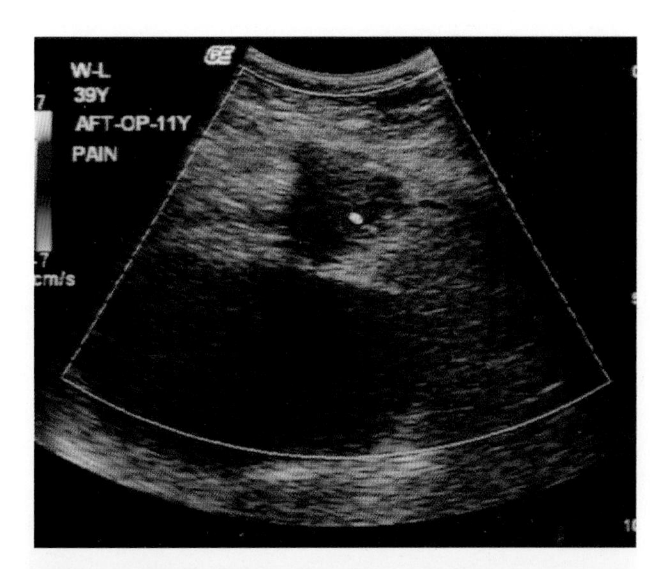

图6.64 腹壁伤口内膜异位病灶超声图像。患者，39岁，剖宫产术后11年，腹壁伤口周期性疼痛。超声图像显示，腹壁切口处可见一衰减团块，内可见血流信号，考虑为腹壁伤口内膜异位病灶。

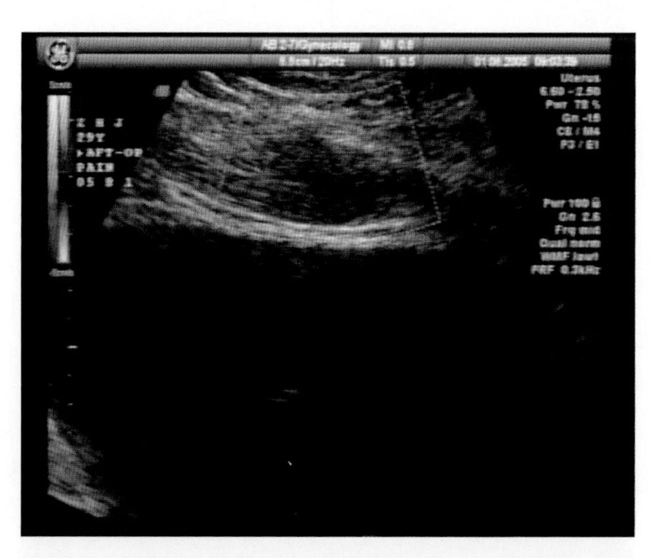

图6.65 腹壁伤口异位病灶超声图像。患者，29岁，剖宫产术后腹壁周期性疼痛。超声显示，腹壁切口处欠规则低回声区，血流星点状，考虑为腹壁口内膜异位病灶。

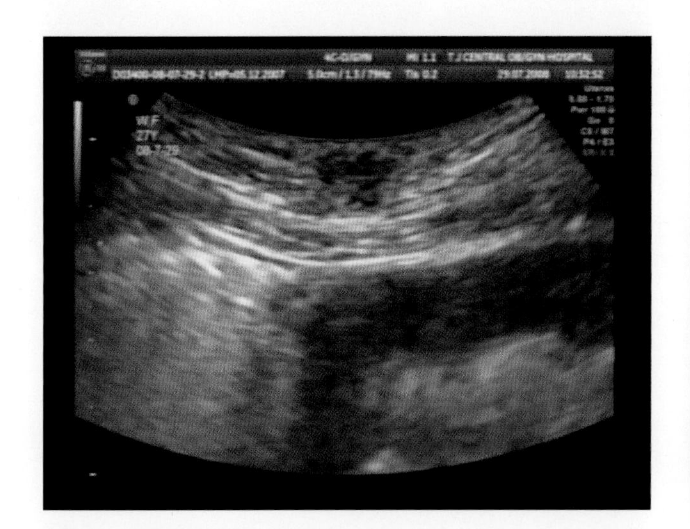

图6.66 腹壁伤口异位病灶超声图像。患者，27岁，剖宫产术后腹壁周期性疼痛。超声图像显示，腹壁切口处可见低回声内膜异位病灶。

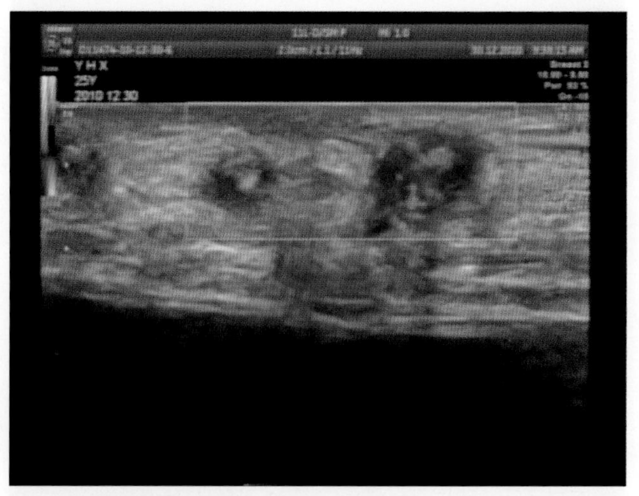

图6.67 腹壁伤口异位病灶超声图像。患者，25岁，剖宫产术后腹壁周期性疼痛。超声图像显示，腹壁切口处可见多个低回声腹壁伤口内膜异位病灶，内回声不均匀，血流星点状。

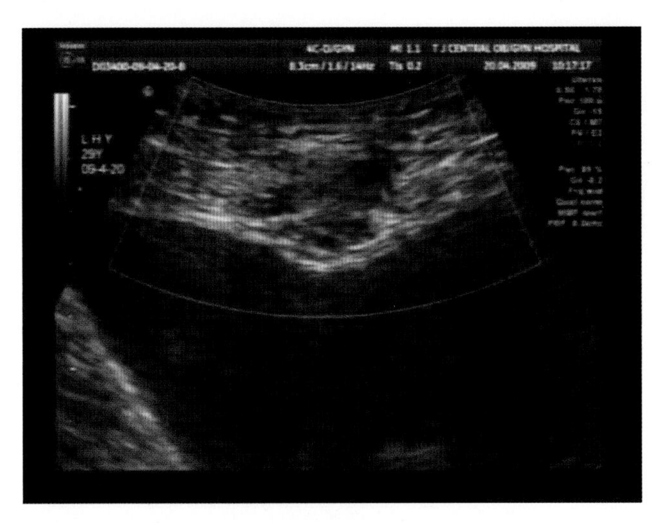

图6.68　腹壁伤口异位病灶超声图像。患者，29岁，剖宫产术后腹壁周期性疼痛。超声图像显示，腹壁切口处可见一长条形不规则低回声内膜异位病灶，周边可见星点状血流信号。

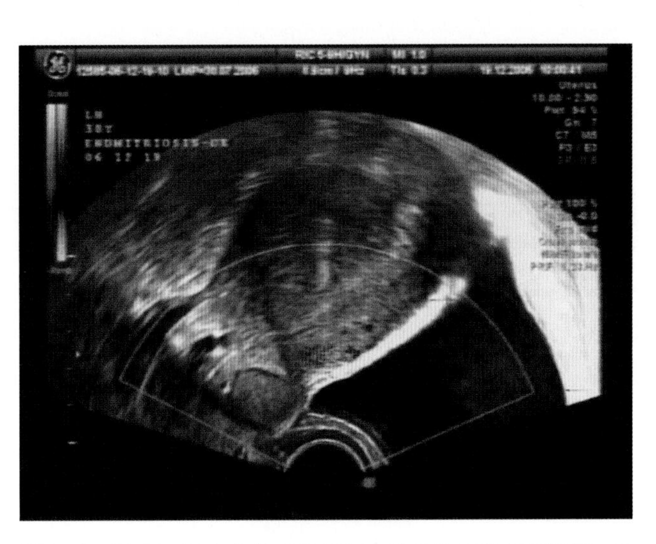

图6.69　子宫腺肌症合并宫颈子宫内膜异位囊肿超声图像。患者，38岁，痛经史。超声图像显示，子宫饱满、增大，宫波前移，后壁增厚，栅栏状回声，异位病灶于子宫后壁局限集中，宫颈前唇处可见一囊性肿物，内为密集点状颗粒，考虑为子宫内膜异位囊肿。

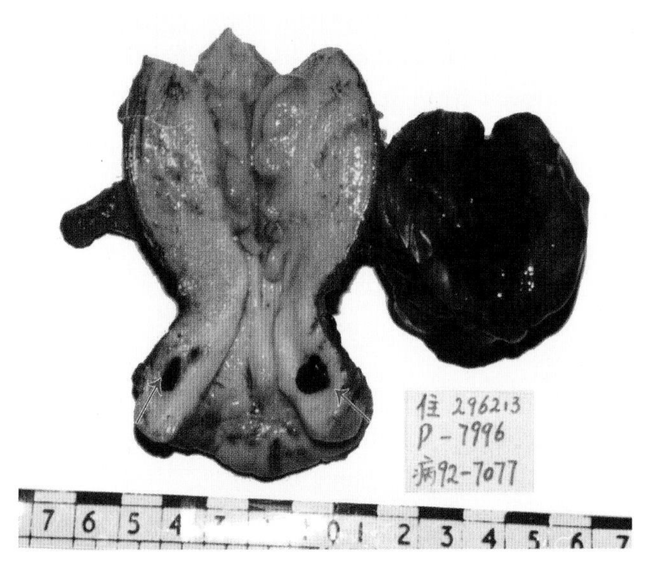

图6.70　图6.69患者的术后标本。子宫饱满、粗糙，箭头所指处为宫颈子宫内膜异位囊肿，内可见出血病灶。子宫旁可见巧克力囊肿。

子宫腺肌症的鉴别诊断

子宫腺肌症应和以下疾病相鉴别：

- 慢性子宫肥大；
- 子宫肌瘤；
- 功能失调性子宫出血；
- 盆腔静脉淤血症。

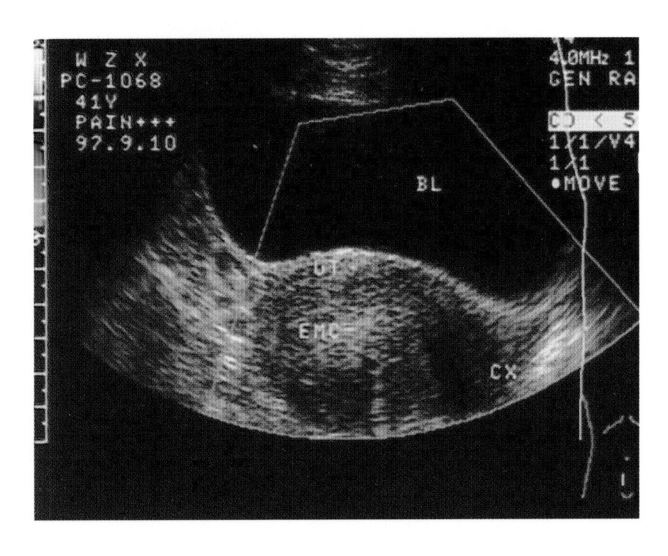

图6.71　子宫腺肌症超声图像。患者，41岁，痛经进行性加重+++。图上可见，子宫饱满、增大，宫波前移，肌壁回声粗糙。BL，膀胱；UT，子宫；CX，宫颈；EMC，子宫内膜

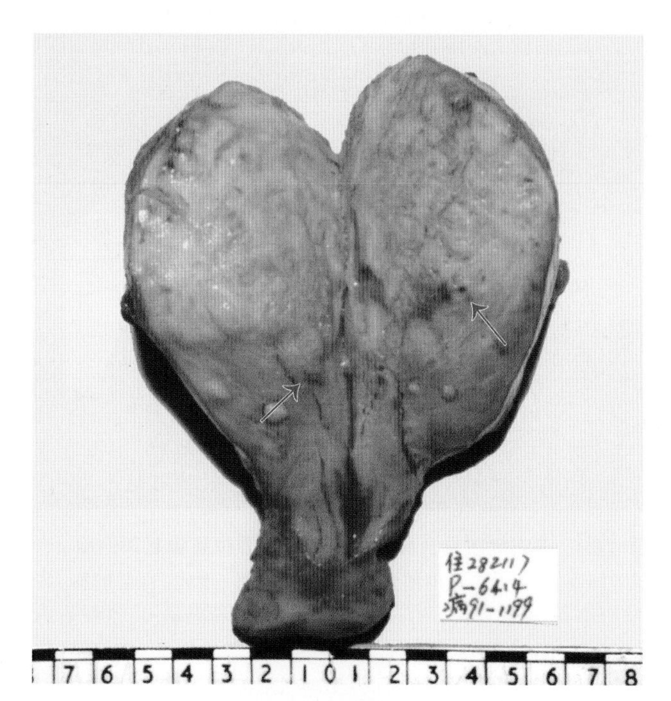

图6.72 **图6.71患者子宫腺肌症的术后标本**。图上可见，子宫饱满、增大，肌壁回声粗糙。箭头所指处为子宫内膜异位病灶。

慢性子宫肥大

- 子宫肥大，肌壁颗粒粗糙。
- 宫波居中。
- 无痛经。

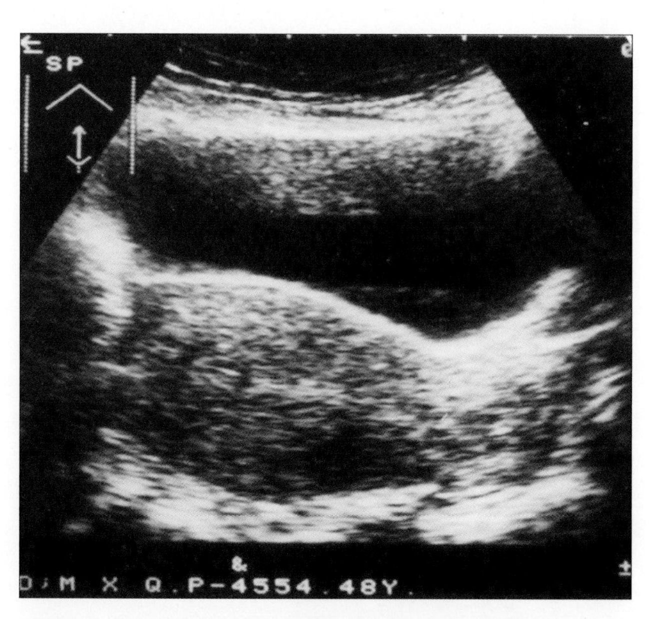

图6.73 **慢性子宫肥大超声图像**。患者，48岁，无痛经史。超声图像显示，子宫均匀增大，宫波居中，肌壁回声粗糙。

子宫肌瘤

- 肌间肌瘤，其外形可为均匀增大。
- 肌瘤为衰减圆形。
- 周围有包膜及血流，血流频谱为子宫动脉频谱。

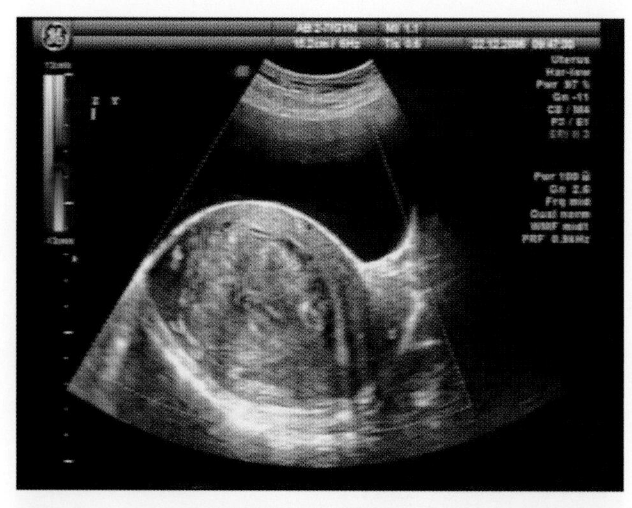

图6.74 **子宫肌瘤超声图像**。患者，27岁，黏膜下肌瘤。超声图像显示，宫腔内可见一肌瘤影像，血流较丰富，周边可见裂隙（假包膜）。

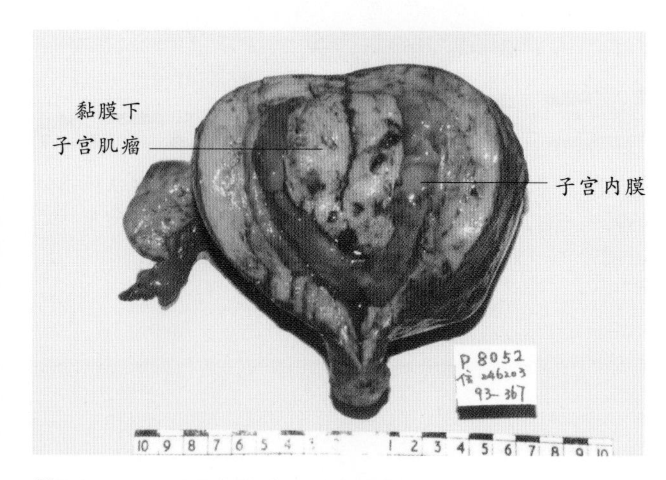

图6.75 **图6.74患者黏膜下子宫肌瘤标本**。

图6.76 子宫肌瘤钙化环超声图像。患者，32岁。超声图像显示，子宫肌瘤钙化环，周边可见环状影像，伴声影，酷似胎儿颅骨环。

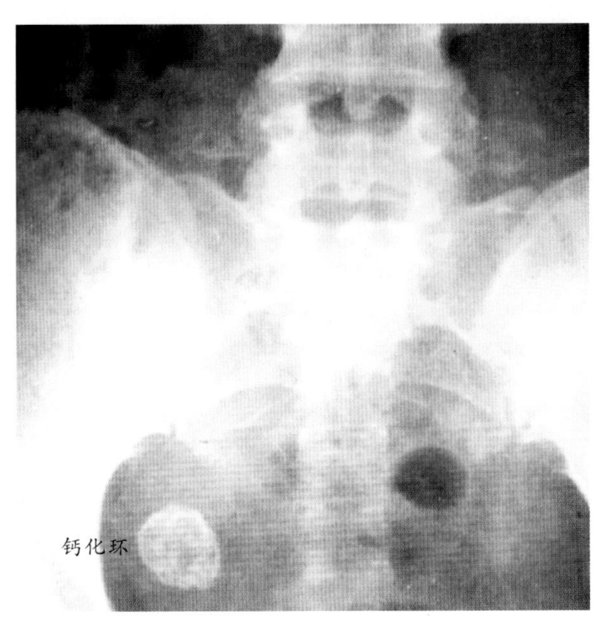

图6.77 图6.76患者子宫肌瘤钙化环的X线片。盆腔内可见一高密度影，为肌瘤的钙化包膜。

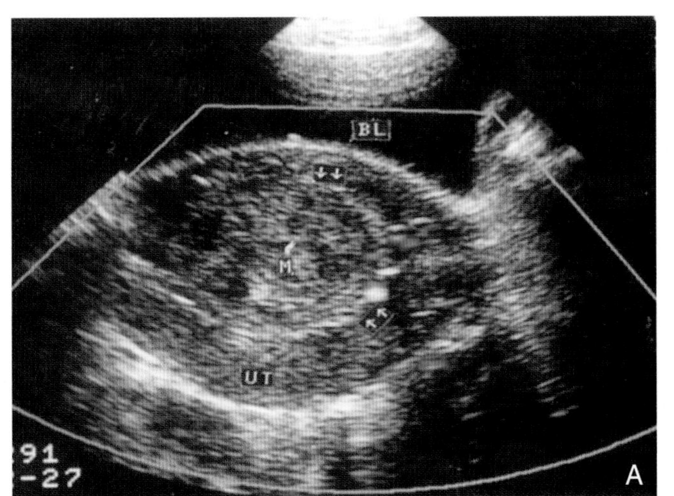

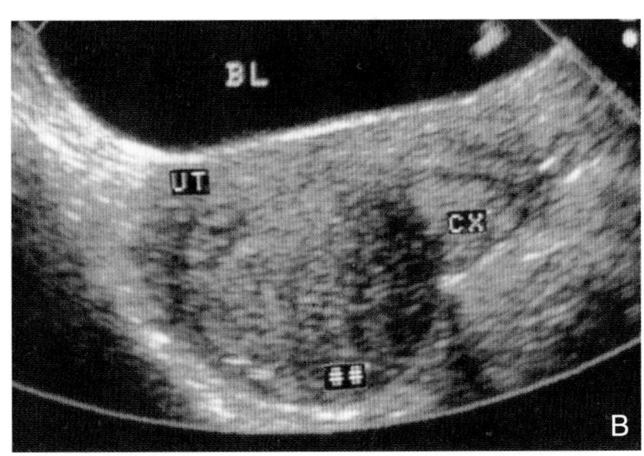

图6.78 子宫腺肌瘤与子宫肌瘤的鉴别诊断。(A)子宫肌间肌瘤，周边可见环状血流信号(箭头)。(B)子宫腺肌瘤超声图像。子宫后位，饱满、增大，宫波前移，后壁增厚，后壁子宫异位灶局限聚集(#)，界限欠清晰，血流不丰富，多为散在。
BL，膀胱；UT，子宫；CX，宫颈

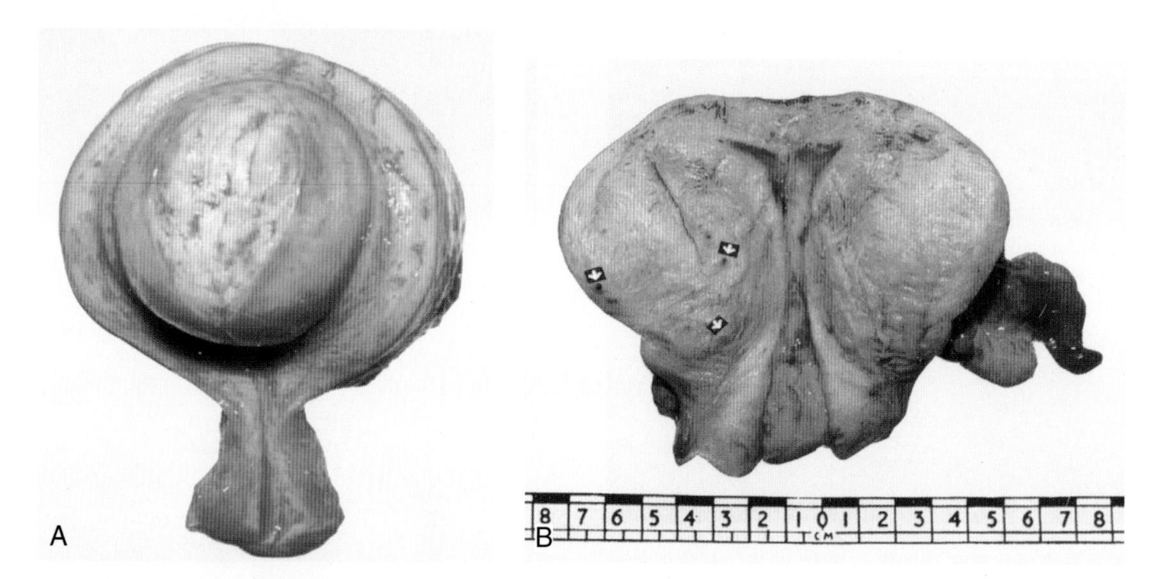

图6.79 子宫腺肌瘤与子宫肌瘤的标本鉴别。(A)子宫肌瘤标本:肌瘤有明显界限,可见包膜,切开宫壁后肌瘤自动向外突出。(B)子宫腺肌瘤标本:子宫肌壁反应性增厚,瘤体无明显界限,且可见多个散在囊性出血灶(箭头)。

功能失调性子宫出血

- 子宫肥大。
- 子宫内膜增厚,可呈梭形或球形,回声强。
- 两侧卵巢可增大,含囊泡。

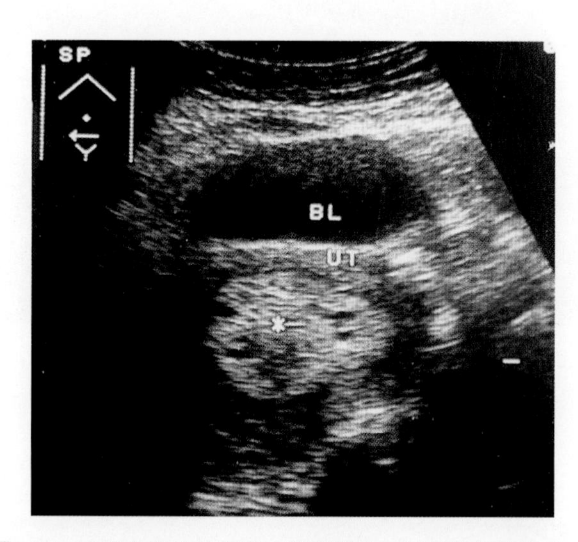

图6.80 功能失调性子宫出血超声图像。子宫增大呈球形,内膜增厚呈团块状,其内可见散在小囊性区,为增生的腺体。BL,膀胱;UT,子宫

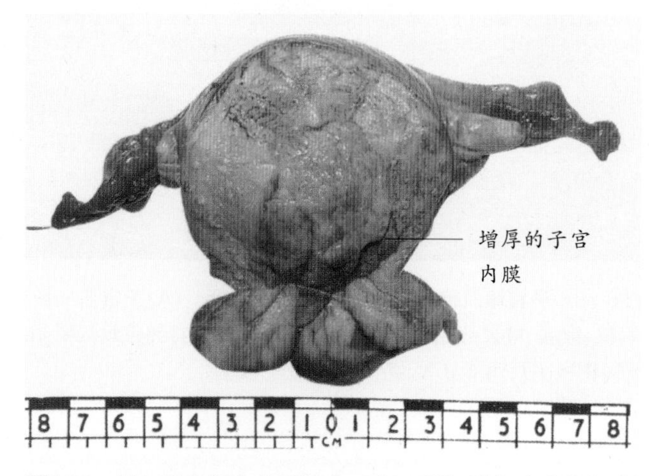

图6.81 图6.80患者的术后标本。图上可见,子宫球形增大,剖开子宫后,可见呈团状的子宫内膜。

盆腔静脉淤血症

• 临床表现：常有痛经及下腹坠痛史。

• 病理：盆腔静脉血流缓慢，壁薄缺乏筋膜外鞘的支持，没有瓣膜，易扩张和形成众多弯曲的静脉丛。

• 子宫肥大。

• 宫旁静脉扩张直径>1cm。

• 彩色多普勒：两侧见扩张成片的血流，为静脉频谱。

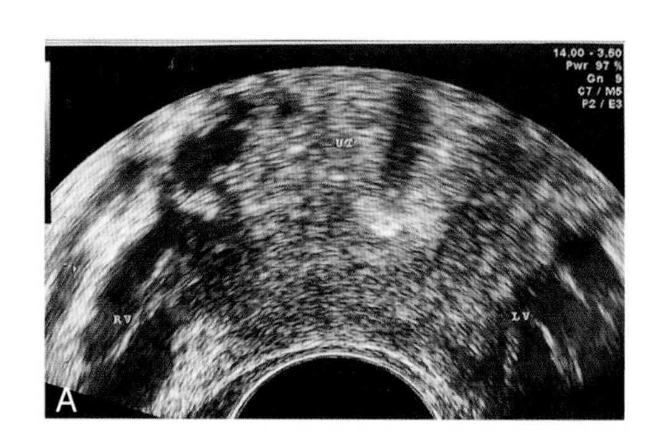

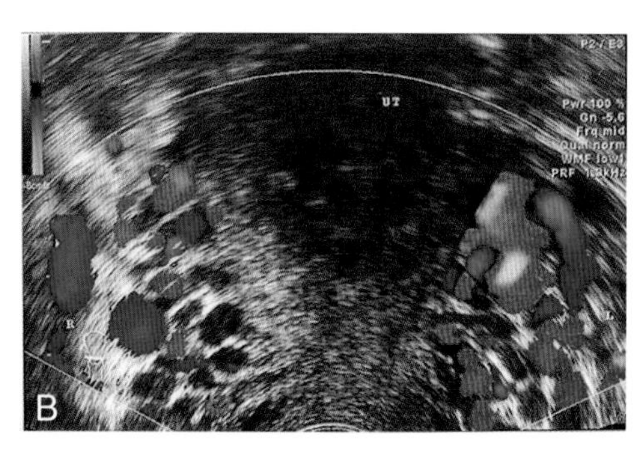

图6.82　盆腔静脉淤血症超声图像。(A)二维图像显示盆腔静脉淤血症。图上可见，子宫饱满，两侧宫旁可见多个扩张的静脉血管，直径多数>1cm。(B)彩色多普勒成像。图上可见饱满子宫两旁多数扩大的静脉血管呈静脉频谱。

UT，子宫；RV，右侧宫旁静脉；LV，左侧宫旁静脉

第7章

功能失调性子宫出血的超声诊断

正常子宫内膜月经前期可达10~13mm。

定义

功能失调性子宫出血(DUB),简称功血,为妇科常见病,属异常子宫出血(AUB)范畴。是指由调节生殖的神经内分泌机制失常引起的异常子宫出血。

功血可分为无排卵性和排卵性两种,其中无排卵性功血约占85%。

病理

无排卵性功血患者子宫内膜由于受雌激素持续作用而无黄体酮拮抗,可发生不同程度的增殖性改变,少数可呈萎缩性改变。

增生期子宫内膜(子宫内膜增生期改变)

子宫内膜所见与正常月经周期中的增生期内膜并无区别,只是在月经周期后半期甚至月经期表现为增生期形态。

子宫内膜增殖症

根据国际妇科病理协会(ISGP,1987)分为以下三型。

单纯型增生

子宫内膜全部或局部增厚,腺体数目增多,呈囊性扩张,呈干酪样。发展为子宫内膜腺癌的概率仅为1%。

复杂型增生

腺体增生明显且拥挤,结构复杂,出现腺体与腺体相邻呈背靠背现象,间质减少,无细胞异型性。约3%可发展为子宫内膜腺癌。

不典型增生

指腺体增生并具有细胞不典型,腺上皮细胞出现异型增生,细胞形态及排列不规则。约1/3可发展为子宫内膜腺癌,不典型增生不属于功血范畴。

萎缩型子宫内膜

子宫内膜萎缩菲薄,腺体少而小,腺管狭而直,间质少而致密。

无排卵性功血的超声图像

- 由于雌激素刺激,子宫均匀性增大。
- 子宫内膜增厚:内膜呈梭形或是圆球形光团,其内含有扩张的腺体,边缘整齐。
- 两侧卵巢饱满、增大。

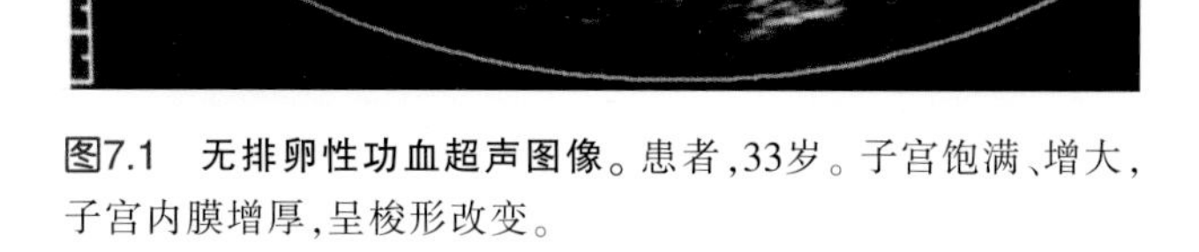

图7.1　无排卵性功血超声图像。患者,33岁。子宫饱满、增大,子宫内膜增厚,呈梭形改变。
UT,子宫;BL,膀胱

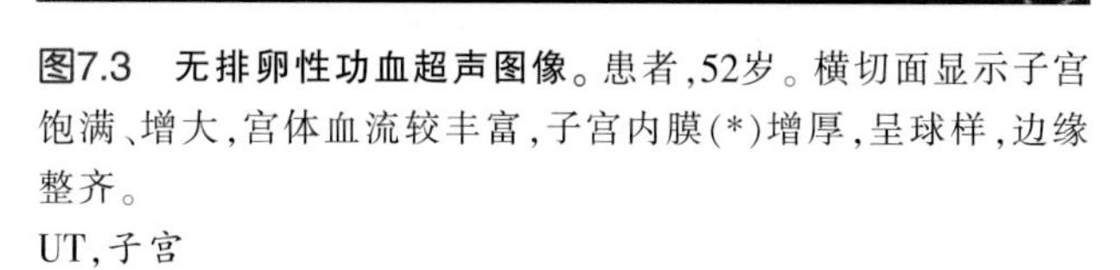

图7.3　无排卵性功血超声图像。患者,52岁。横切面显示子宫饱满、增大,宫体血流较丰富,子宫内膜(*)增厚,呈球样,边缘整齐。
UT,子宫

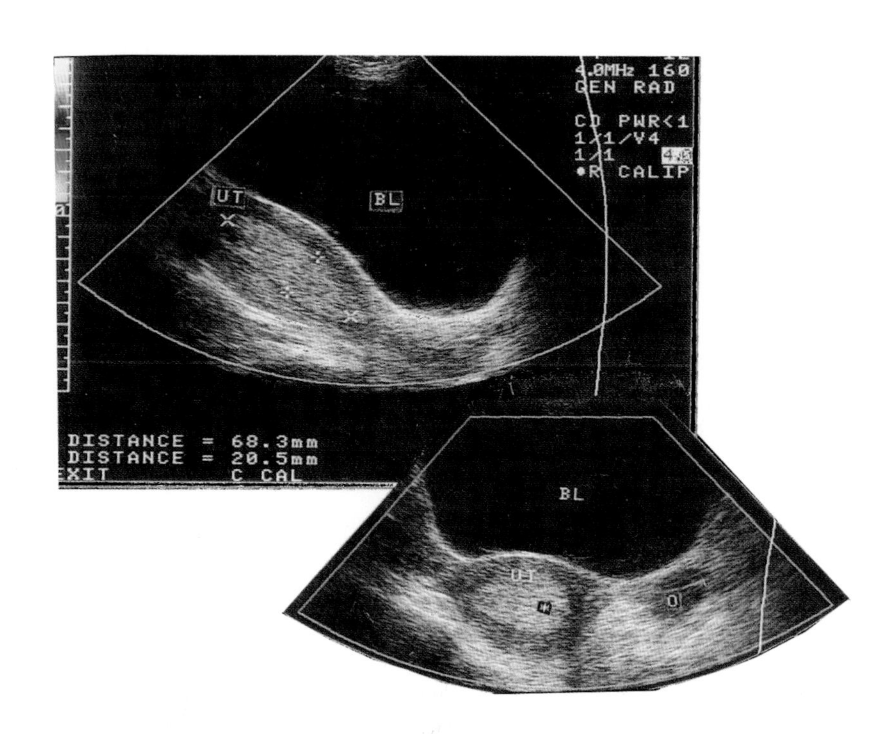

图7.2　无排卵性功血超声图像。上图为纵切面,可见子宫饱满、增大,子宫内膜增厚,呈梭形。下图为横切面,*所指处为增大的子宫内膜。
BL,膀胱;UT,子宫;O,卵巢

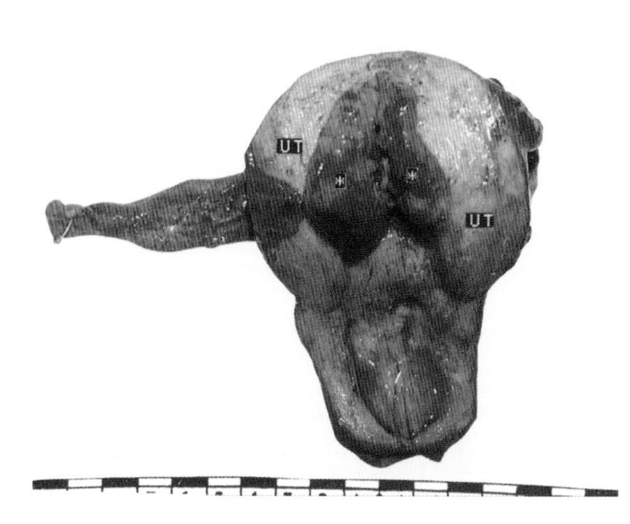

图7.4　图7.3患者的术后标本。剖开子宫可见呈球样增生的子宫内膜(*)。

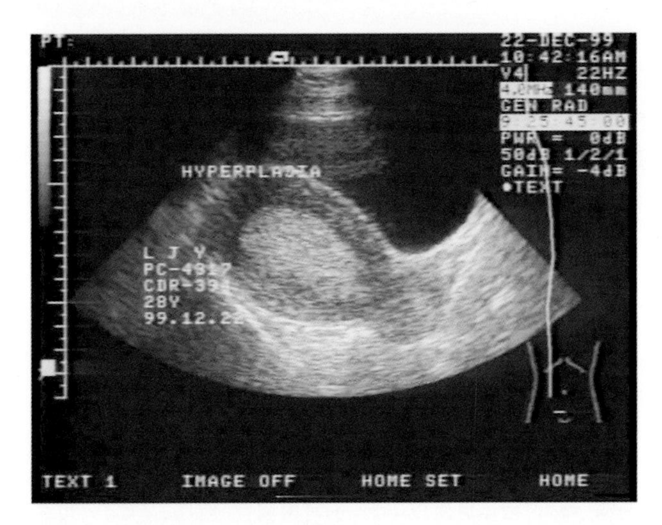

图7.5 无排卵性功血超声图像。患者，28岁，不孕史。超声图像显示，子宫饱满、增大，子宫内膜增厚，呈球样，边缘整齐，内可见多个扩张的腺体。

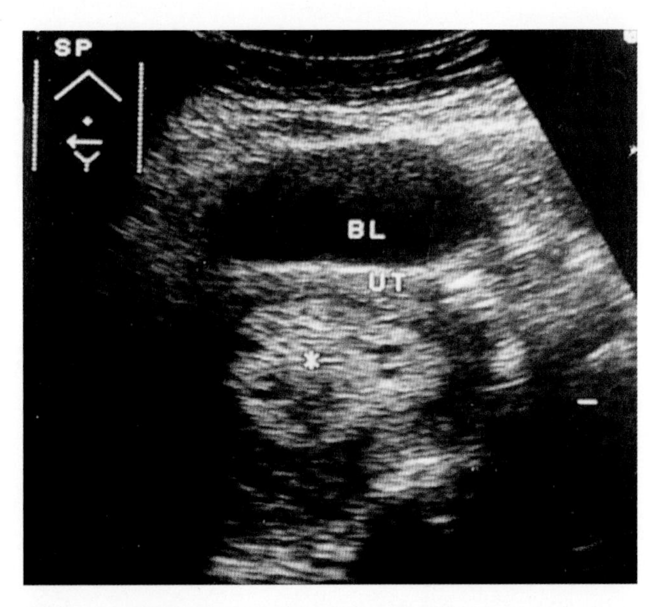

图7.6 无排卵性功血，复杂型增生超声图像。患者，45岁。图上可见子宫内膜(*)增厚，内腺体扩张明显且拥挤，结构复杂，约3%可发展为子宫内膜腺癌。

BL，膀胱；UT，子宫

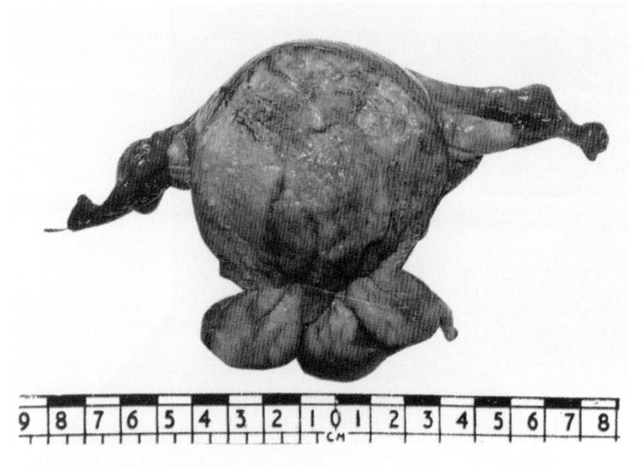

图7.7 图7.6患者的术后标本。剖开子宫可见增厚的子宫内膜呈球样改变，术后病理为复杂型增生。

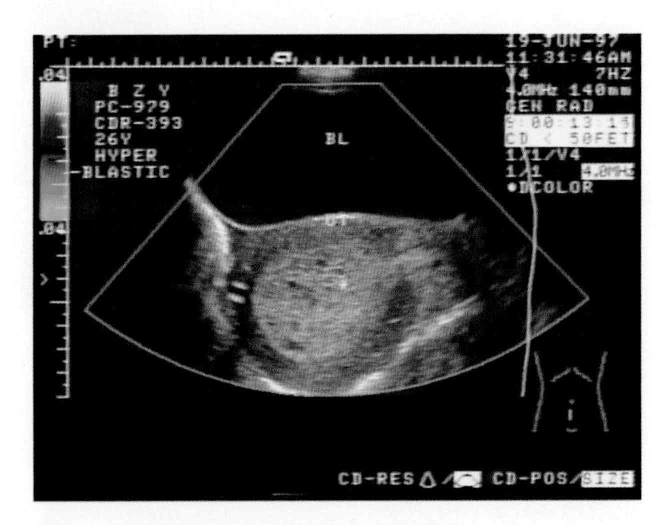

图7.8 无排卵性功血，复杂型增生超声图像。患者，26岁。超声图像显示，子宫饱满、增大，子宫内膜增厚，呈球样，内可见多个扩张拥挤的腺体，结构复杂紊乱。

BL，膀胱；UT，子宫

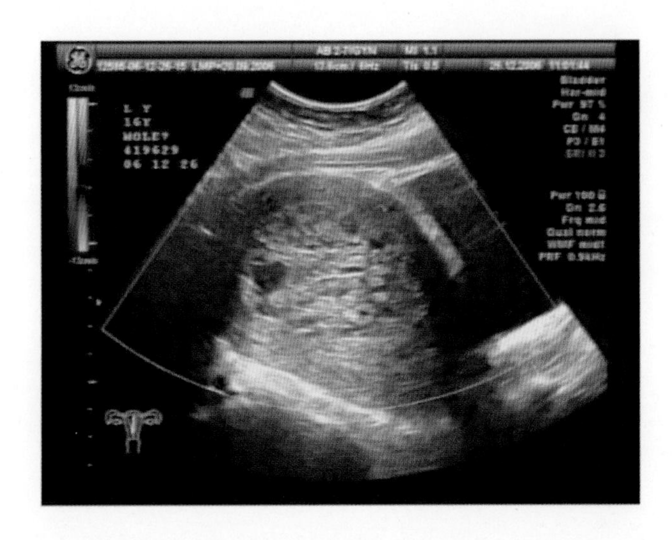

图7.9 无排卵性功血，复杂型增生超声图像。患者，16岁。超声图像显示，子宫内膜增厚，呈团状，内腺体增生明显且拥挤，结构复杂紊乱。

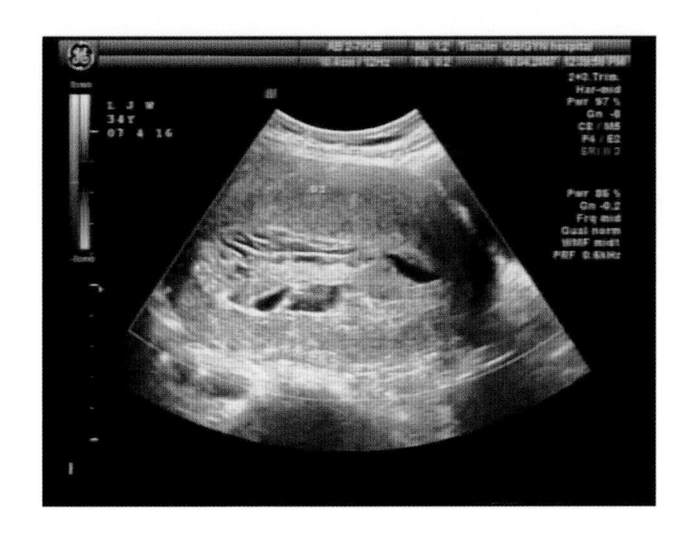

图7.10　无排卵性功血，复杂型增生超声图像。患者，34岁。超声图像显示，子宫内膜增厚，呈团状，内腺体增生明显且拥挤，结构复杂紊乱，约3%可发展为子宫内膜腺癌。

排卵性功血

子宫内膜不规则成熟、不规则脱落，因而有阴道不规则出血。B超不易辨别。

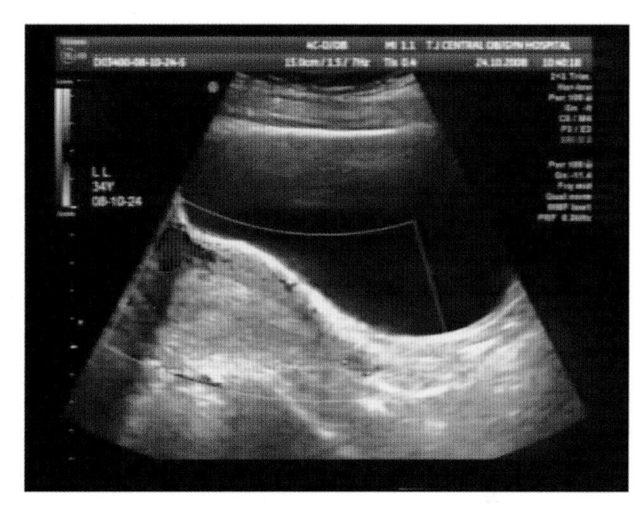

图7.11　排卵性功血超声图像。患者，34岁。超声图像无明显特异性改变，子宫内膜无明显增厚。

第 8 章

盆腔静脉淤血症的超声诊断

定义

盆腔静脉淤血症是一种独特疾病。

1958年以来，通过盆腔静脉造影证实了盆腔静脉充盈、扩张及血流速度缓慢，支持盆腔淤血，从而引入此种独特疾病的概念。

盆腔血液循环的特点

女性盆腔静脉数量多，结构薄弱。盆腔的中等静脉如子宫、阴道和卵巢静脉，一般都是2~3条静脉伴随一条同名动脉走行。卵巢静脉甚至可多达5~6条，形成网状静脉丛。这些静脉间有许多吻合支，形成生殖器官环状静脉，汇合后流向粗大的髂内静脉。

盆腔静脉血流缓慢，没有瓣膜，穿行在盆腔疏松的结缔组织内，因而易扩张形成众多弯曲的静脉丛。

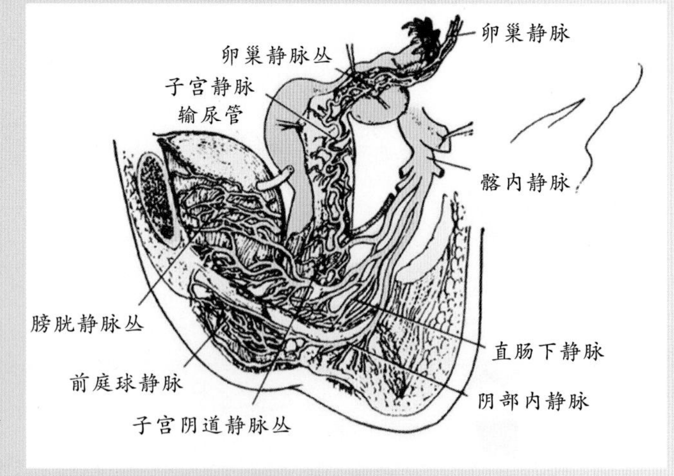

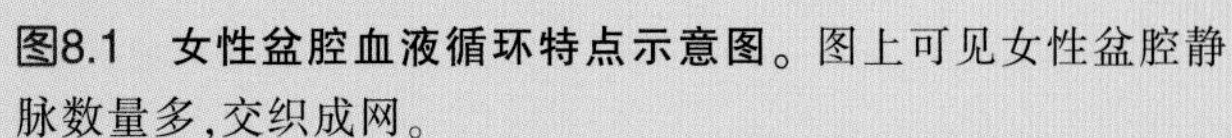
图8.1　女性盆腔血液循环特点示意图。图上可见女性盆腔静脉数量多，交织成网。

病因

由于盆腔静脉的解剖特点,以下因素可造成盆腔静脉淤血症:

- 长期站立或坐式工作者;
- 子宫后屈位;
- 多产;
- 输卵管结扎术。

临床症状

低位痛经,性感不快,极度疲劳,多见于25~40岁妇女。需与子宫腺肌症做鉴别。

妇科检查:子宫触痛,附件区压痛,偶有宫旁增厚感。

超声图像特点

- 子宫常为后位,饱满、略大,回声较低。有时可见浆膜下扩张的静脉。
- 子宫两旁可见多个扩张的静脉血管, 液性回声,直径多数>1cm。
- 彩色多普勒: 两侧见扩张成片的血流信号,为静脉频谱。玻璃体模式常呈子宫两侧成片的静脉血流。

参见图6.82。

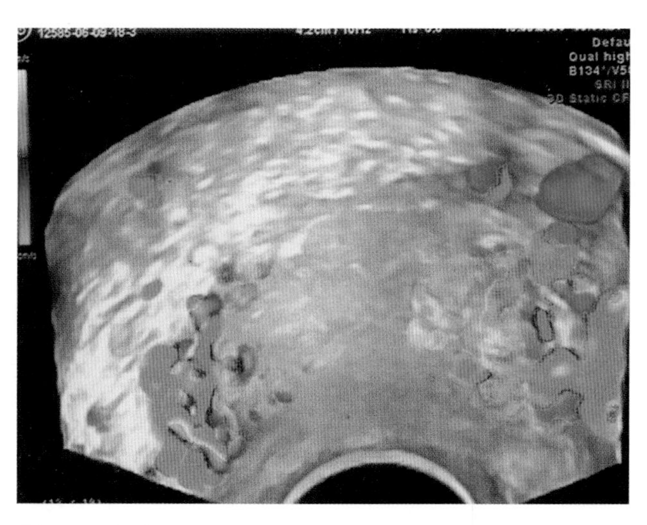

图8.2 盆腔静脉淤血症玻璃体模式图像。图上显示子宫两侧成片的静脉血流影像。

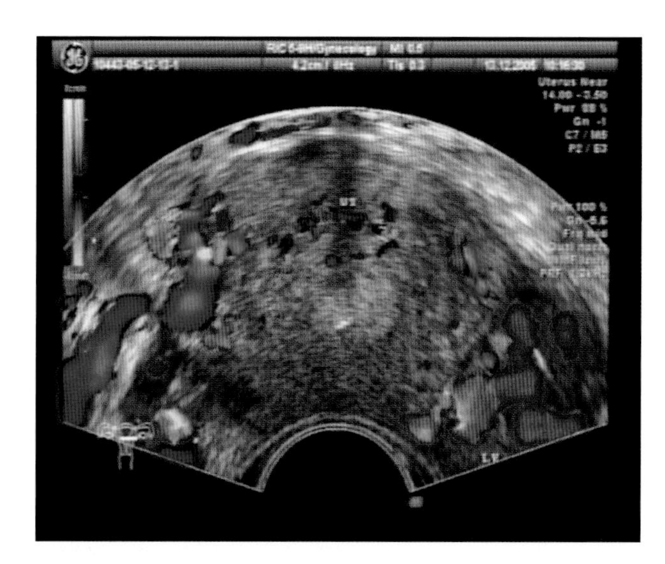

图8.3 盆腔静脉淤血症超声图像。

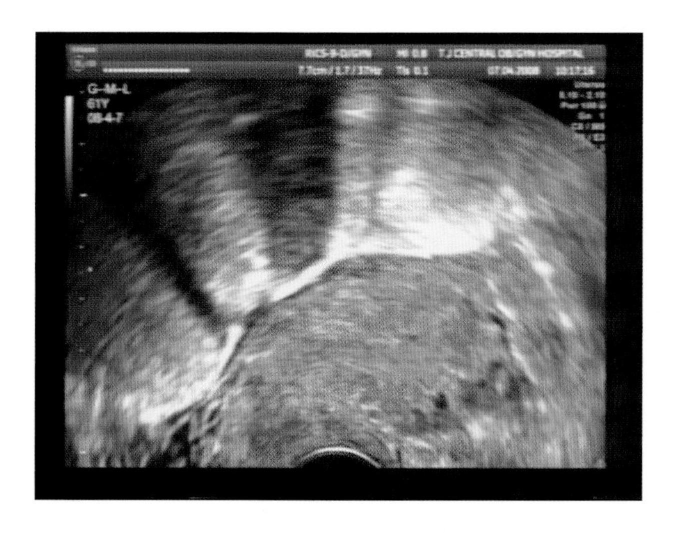

图8.4 盆腔静脉淤血症超声图像。患者,61岁。超声图像显示,子宫弓形动脉广泛扩张,子宫两侧血管成片扩张,内可见流动的血流信号。

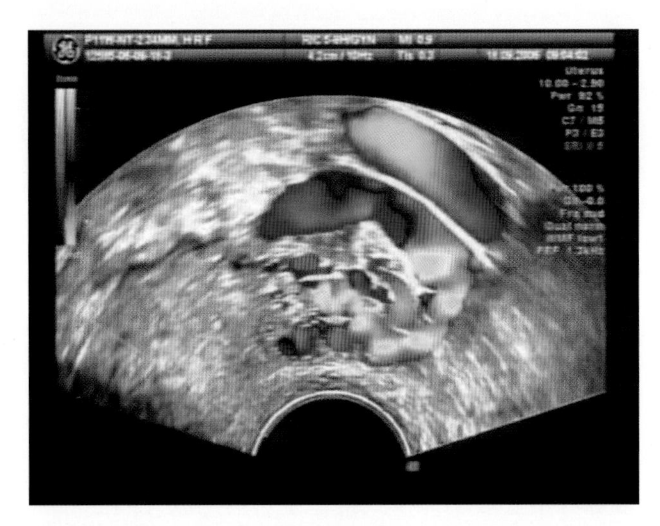

图8.5 盆腔静脉淤血症超声图像。患者，40岁，腹部坠痛史。超声图像显示，子宫饱满，弓形动脉扩张，子宫两侧可见片状扩张的粗大血管，内可见液体流动，其中血管内径较宽处约8mm。

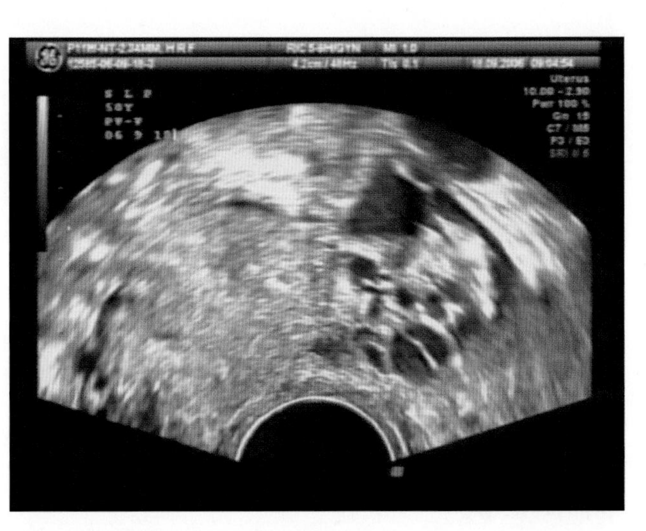

图8.6 盆腔静脉淤血症超声图像。患者，50岁。超声图像显示，子宫双侧可见成片扩张的血管，内可见血液流动。玻璃体模式显示，子宫两侧成片扩张的静脉影像。

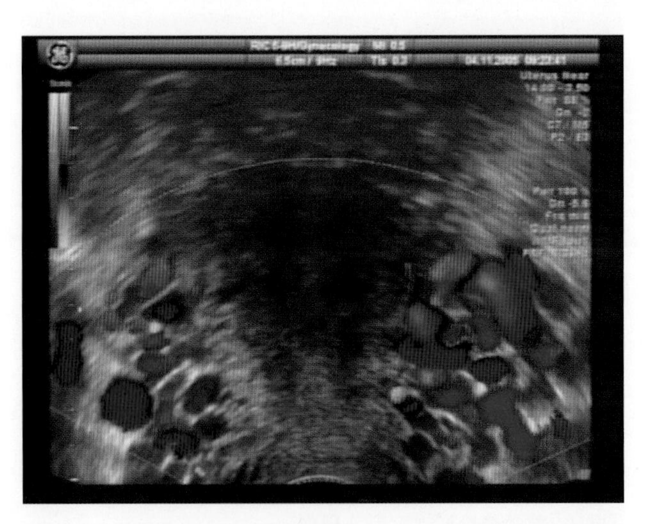

图8.7 盆腔静脉淤血症超声图像。子宫双侧可见扩张成团的静脉血管，内可见丰富的血流信号。

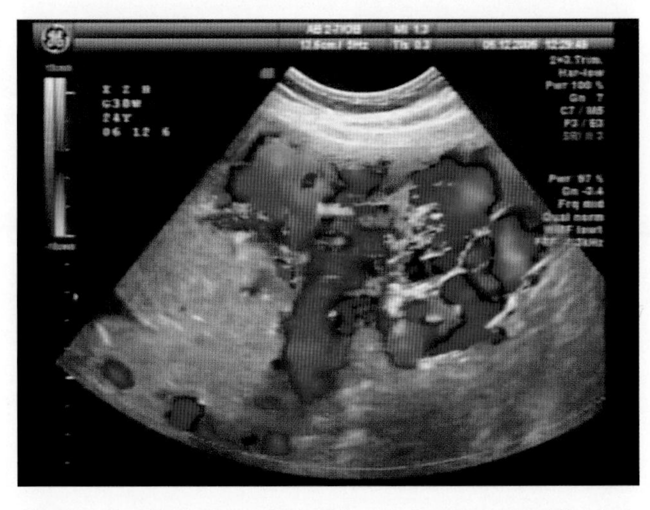

图8.8 盆腔静脉淤血症超声图像。患者，24岁，孕38周。超声图像显示，增大的子宫旁可见粗大的血管扭曲交织成片，内可见血液流动。

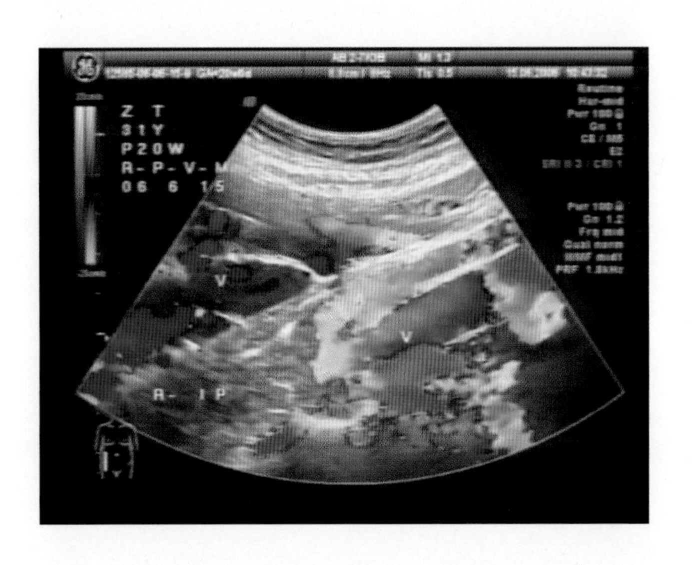

图8.9 盆腔静脉淤血症超声图像。患者，31岁，孕20周。超声图像显示孕妇的右侧髂内动、静脉及右侧髂腰肌，髂腰肌上方可见扩张的静脉血管交织成网状，内可见丰富的静脉血流信号。

第9章

盆腔生殖器官炎症的超声诊断

盆腔炎分为急性与慢性。

急性盆腔生殖器官炎症

子宫急性炎症

急性子宫内膜炎

急性子宫内膜炎症状有下腹痛、脓性分泌物及白细胞增高。

超声图像特点

- 子宫饱满或略大。
- 子宫内膜增厚、肿胀。
- 回声强。
- 血流较丰富。

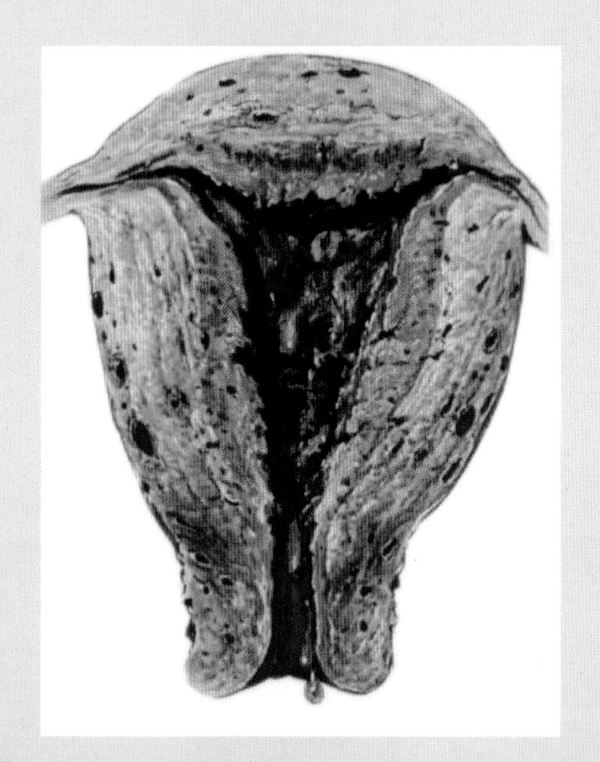

图9.1 急性子宫内膜炎示意图。图上可见子宫饱满，子宫内膜增厚、肿胀，子宫内可见脓性分泌物。

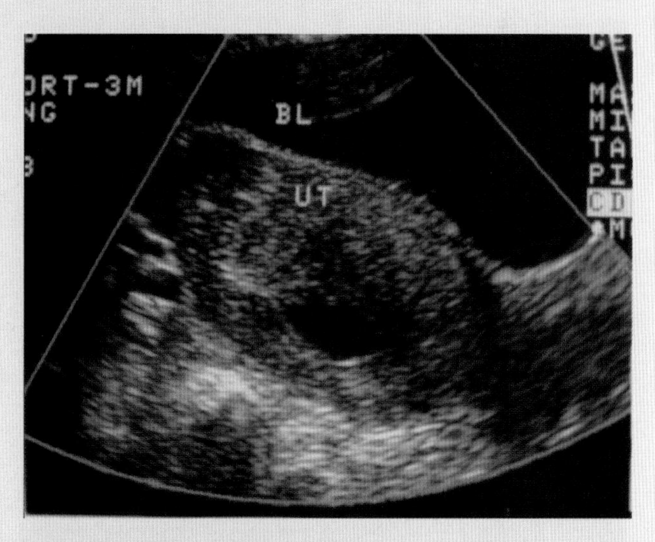

图9.2 急性子宫内膜炎超声图像。患者，腹痛及流脓性分泌物3个月史。超声图像显示，子宫饱满、增大，肌壁增厚，子宫内膜增厚、粗糙，宫腔内可见液性暗区。
BL，膀胱；UT，子宫

急性子宫肌炎

急性子宫内膜炎进一步侵犯到子宫肌层发展为急性子宫肌炎。

临床症状与急性子宫内膜炎相同，症状加重。

超声图像特点

- 子宫饱满、增大，回声减低。
- 浆膜层增厚。
- 肌层与浆膜之间有衰减裂隙(渗出或脓液)。
- 子宫周围有液性暗区或直肠窝内少量液体。
- 血流很丰富。

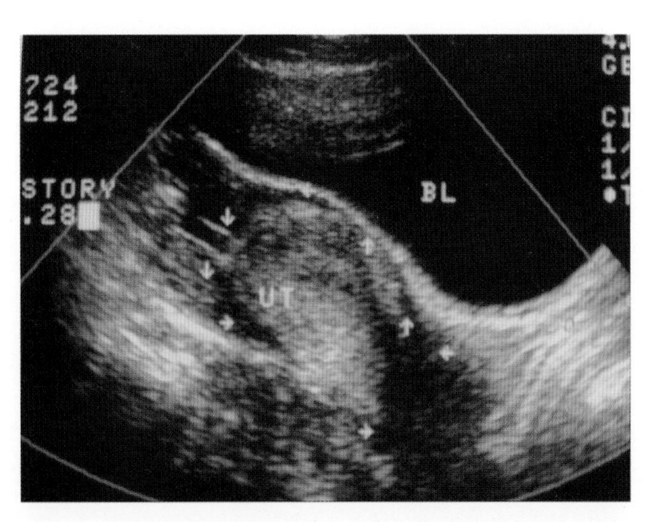

图9.3 重度子宫肌炎超声图像。患者，39岁，腹痛3年。超声图像显示，子宫饱满，回声衰减，浆膜层增厚，肌层与浆膜之间有衰减裂隙及子宫周围有液性暗区。考虑为渗出，因渗出子宫浆膜层与肌层分离(箭头)。
BL，膀胱；UT，子宫

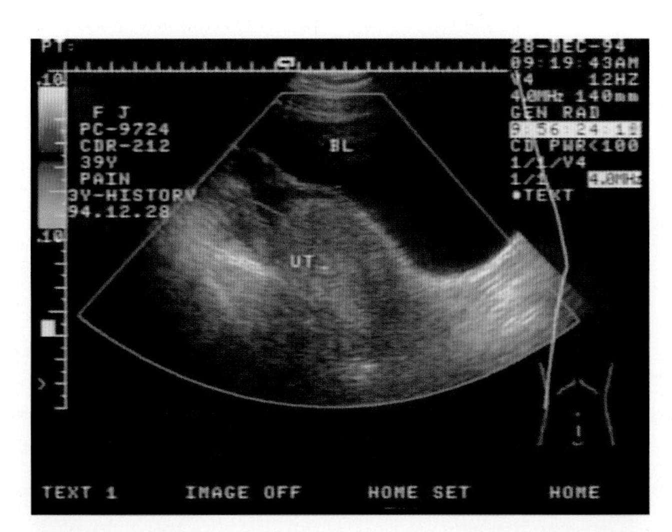

图9.4 与图9.3为同一患者。图上可见子宫肌层与浆膜层因渗出而造成的分离。
BL，膀胱；UT，子宫

图9.5 急性子宫肌炎超声图像。患者，中年，因腹痛来诊。图上可见，子宫饱满，回声衰减，浆膜层增厚，肌层血流丰富。考虑为急性子宫肌炎伴一侧附件囊性肿物。
UT，子宫；BL，膀胱；C，囊肿

宫腔积脓

宫腔积脓是宫颈管引流不畅，其原因为宫颈管粘连或有占位病变，前者多见于老年人炎症，后者多因宫颈占位病变，应引起重视。

超声图像特点

- 子宫增大或呈球状。
- 子宫内为液性暗区，内含光斑，或呈疏松束带状平面(脓栓)。
- 宫腔内壁有时可见脓痂呈回声强环状，厚薄不均，不光滑。
- 血流略丰富或不丰富。

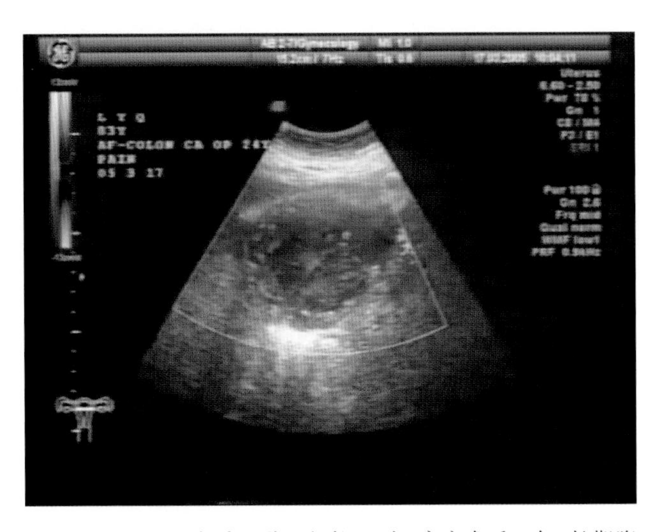

图9.6　宫腔积脓超声图像。患者，83岁，癌症术后24年，长期腹痛史。超声图像显示，子宫饱满、增大，宫腔内可见液性暗区，周边可见强回声脓栓形成，肌壁回声衰减。考虑为宫腔积脓。

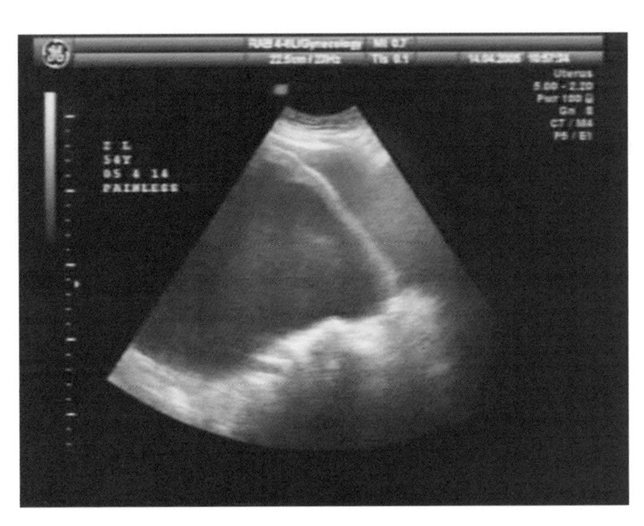

图9.7　宫腔积脓超声图像。患者，54岁。超声图像显示，子宫饱满、增大，宫腔内可见大量液性暗区，内可见点状颗粒，血流不丰富。

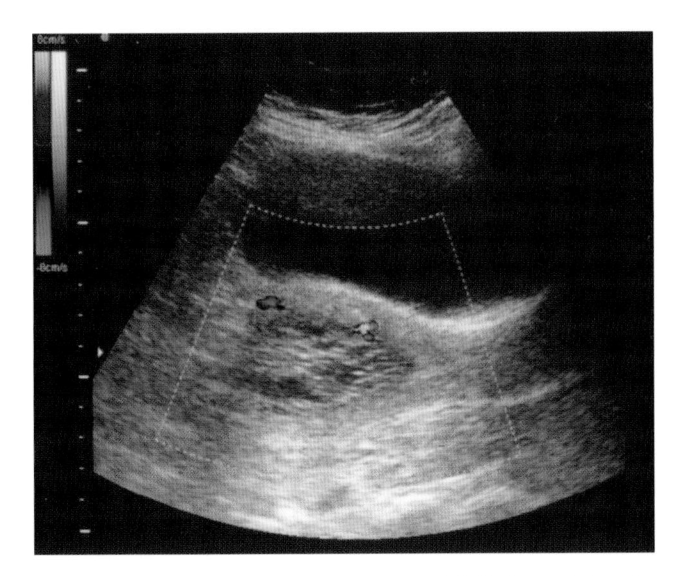

图9.8　宫腔积脓超声图像。图上可见，子宫饱满，宫腔内为液性暗区，内含疏松束带状脓栓，血流星点状。

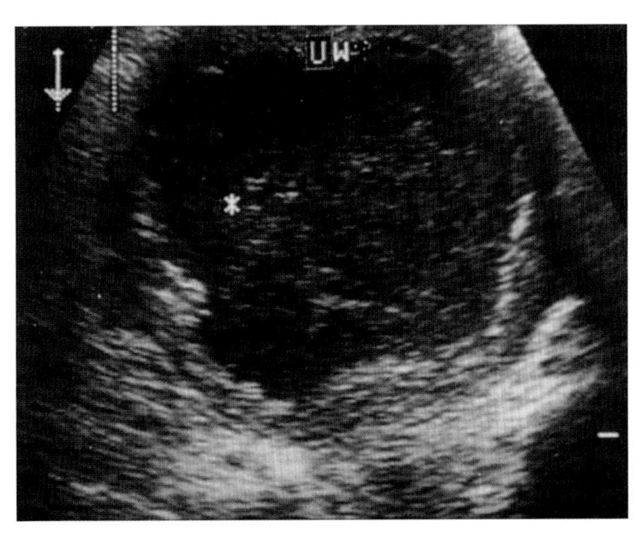

图9.9　宫腔积脓超声图像。子宫增大呈球状，子宫内为液性暗区，内含脓栓(*)，内壁可见强回声脓痂，厚薄不均、不光滑。

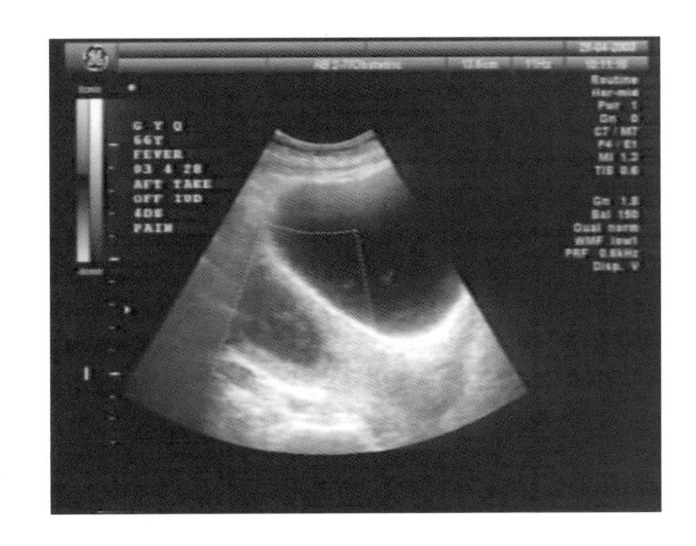

图9.10　宫腔积脓超声图像。患者，66岁，取环术后4天，腹痛、发热史。超声图像显示，子宫前位，宫腔内可见少量液性暗区，可见散在中强回声脓栓，血流不丰富，按压腹部可见宫腔内积脓缓慢流动。考虑为宫颈粘连、宫腔少量积脓。

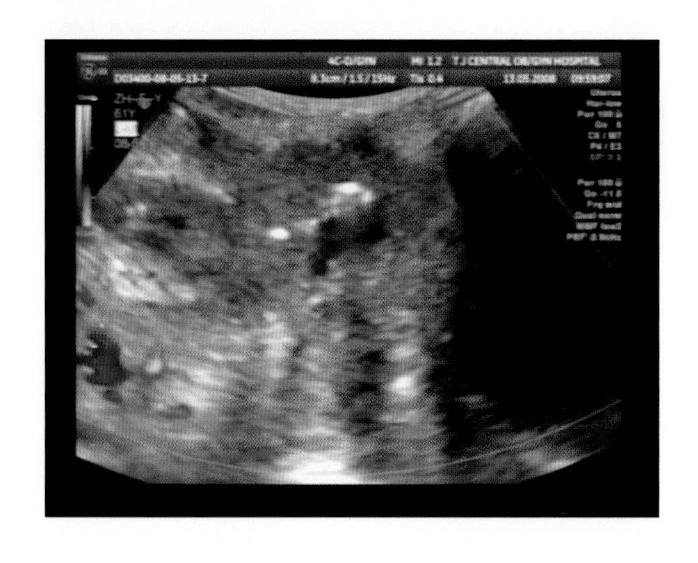

图9.11 宫腔积脓超声图像。患者,61岁，腹痛及脓性分泌物史。超声图像显示,子宫饱满、增大,肌壁粗糙,宫腔内可见强回声脓栓及积脓,炎症侵及一侧附件,回声稍强。考虑为子宫内膜炎,内膜处可见脓栓、宫腔积脓。

急性输卵管卵巢炎

急性输卵管炎包括如下几种:

- 轻型输卵管炎;
- 输卵管脓肿;
- 输卵管卵巢脓肿。

超声图像特点

- 脓肿形态:呈烧瓶状或球状囊肿。
- 囊壁较厚,常有粘连。
- 囊内为液性暗区,内可含隔或混浊颗粒及成囊沉积物。

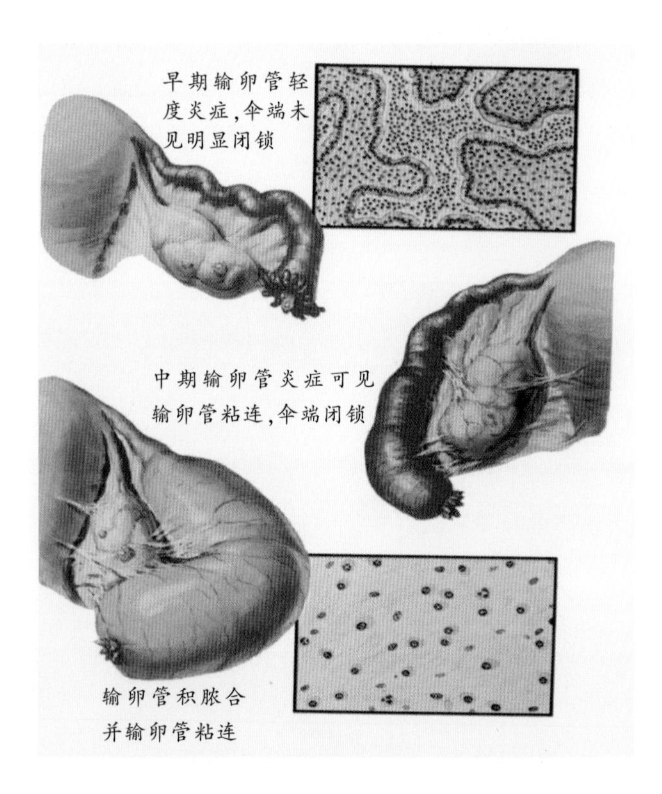

早期输卵管炎

炎症早期,输卵管水肿,尚无渗出粘连,伞端仍正常,有临床症状。炎症进一步发展,输卵管明显水肿、增粗,渗出使输卵管有渗出粘连,伞端开始闭锁,输卵管内可出现脓液,化验检查白细胞常增高。

超声图像特点

- 输卵管病变不明显,除感到下腹痛外,无明显发现。
- 炎症进一步发展可出现形态上的改变。
  - 输卵管水肿、增粗。
  - 有渗出,可有少量暗区。
  - 输卵管内可出现脓液。

图9.12 输卵管炎及输卵管脓肿发展演变过程示意图。

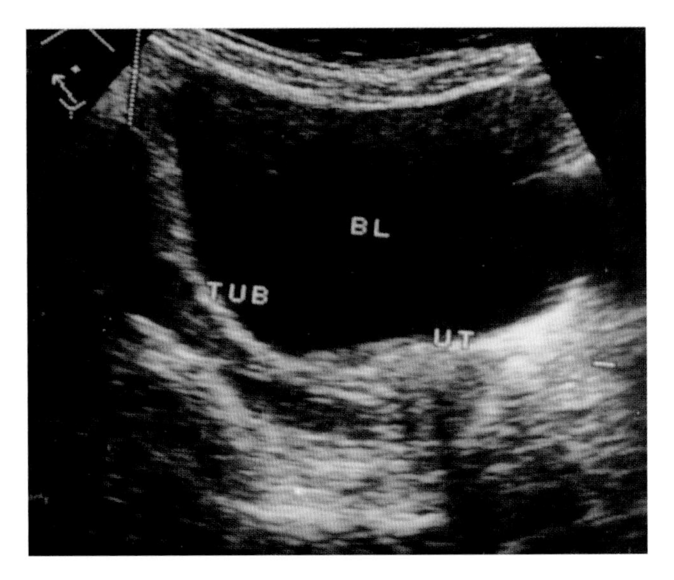

图9.13　中度输卵管炎，伞端闭锁超声图像。超声图像显示，子宫右侧输卵管增粗，伞端闭锁，内含有炎性积液。
TUB，增粗的输卵管；UT，子宫；BL，膀胱

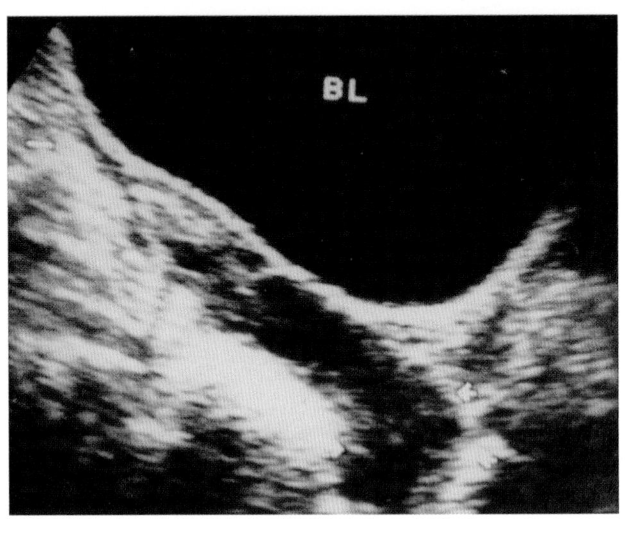

图9.14　中度输卵管炎，伞端闭锁超声图像。超声图像显示，子宫输卵管增粗，伞端闭锁，内含有炎性渗出，可能含脓液。箭头所指处为增粗的输卵管。
BL，膀胱

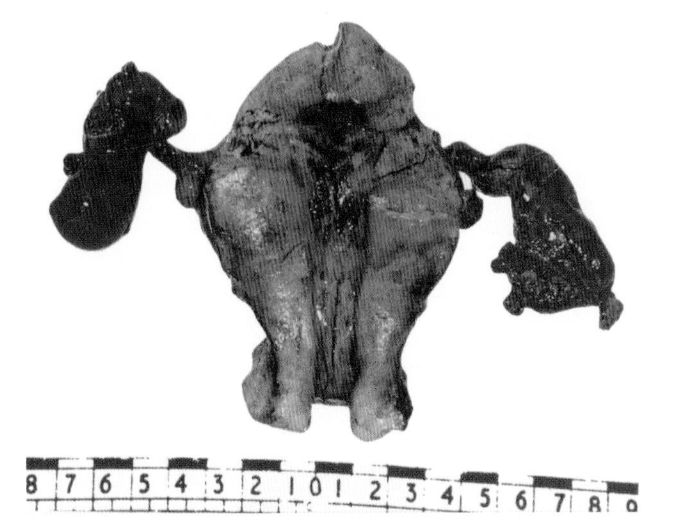

图9.15　图9.14患者的术后标本。图上可见，两侧输卵管闭锁、膨大，内含炎性渗出，可能含脓液。

重度输卵管脓肿

输卵管脓肿重度者伞端闭锁，脓液潴留输卵管内，脓肿烧瓶状或球状包块，囊壁厚。

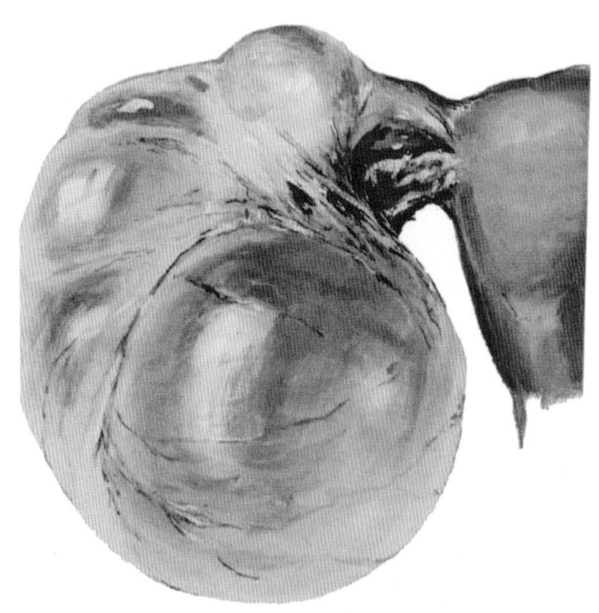

图9.16　重度输卵管脓肿示意图。

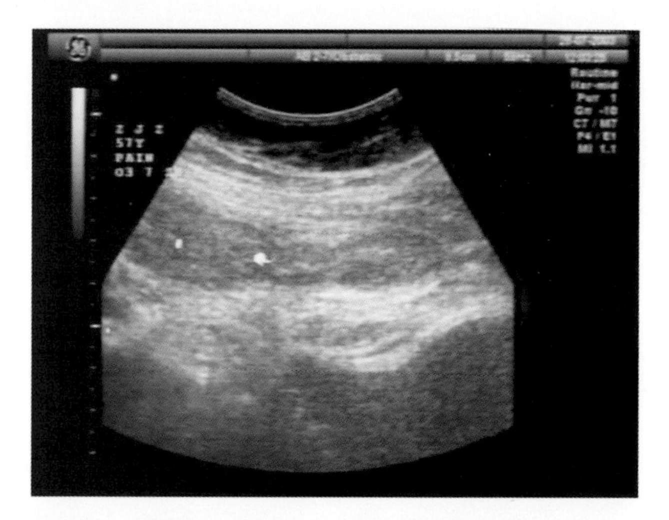

图9.17 输卵管脓肿超声图像。患者,57岁,腹痛史。患者一侧输卵管条索样增粗,内可见密集点状颗粒及絮状回声,周边可见肠管蠕动。考虑为时间较长的输卵管脓肿。

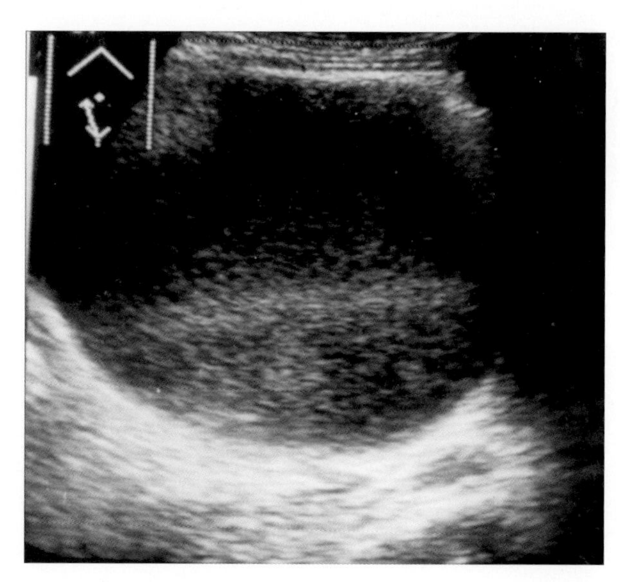

图9.18 重度输卵管脓肿超声图像。图上可见,右侧输卵管伞端闭锁,脓液大量潴留输卵管内,形成球状包块,囊壁厚,囊内脓液呈分层样颗粒。

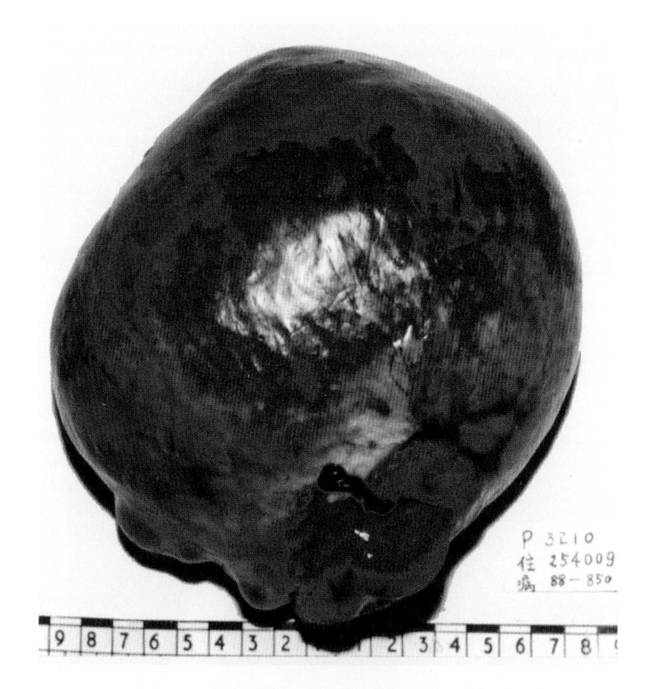

图9.19 图9.18患者右侧重度输卵管脓肿剥离术后标本。图上可见,剥离下的输卵管脓肿较大,壁厚,伞端水肿、闭锁。

输卵管卵巢脓肿

为单侧或双侧,也可出现在直肠窝内。输卵管脓肿与卵巢脓肿贯通,则形成多房性脓肿,盆腔器官界限不清。

超声图像特点:盆腔解剖结构紊乱,子宫肥大,血流丰富,其两侧有多隔的囊性肿物。

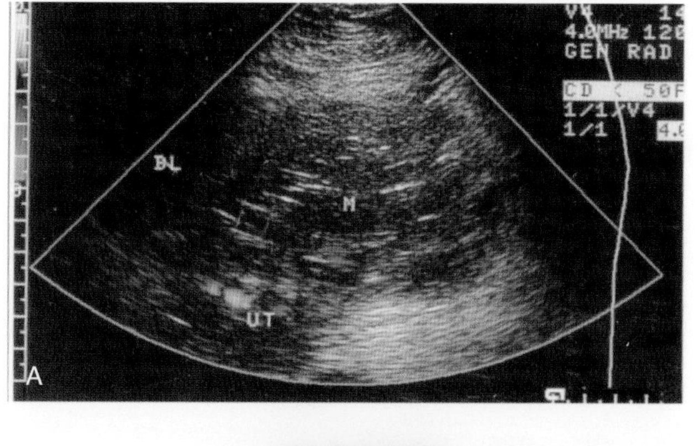

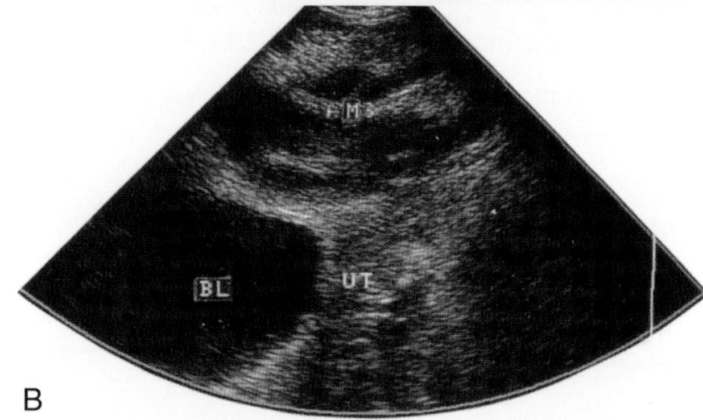

图9.20 输卵管卵巢脓肿超声图像。患者,49岁, 高烧并下腹痛,白带淋沥不断史。(A)横切面:子宫上方可见一边缘不清的包块(M),内可见散在多条强回声脓栓及细小分隔,其余为衰减回声。考虑为输卵管卵巢脓肿,宫腔内可见宫内环影。(B)子宫上方可见不规则的条形脓肿。

BL,膀胱;UT,子宫

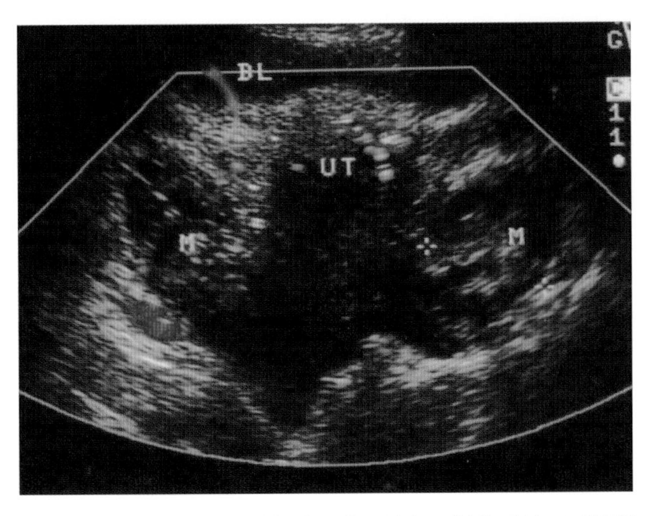

图9.21　**输卵管卵巢脓肿超声图像**。子宫双侧均可见一不规则包块(M),内可见散在多条强回声脓栓及细小分隔,其余为衰减回声。考虑为输卵管卵巢脓肿。

BL,膀胱;UT,子宫

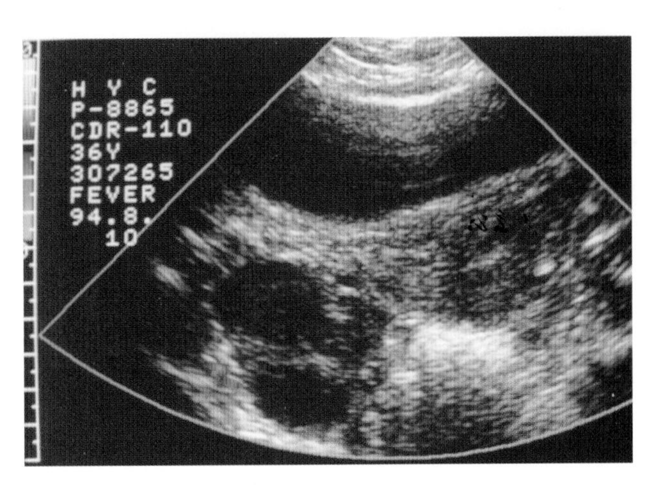

图9.22　**输卵管卵巢脓肿超声图像**。患者,36岁,发热史。超声图像显示,子宫右侧可见一不规则包块,内可见散在多条强回声脓栓及分隔。考虑为输卵管卵巢脓肿。

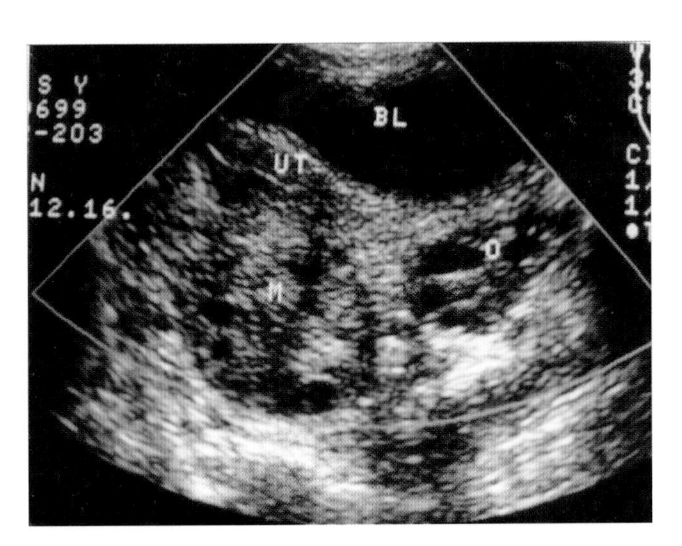

图9.23　**输卵管卵巢脓肿超声图像**。超声图像显示,子宫右下方可见一包块,内可见散在多条强回声脓栓及细小分隔。考虑为输卵管卵巢脓肿。子宫左侧可见左卵巢影像。

BL,膀胱;UT,子宫;O,卵巢

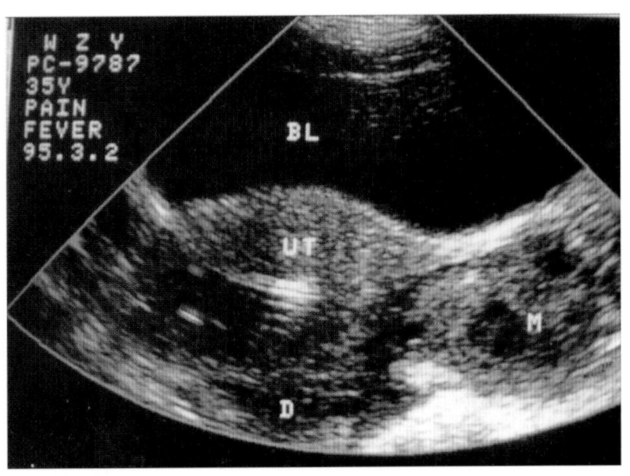

图9.24　**输卵管卵巢脓肿超声图像**。患者,35岁,腹痛、发热史。超声图像显示,横切面子宫左侧可见一不规则包块(M),内可见散在多条强回声脓栓及细小分隔,其余为衰减回声。考虑为输卵管卵巢脓肿。子宫及脓肿周边可见液性渗出。

BL,膀胱;UT,子宫

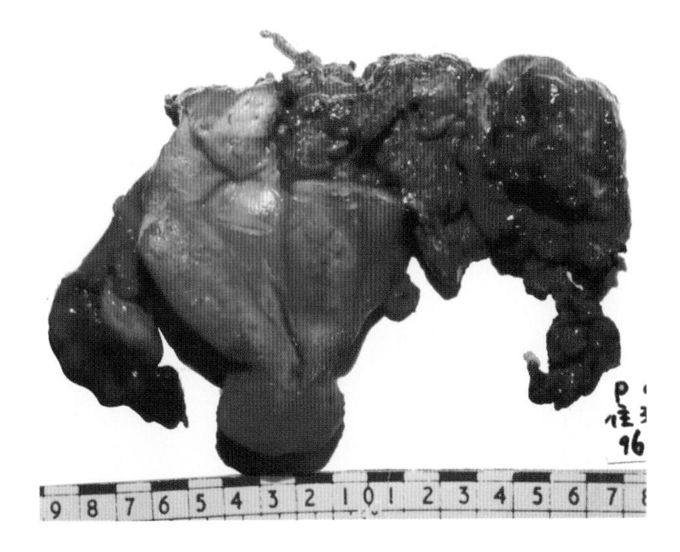

图9.25　**图9.24患者的术后标本**。子宫左侧可见输卵管卵巢脓肿,形态不规则,结构紊乱,组织糟脆。

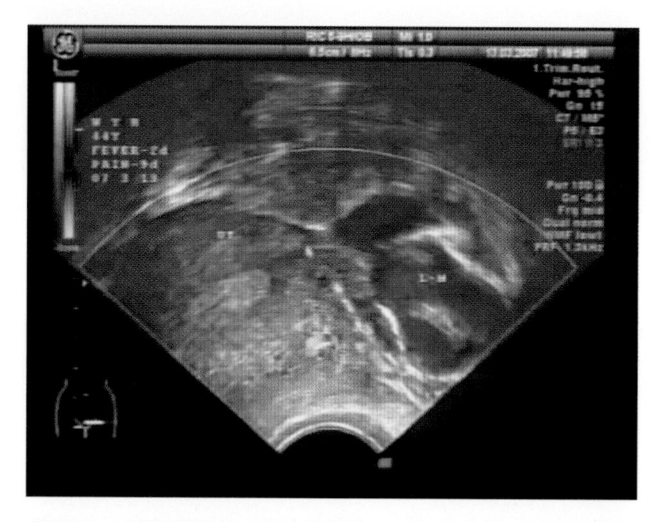

图9.26　输卵管卵巢脓肿超声图像。患者，44岁，发热2天，腹痛9天。图上可见子宫左侧混合性包块（M），部分走行迂曲、不规则，内为液性暗区及稀疏点状颗粒，部分回声衰减。考虑为输卵管卵巢脓肿。

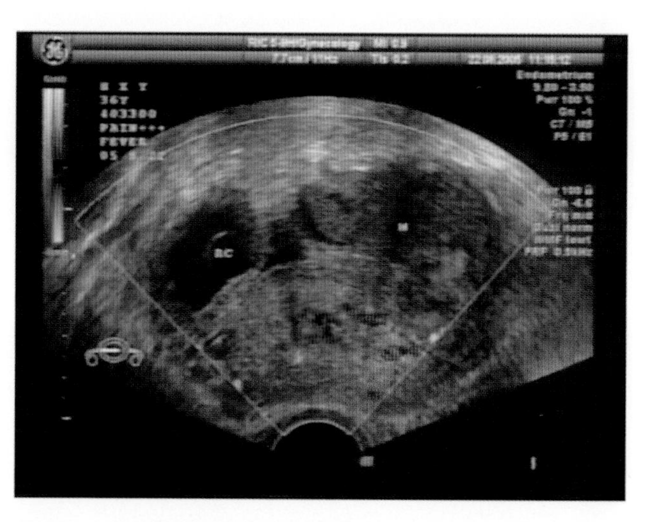

图9.27　输卵管卵巢脓肿超声图像。患者，36岁，腹痛+++，伴发热史。超声图像显示，子宫前位，宫腔内可见宫内环，子宫周围偏左见一不规则包块（M），部分为液性暗区，走行迂曲，部分回声衰减，内可见散在多条强回声脓栓及细小分隔。考虑为输卵管卵巢脓肿。子宫右侧可见右卵巢囊肿（RC）。

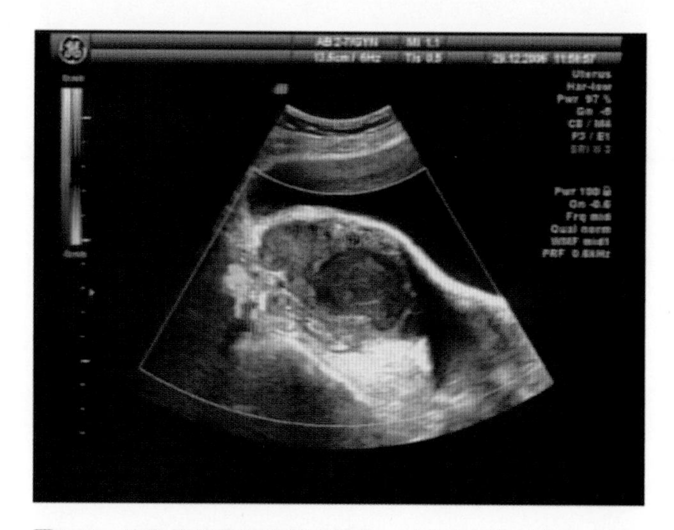

图9.28　输卵管卵巢脓肿超声图像。子宫右下方可见一包块，内可见密集点状颗粒及分隔，部分回声衰减。考虑为输卵管卵巢脓肿。

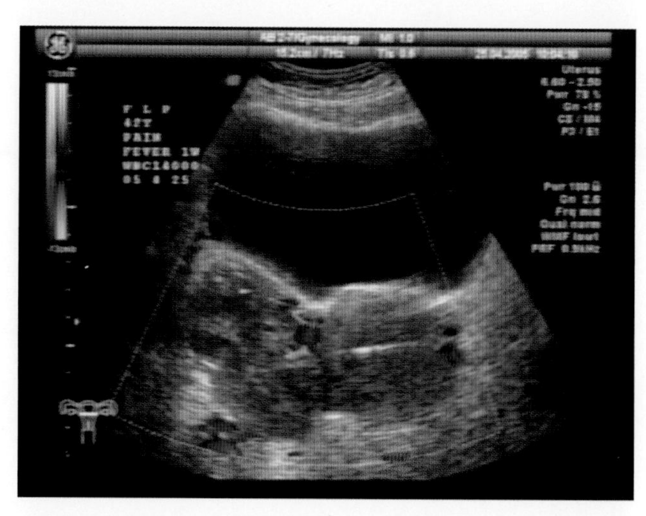

图9.29　输卵管卵巢脓肿超声图像。患者，42岁，腹痛、发热史，白细胞14 000/mm^3。子宫右侧可见一不规则包块，回声衰减，血流星点状。考虑为输卵管卵巢脓肿。宫腔内可见宫内环影。

盆腔积脓

严重盆腔炎症可形成暂时性盆腔游离积脓。

超声图像特点

- 子宫增大、肿胀。
- 子宫周围可见游离混浊脓液，可呈带状流动。
- 周围血流丰富。

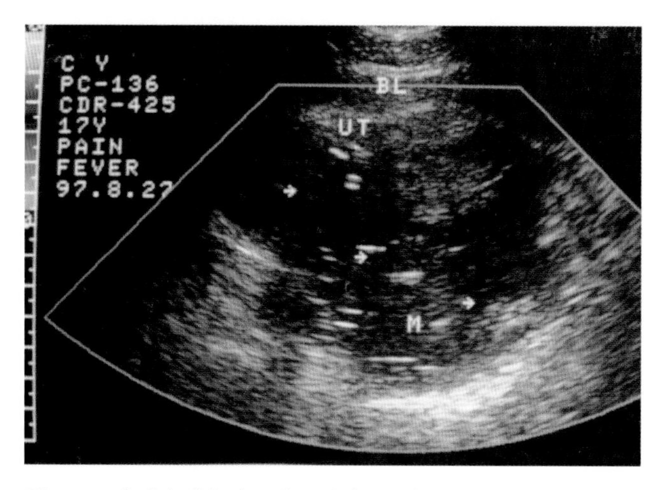

图9.30　盆腔积脓超声图像。患者，17岁，腹痛、发热史。超声图像显示子宫增大、肿胀，子宫周围可见大量脓液，内可见多条强回声短条状脓栓，箭头所指处为脓栓。

BL，膀胱；UT，子宫

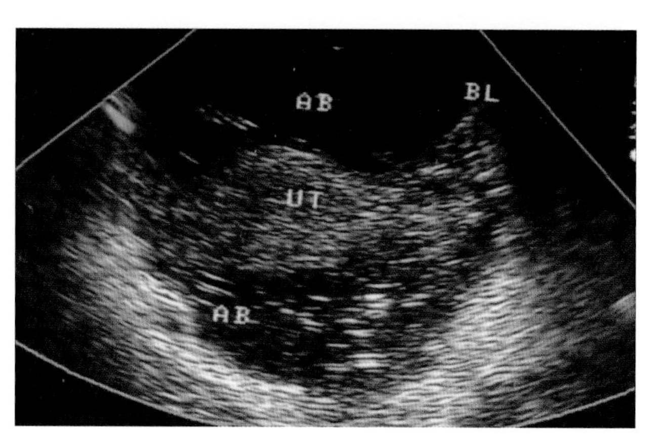

图9.31　与图9.30为同一患者。子宫周围可见大量脓液（AB），子宫下方可见多条强回声短条状脓栓。

UT，子宫；BL，膀胱

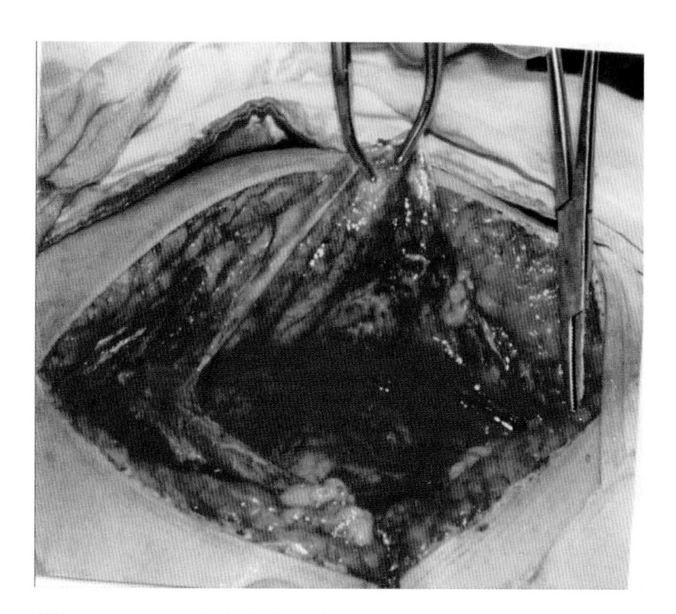

图9.32　图9.30患者的术中情况。切开腹壁，可见腹腔肠管表面脓性液体覆盖。

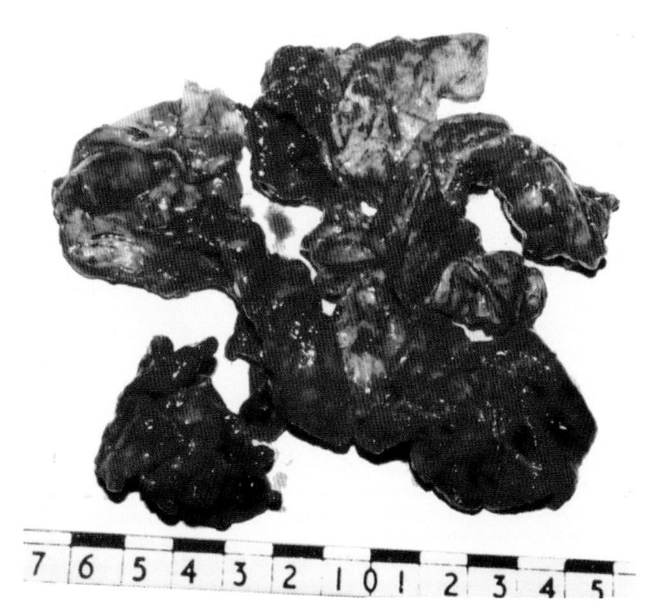

图9.33　图9.30患者输卵管卵巢脓肿摘除后腐烂的碎片。

盆腔脓肿

盆腔脓肿可因炎症形成亦可由于血肿感染形成，可在直肠窝内。

超声图像特点

- 圆囊形，囊壁较厚。
- 内含混浊液体。
- 可有脓栓及粘连带。

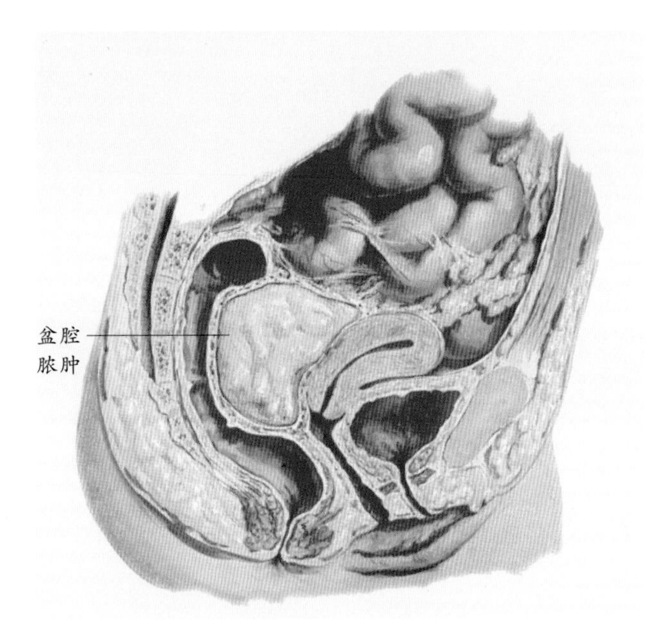

图9.34 盆腔脓肿示意图。盆腔脓肿常发生在子宫直肠窝内。

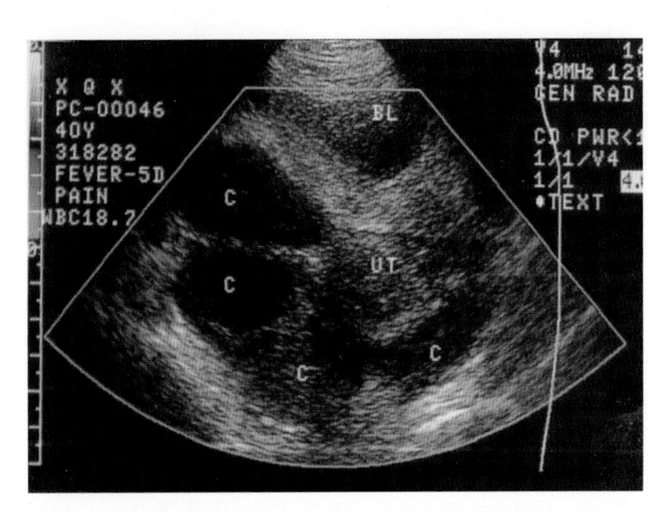

图9.35 盆腔脓肿超声图像。患者，40岁，发热、腹痛5天，白细胞18 200/mm³。超声图像显示，子宫直肠窝内可见数个脓肿，囊壁较厚，可见分隔，内可见混浊液体。考虑为盆腔脓肿。
BL，膀胱；UT，子宫；C，脓肿

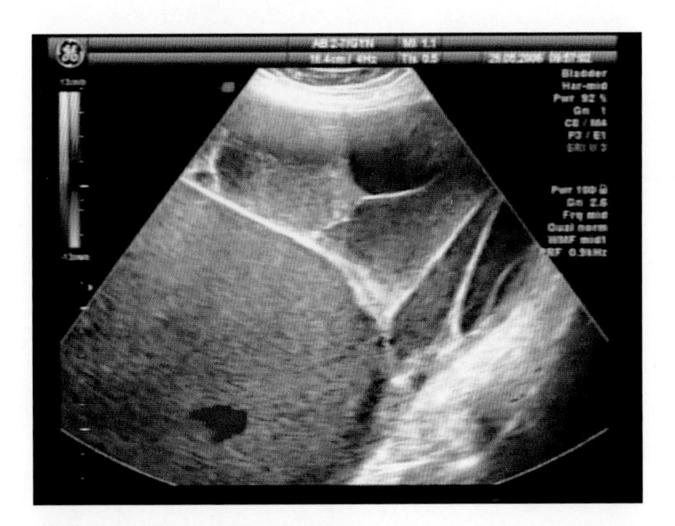

图9.36 盆腔巨大脓肿超声图像。患者，47岁，发热、腹痛史。超声图像显示，盆腔可见一较大脓肿，囊壁较厚，内可见混浊脓液及多条粘连带。

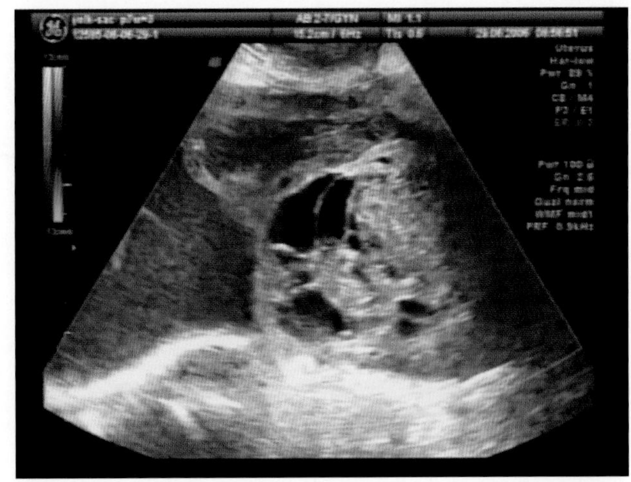

图9.37 图9.36患者抽脓消炎治疗后32天超声图像。治疗后未见明显好转，盆腔仍可见大量混浊脓液、少数脓栓及多条粘连带，血流星点状。

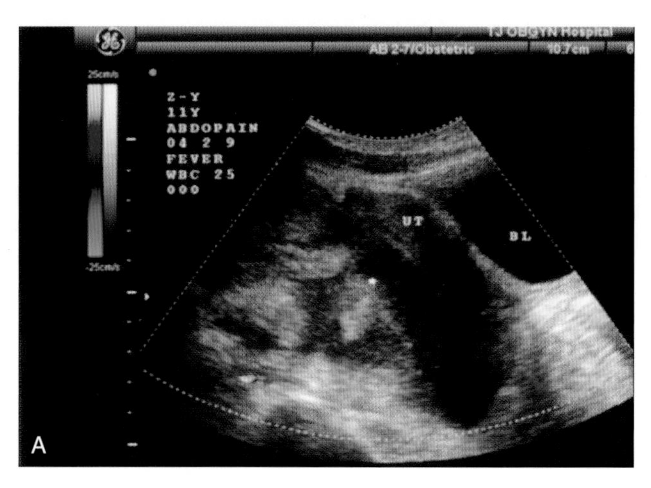

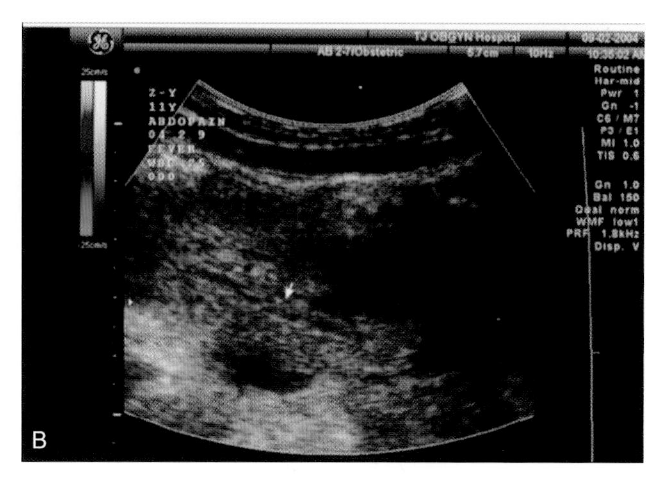

图9.38　鉴别诊断：阑尾脓肿。患者，11岁，右下腹痛，发热史，白细胞25 000/mm³。子宫右后方可见一条状衰减脓肿，周边可见肠管。考虑为阑尾脓肿（箭头）。(A)纵切面。(B)横切面。
UT，子宫；BL，膀胱

慢性盆腔生殖器官炎症

- 输卵管粗而僵硬
- 输卵管积水
- 输卵管、卵巢潴留囊肿
- 宫腔积液
- 慢性附件炎

慢性输卵管炎

患者多有过附件炎病史及不孕症史。

超声图像特点：一般如果不引起形态学上的改变，在图像上无明显异常发现，如果输卵管有较明显的增粗、僵直则可从图像上发现。

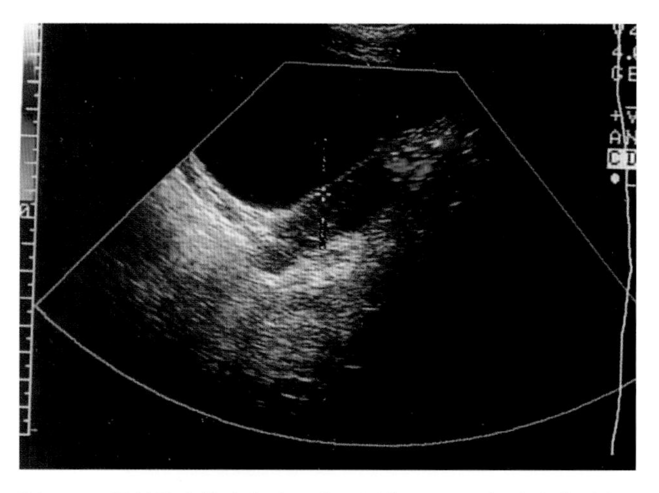

图9.39　慢性输卵管炎超声图像。图像显示，一侧输卵管增粗、僵直。考虑为慢性输卵管炎。

输卵管积水

由于炎症造成输卵管伞端闭锁，形成输卵管积水。

超声图像特点

- 输卵管呈烧瓶状、三角形、长管形、圆囊形或不规则形等。
- 单侧或双侧性，后者可在子宫上方粘连。
- 囊壁薄而光滑，可有粘连。
- 囊内含清亮液体。
- 血流不丰富。

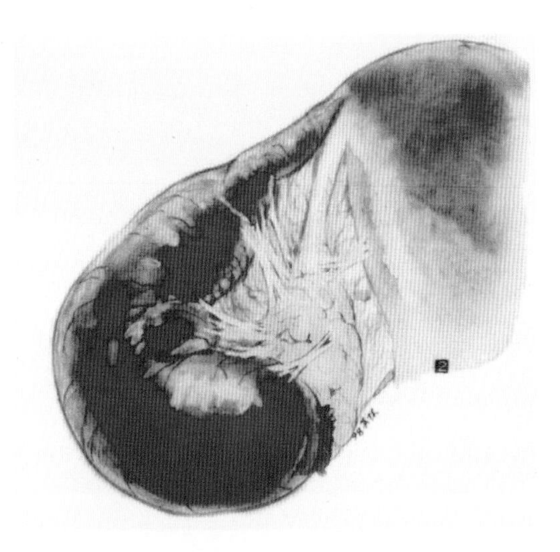

图9.40 **输卵管积水示意图。**因炎症造成输卵管伞端闭锁，输卵管粘连，形成输卵管积水。

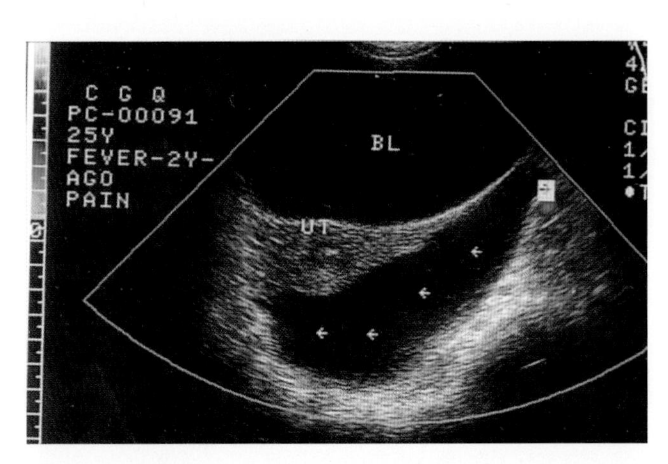

图9.41 **输卵管积水超声图像。**患者，25岁，发热、腹痛2年。横切面显示，子宫后方可见一长条形囊肿，内为清亮液体，血流不丰富。考虑为输卵管积水(箭头)。
BL，膀胱；UT，子宫

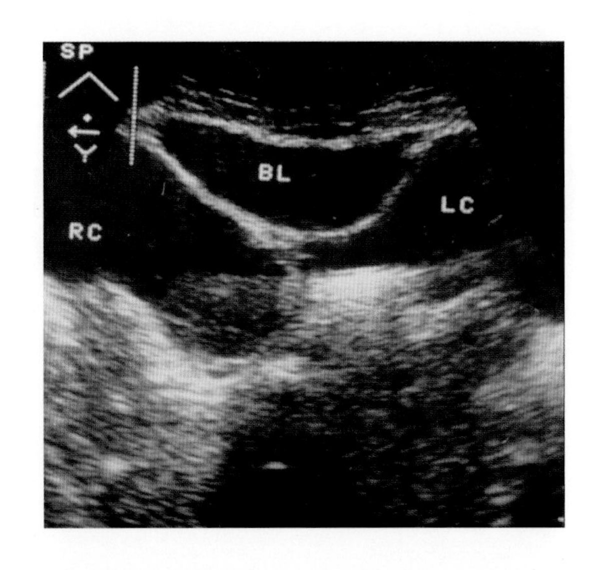

图9.42 **子宫双侧输卵管积水超声图像。**图上可见，子宫双侧输卵管内为清亮液体，血流不丰富。
BL，膀胱；RC，右输卵管；LC，左输卵管

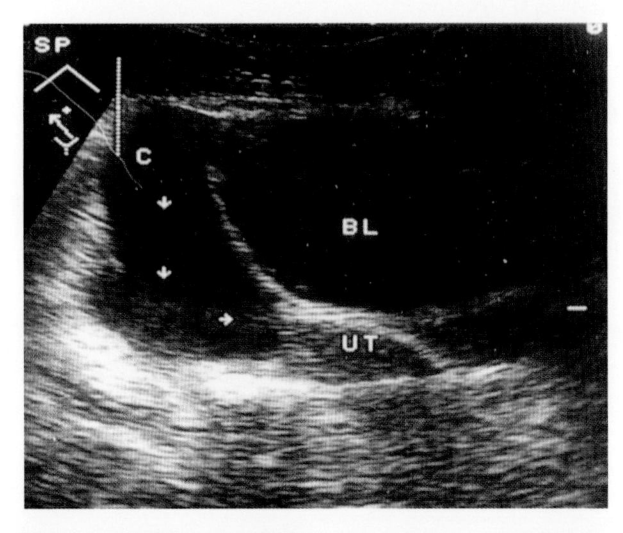

图9.43 **输卵管积水超声图像。**子宫右侧可见一长条形囊肿，内为清亮液体。考虑为输卵管积水(箭头)。
BL，膀胱；UT，子宫；C，囊肿

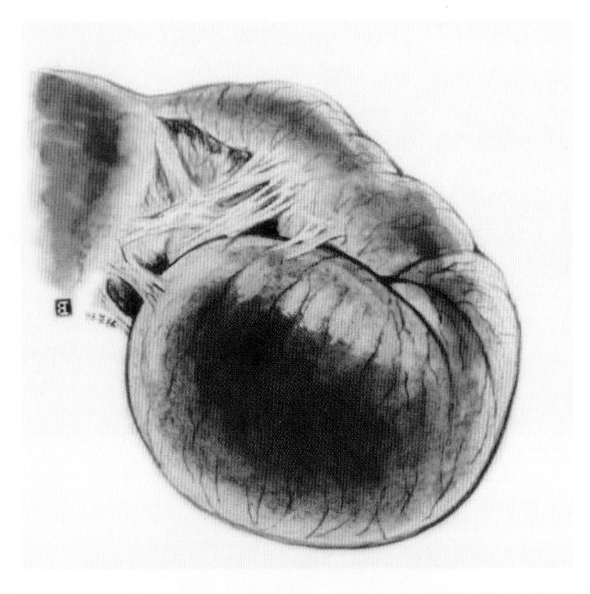

图9.44 **输卵管大量积水示意图。**图上可见输卵管伞端闭锁，输卵管粘连，大量积水。

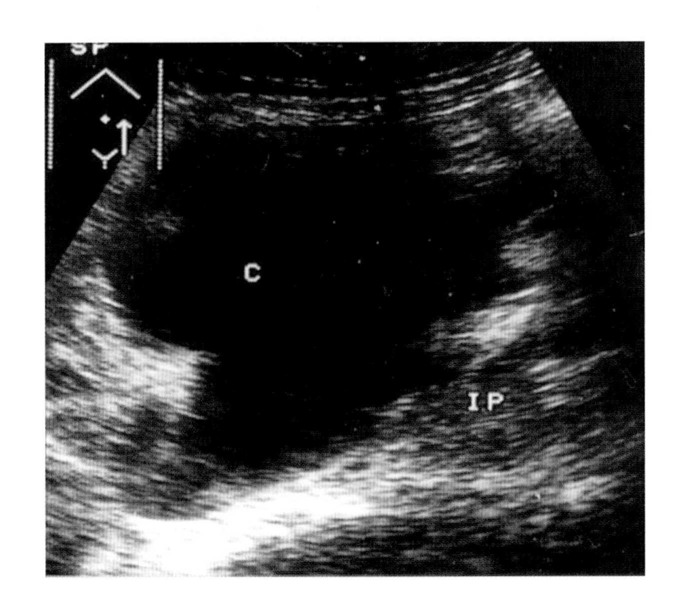

图9.45 输卵管大量积水超声图像。左侧髂腰肌内侧可见输卵管大量积水,内为清亮液体。
IP,髂腰肌;C,囊肿

输卵管、卵巢潴留囊肿

盆腔内输卵管积脓、积水,卵巢积血、积脓,经过治疗,脓液、积血逐渐消失(部分有形物被吸收),可遗留囊肿,可长期存在,不长不消,临床症状消失。部分可形成输卵管、卵巢潴留囊肿。

超声图像特点

- 常在子宫后方一侧见到囊性肿物, 壁较厚,长久不长不消。
- 囊内或为清亮液体,或含少量颗粒。
- 血流不丰富。
- 常与附件区囊肿及巧克力囊肿难分辨。

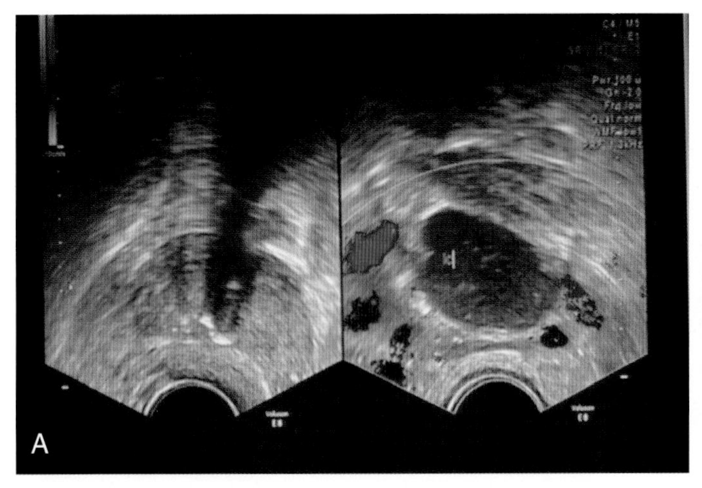

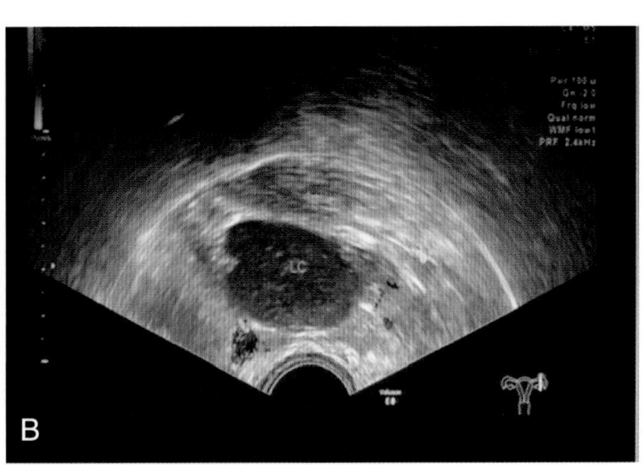

图9.46 潴留囊肿超声图像。患者,54岁,潴留囊肿发现14年。超声图像显示,子宫左侧可见一囊性肿物,壁较厚,囊内为液性暗区及密集点状颗粒,定期超声观察此囊肿长期存在,不长不消。
LC,左输卵管

宫腔积液

多见于宫颈癌放疗后，宫颈粘连，致宫腔积液。

超声图像特点

- 子宫扩大。
- 宫内清亮液体。
- 宫颈与宫壁光滑，须与宫颈癌复发做鉴别。

另外，输卵管癌也经常有宫腔少量积液，须与其相鉴别。

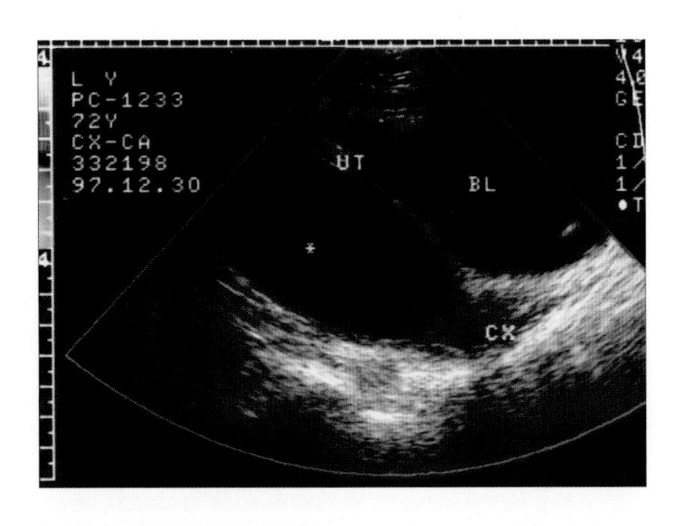

图9.47 宫颈癌放疗后，宫颈粘连致宫腔积液超声图像。患者，72岁。超声图像显示，子宫饱满、增大，宫腔内可见清亮液体，宫颈与宫壁光滑。考虑为宫颈癌放疗后宫颈粘连致宫腔积液，须与宫颈癌复发相鉴别。

UT，子宫；BL，膀胱；CX，宫颈

盆腔特异性炎症(TB)

盆腔生殖器结核病变，其图像无特殊性，须根据病史判断，可发现盆腔肠结核或寒性脓肿。如有疑似，患者须做结核菌素试验。

超声图像特点

- 子宫结核，常有钙斑，伴声影。
- 盆腔肠管结核，肠管粘连成一团。
- 包块周围有多个粘连带。
- 常有腹水。
- 盆腔寒性脓肿。

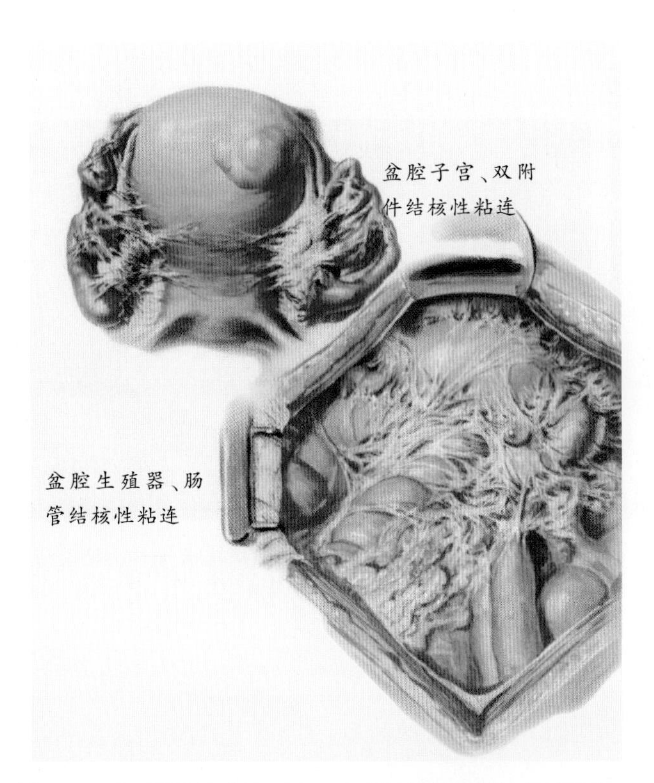

图9.48 盆腔结核示意图。图上可见盆腔结构紊乱，粘连紧密。

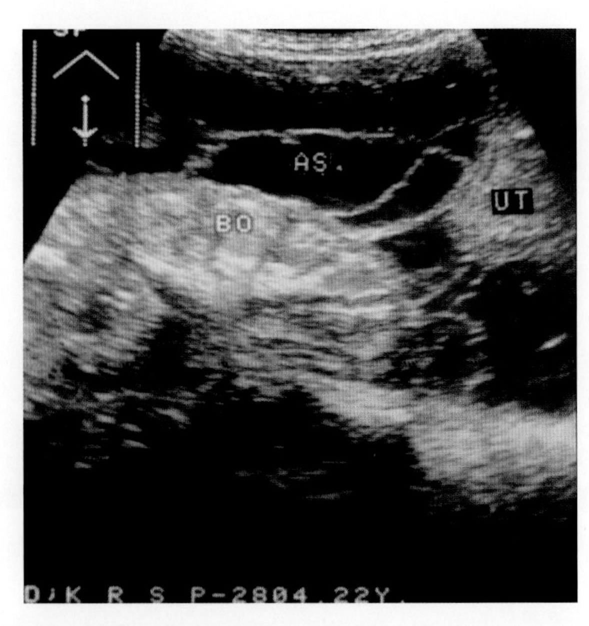

图9.49 肠管结核超声图像。患者，22岁，结核菌素试验阳性，腹痛、低热史。超声图像显示，盆腔肠管粘连成团，肠管回声稍强，周围可见多个粘连带，可见盆腹腔积液。结合病史考虑为肠管结核。

BO，肠管；UT，子宫；AS，盆腹腔积液

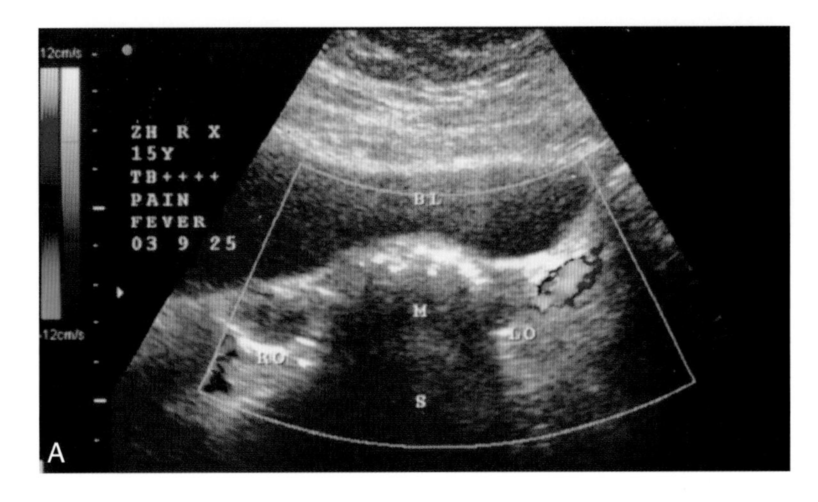

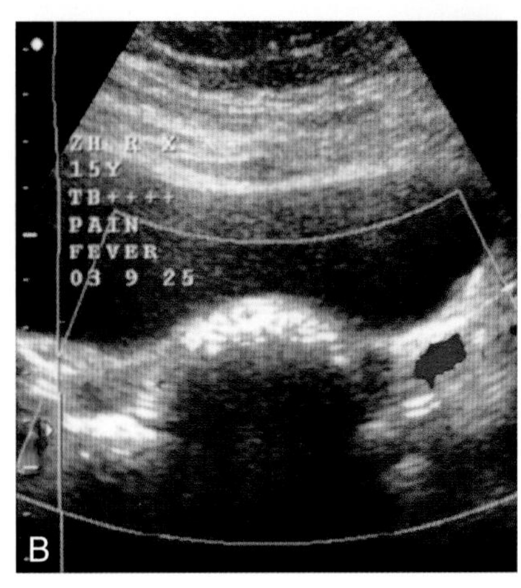

图9.50　**盆腔肠管结核超声图像**。患者，15岁，结核菌素试验++++，腹痛、发热史。超声图像显示，双卵巢可见，盆腔内可见肠管粘连成一团，有钙斑，伴声影(S)。结合病史考虑为盆腔肠管结核。

BL，膀胱；RO，右卵巢；LO，左卵巢

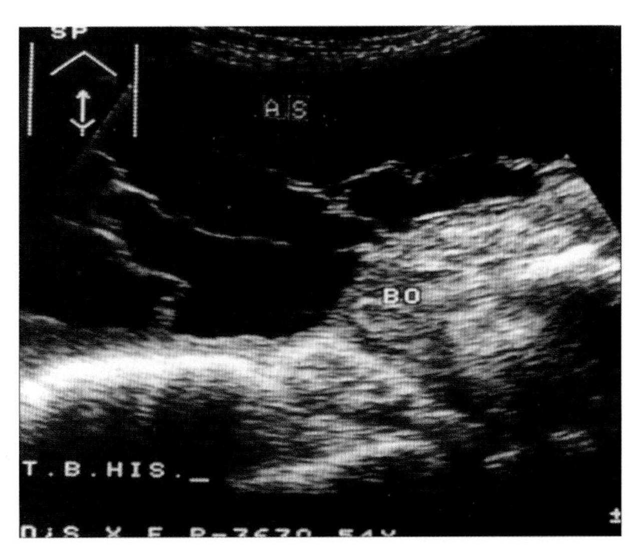

图9.51　**肠管结核超声图像**。患者，54岁，结核病史，腹痛、低热史。超声图像显示，盆腔肠管粘连成团，肠管回声稍强，周围可见多个粘连带，可见盆腹腔积液。结合病史考虑为肠管结核。

BO，肠管；AS，盆腹腔积液

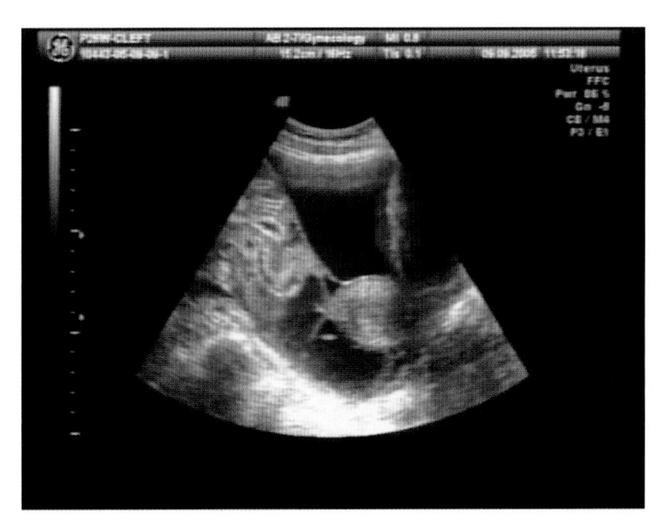

图9.52　**肠管结核超声图像**。患者，19岁，结核菌素试验阳性，腹痛、低热史。超声图像显示，盆腔肠管粘连成团，肠管回声增强，肠管及子宫周围可见多个粘连带，可见盆腔大量积液。结合病史考虑为肠管结核。

第 10 章

子宫假性动脉瘤的超声诊断

子宫假性动脉瘤

假性动脉瘤在外科较常见，盆腔内少见，为搏动性肿块，可伴血管杂音。

假性动脉瘤是因为动脉血管的损伤造成的，如子宫假性动脉瘤多由于宫腔手术血管损伤形成。考虑为较大的动脉受损，可形成假性动脉瘤。患者多无明显症状。

创伤性假性动脉瘤分期

- 血肿形成期：动脉壁破损，血流流出聚集在动脉周围，形成血肿。
- 血液凝固期：血液凝固。
- 瘤体形成期：血块溶化瘤体由假性囊壁和假性囊腔构成，囊腔内充满湍流血液。
- 瘤体增大期：瘤体可逐渐增大。

超声图像特点

- 子宫多正常大小或略大。
- 瘤体多为圆形，内壁较光滑，CDFI呈红蓝相间的湍流状血流。
- 动脉瘤可位于肌壁间、浆膜下或子宫旁，常见瘤体与肌壁上一条动脉相连，推测为弓形动脉或子宫动脉。
- 动脉瘤入口处常见动、静脉瘘。
- 子宫肌壁其他部位血流不丰富。

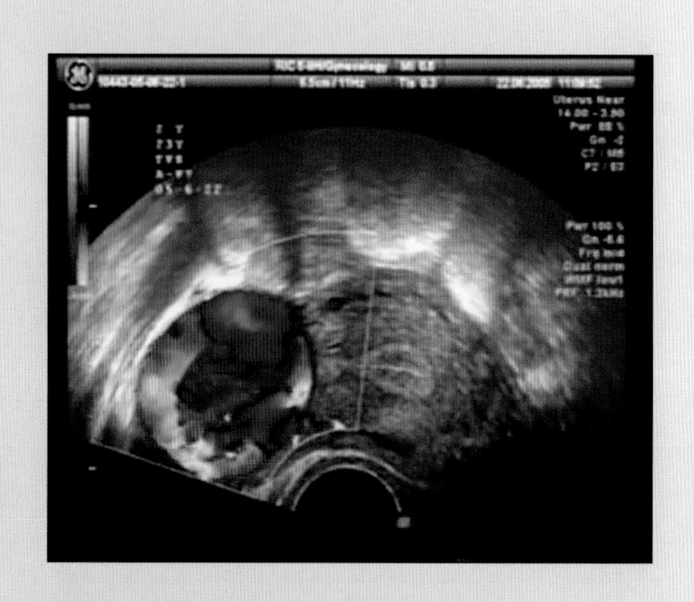

图10.1　子宫浆膜下假性动脉瘤形成超声图像。患者，24岁，手术损伤后一年。子宫浆膜下可见一圆形瘤体，内壁较光滑。彩色多普勒显示红蓝相间的湍流样血流，可见动、静脉瘘频谱。

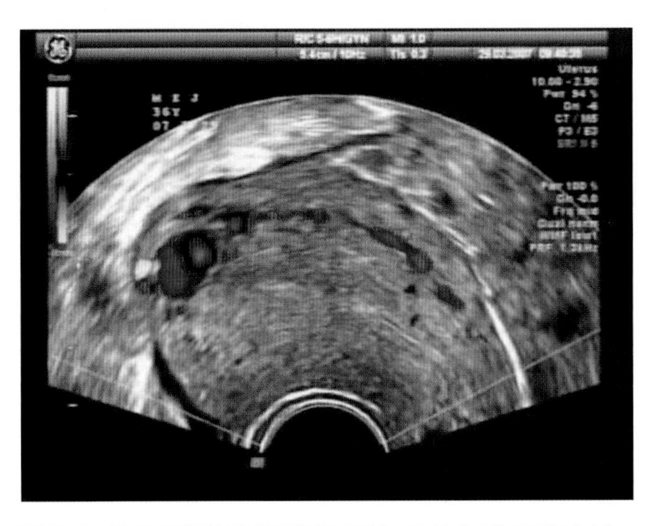

图10.2 肌壁间假性动脉瘤超声图像。患者,36岁,刮宫术4次,损伤弓形动脉。超声图像显示,宫底肌壁间可见一假性动脉瘤,CDFI可见红蓝相间湍流样血流信号,瘤体破口处似可见一弓形动脉相通。

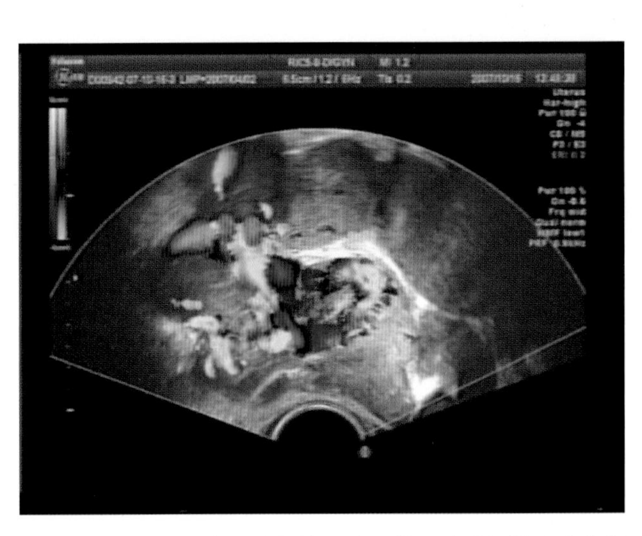

图10.3 脉管性子宫肌瘤侵蚀周边血管,形成假性动脉瘤超声图像。可见多个脉管性子宫肌瘤,肌瘤瘤体内可见假性动脉瘤,瘤体内可见红蓝相间缓慢流动的湍流样血流。

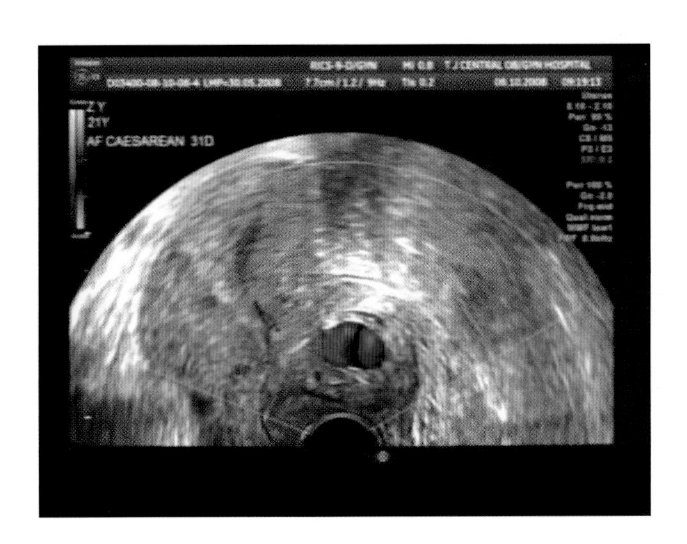

图10.4 切口处血管损伤形成假性动脉瘤超声图像。患者,21岁,剖宫产术后31天。子宫下截切口处可见一假性动脉瘤,内为红蓝相间的湍流样血流。考虑为手术损伤子宫动脉所致。

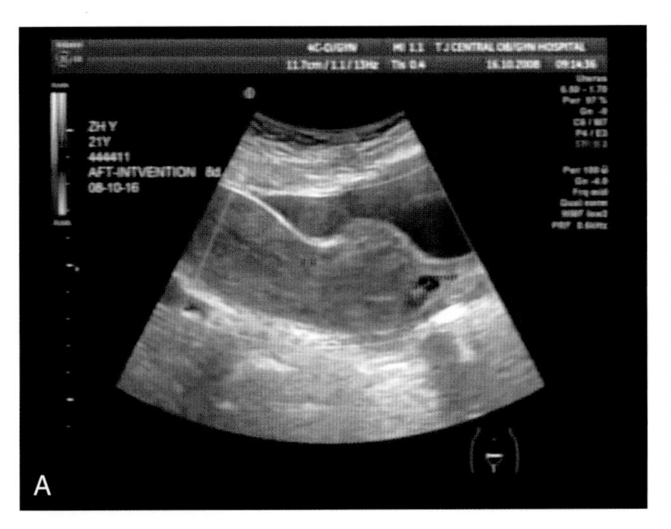

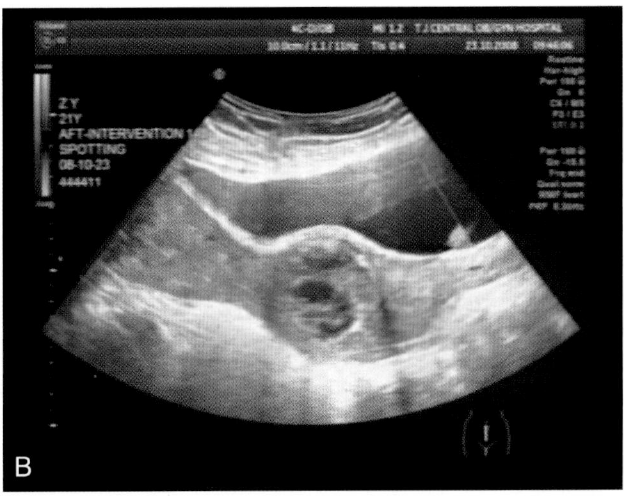

图10.5 图10.4患者介入术后表现的超声图像。(A)介入术后一周,假性动脉瘤瘤体内未见明显血流信号。(B)介入术后两周,假性动脉瘤瘤体内未见明显血流信号,部分组织机化。

子宫假性动脉瘤与空洞型绒毛膜癌的鉴别

表 10.1 子宫假性动脉瘤与空洞型绒毛膜癌的鉴别

	空洞型绒毛膜癌	子宫假性动脉瘤
病史	妊娠相关病史(流产、足月产、葡萄胎史一年后等)	子宫手术史
血 HCG	血 HCG 升高	HCG(-)
超声图像	●子宫饱满、增大;全子宫血流丰富,可见滋养层血流 ●肌壁间可见大型空洞。空洞内可见湍流。考虑为滋养细胞侵犯多条动、静脉,血管损伤,血流喷入空洞内形成 ●空洞内壁多凹凸不平	●子宫多正常大小或略大 ●动脉瘤可位于子宫旁、肌壁内或剖宫产切口处等 ●动脉损伤后,周围组织包裹,逐渐形成假性动脉瘤,常见瘤体与损伤动脉相连 ●瘤体内可见湍流状血流 ●子宫肌壁其他部位血流不丰富

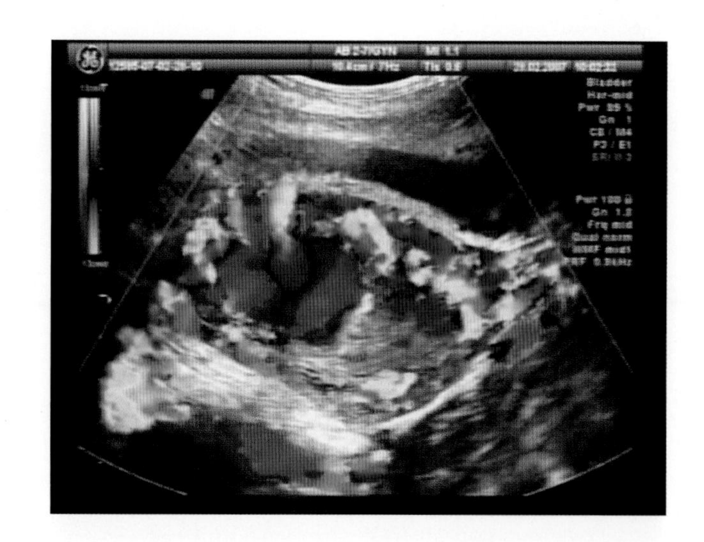

图10.6 空洞型绒毛膜癌超声图像。患者，流产后两个月,血HCG升高。子宫肌壁间可见一大空洞,空洞壁参差不齐,不光滑,子宫血流丰富。

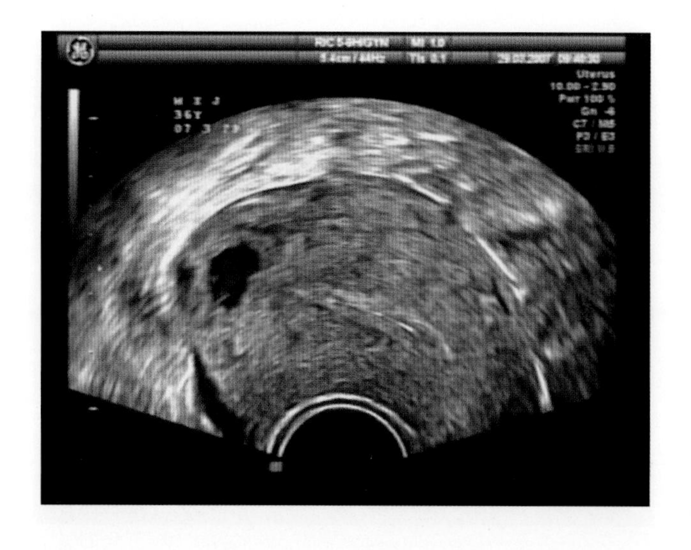

图10.7 子宫壁假性动脉瘤超声图像。患者,36岁,4次刮宫术后,损伤弓形动脉,形成肌壁内假性动脉瘤。

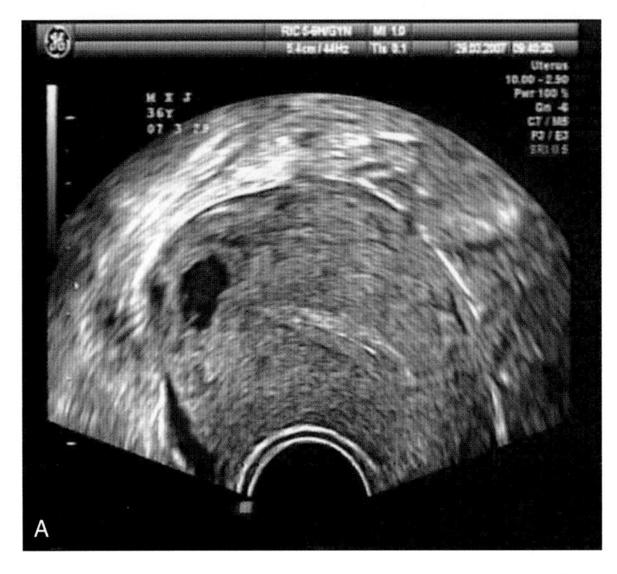

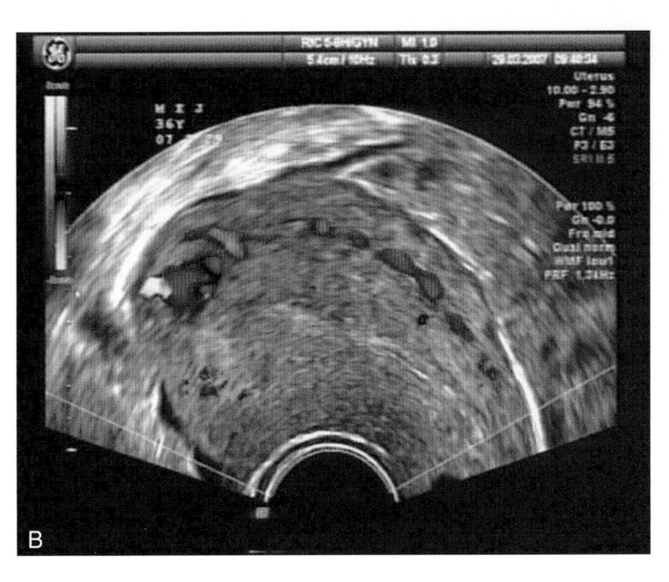

图10.8 肌壁间假性动脉瘤。(A)二维超声图。(B)彩色多普勒超声图像。

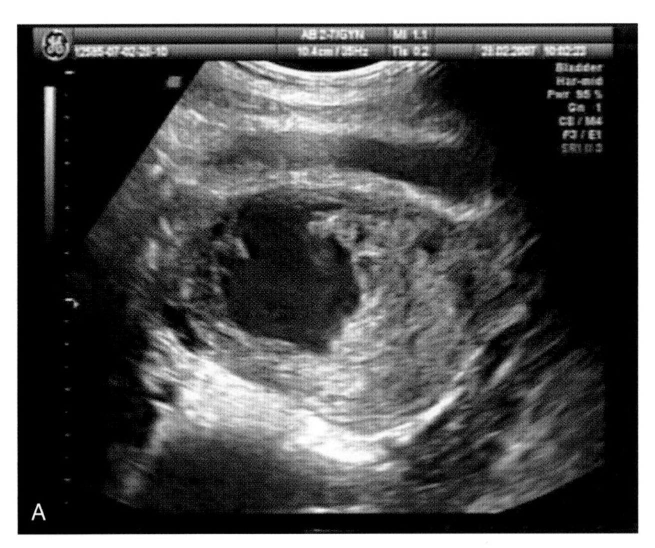

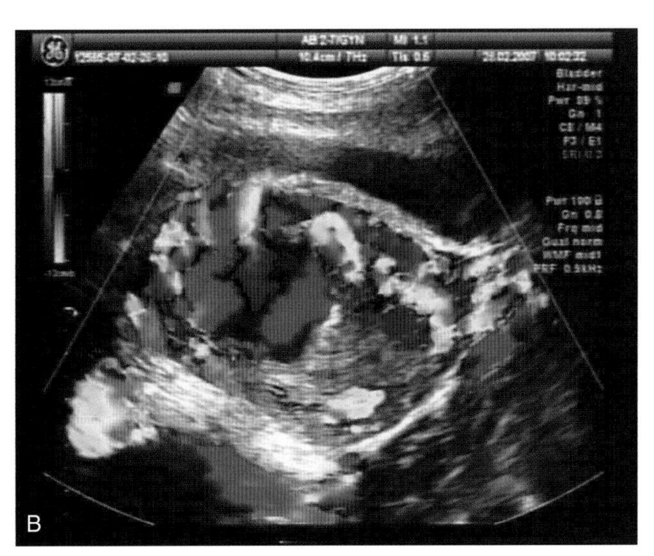

图10.9 空洞型绒毛膜癌。(A)二维超声图。(B)彩色多普勒超声图像。

第 11 章

与计划生育相关疾病的超声诊断

宫内节育器

在我国宫内节育器是最常用的节育方法之一，世界上约有5亿以上的育龄妇女使用这种方法，我国育龄妇女中约有1/2佩戴节育器。超声判断节育器与子宫关系优于X线，可以确切了解节育器在宫内的位置。

宫内节育器的超声图像

• 由于节育器形态和所用材料不同，其图像亦不相同。以金属环为例，其纵切面表现为两个回声强的“锥”形回声，此为节育环的两个截面，上宽下窄，似彗星尾部，称“彗尾”征，在后屈子宫横切面可见到光环全貌。图像随节育器形态不同而异。

• 节育效果主要取决于节育器在宫腔内的位置。

判断的标准方法：节育器上缘距宫底外缘距离综合各家报道采用标准为不超过2cm。三维超声可显示子宫冠状面，并见三角形宫腔及节育环在宫腔内的位置。

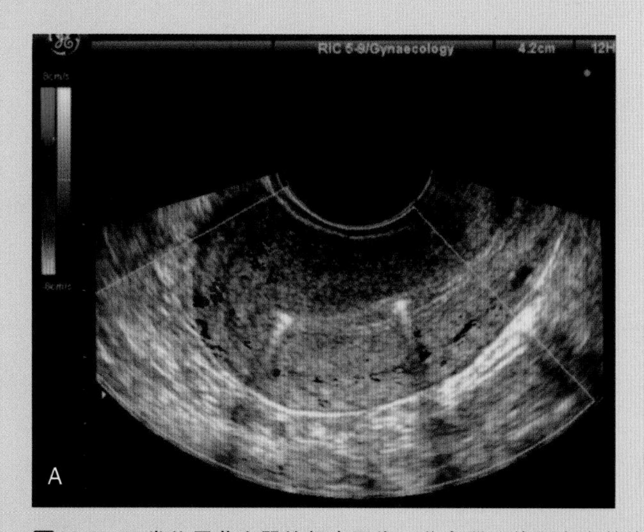

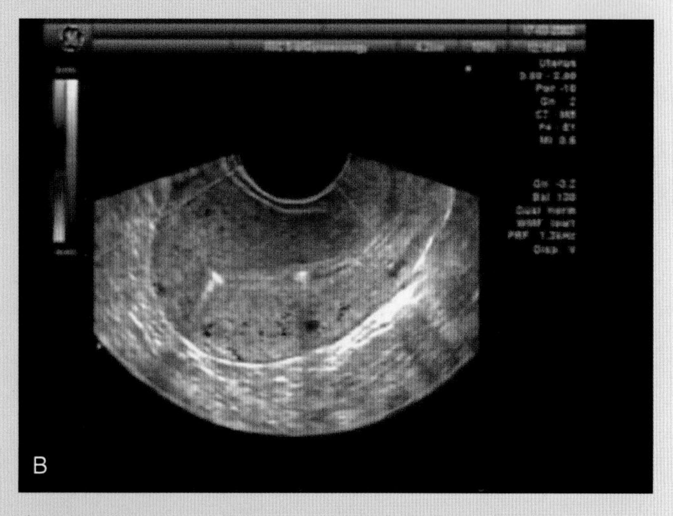

图11.1 正常位置节育器的超声图像。节育器上缘距宫底外缘距离不超过2cm。

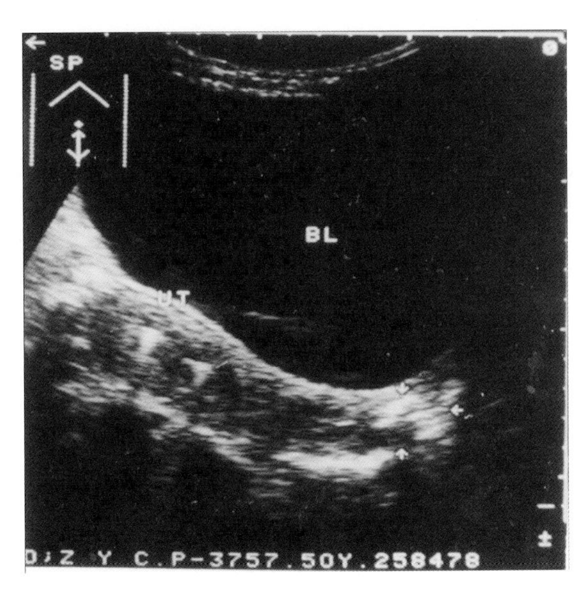

图11.2　正常位置节育器的超声图像。
BL,膀胱;UT,子宫

节育器下移

节育器下移程度不同，下移明显可进入宫颈管或见节育器位置不正，节育器上缘距宫底外缘距离如超过2cm者考虑为节育器下移。

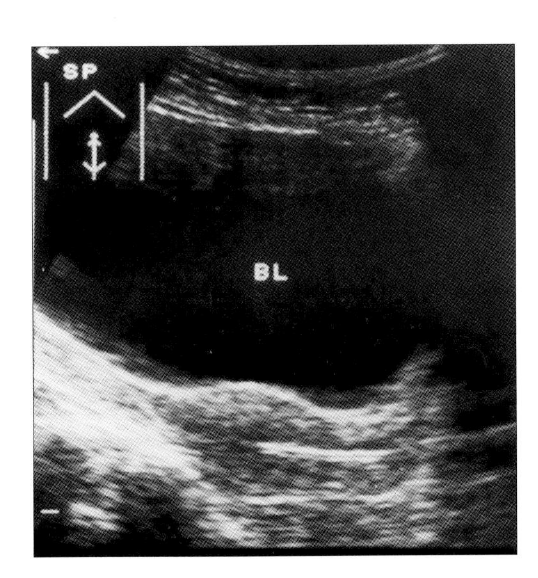

图11.3　宫内节育器下移的超声图像。节育器位于宫腔下段至宫颈管内，环上缘距宫底外缘距离超过2cm为节育器下移。
BL,膀胱

带器妊娠

当节育器下移时可怀孕，在胎囊周围可见节育器。

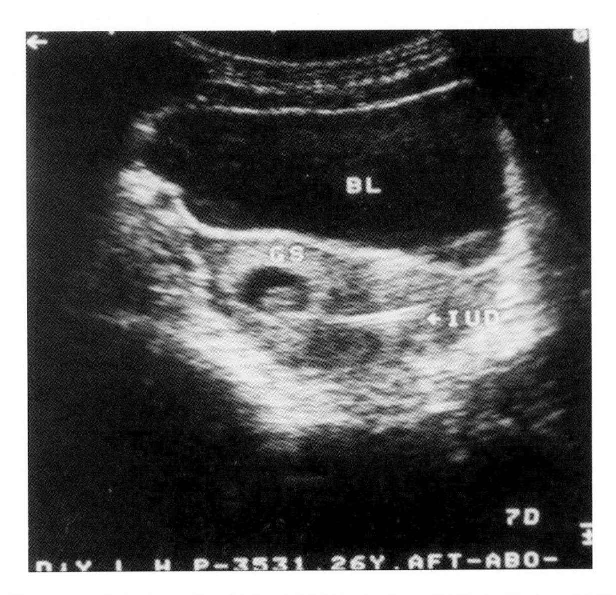

图11.4　节育器下移，带器妊娠超声图像。宫腔内可见一下移的节育器，其上方可见胎囊及胎芽。
BL,膀胱;GS,胎囊;IUD,节育器

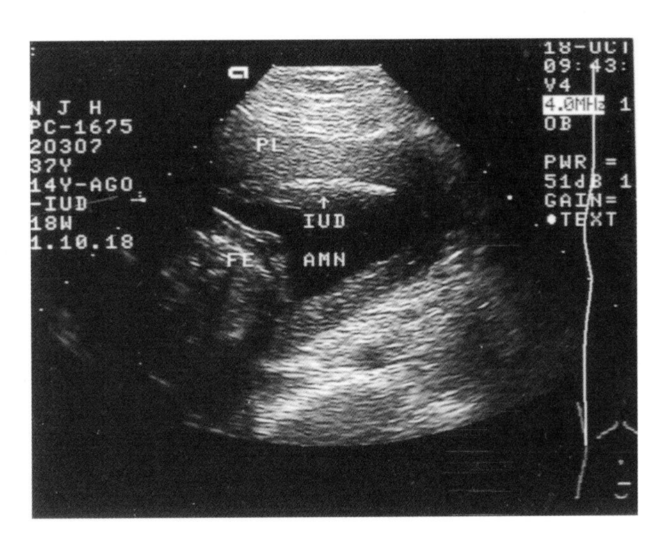

图11.5　节育器下移，带器妊娠超声图像。患者，37岁，孕14周，宫内节育器史14年。宫腔内可见胎体及胎儿附属物，其旁可见一下移的节育器影。
IUD,节育器;AMN,羊水;FE,胎儿;PL,胎盘

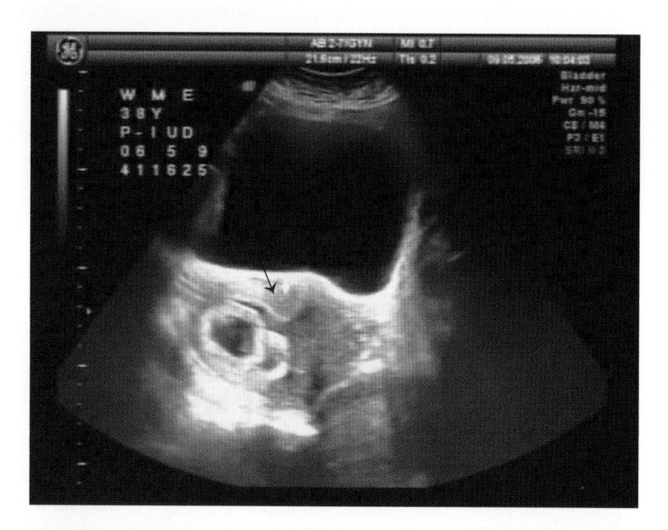

图11.6 节育器下移,带器妊娠超声图像。宫腔内可见一下移的节育器,其右上方可见胎囊。箭头所指处为下移的环形节育器。

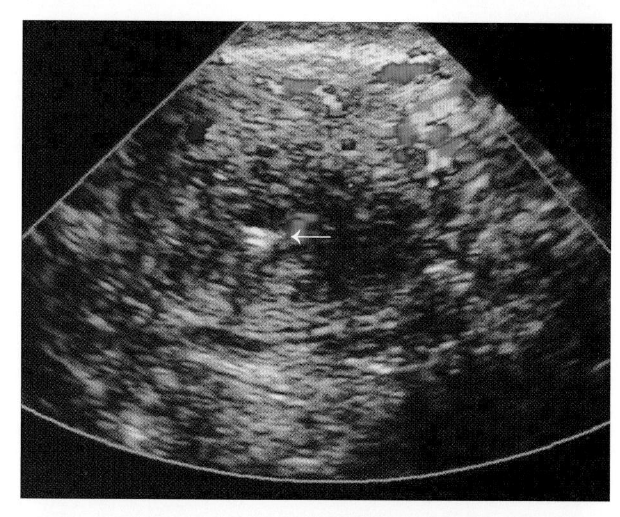

图11.7 节育器碎片遗留子宫内超声图像。箭头所指处为遗留碎片,后方伴声影。

宫腔手术损伤的超声诊断

子宫穿孔

吸刮或上环时，因技术不熟练或在哺乳期均可造成子宫损伤。较多见的是穿孔,子宫穿孔小者除手术时短暂突然疼痛外,术后无症状。穿孔大或损伤大血管时则可引起内、外出血。严重的可将网膜、脂肪垂甚至肠管吸入子宫内造成严重后果。可引起剧烈腹绞痛,出现大量出血、肠坏死,甚至危及生命。超声可做出诊断。

超声图像特点

- 穿孔处偶可见突起一小丘但瞬间即逝。
- 在子宫内吸宫或探针损伤经过部位为一回声强的光条直达穿孔处或光团,这是穿孔损伤的特点。
  - 小的穿孔,未损伤血管时可无阳性发现,或损伤处显示一条亮条,此为吸入空气。
  - 较重者自损伤处至宫腔内显示一条较粗强回声条带,可带入肠系膜。
- 如损伤血管时可造成内或外出血,直肠窝或腹腔内有液性暗区。

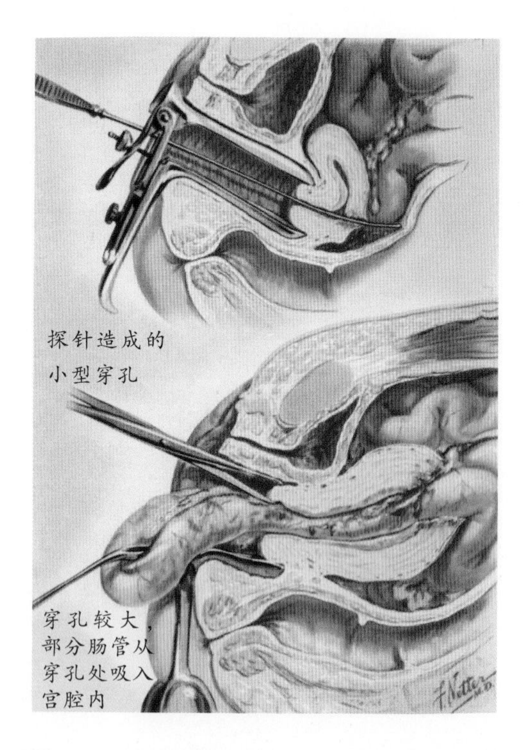

图11.8 子宫穿孔示意图。

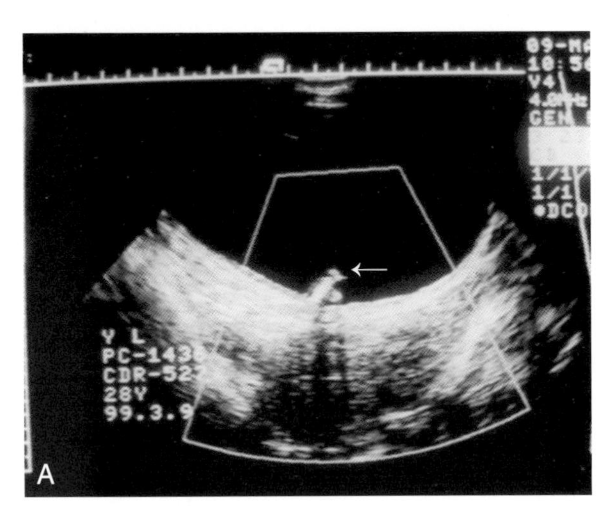

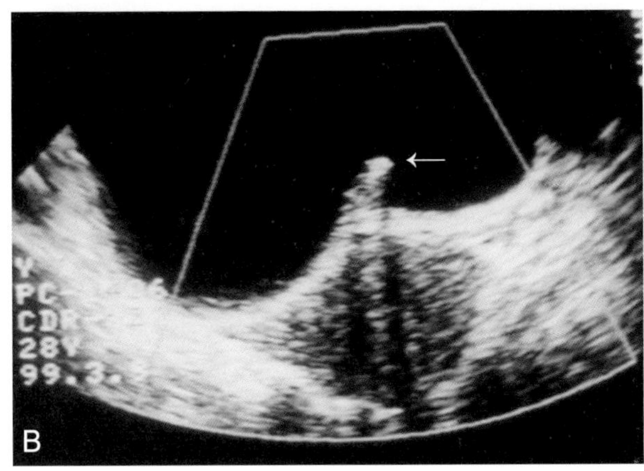

图11.9　节育器穿出子宫宫腔超声图像。(A)纵切面。(B)横切面。箭头所指处为节育器穿出子宫。

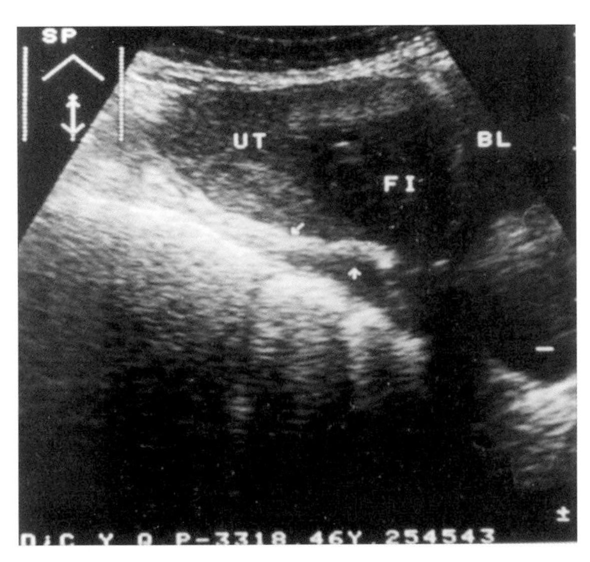

图11.10　前位子宫，子宫后壁穿孔超声图像。子宫后壁可见一强回声气体光条(箭头)。
UT，子宫；BL，膀胱

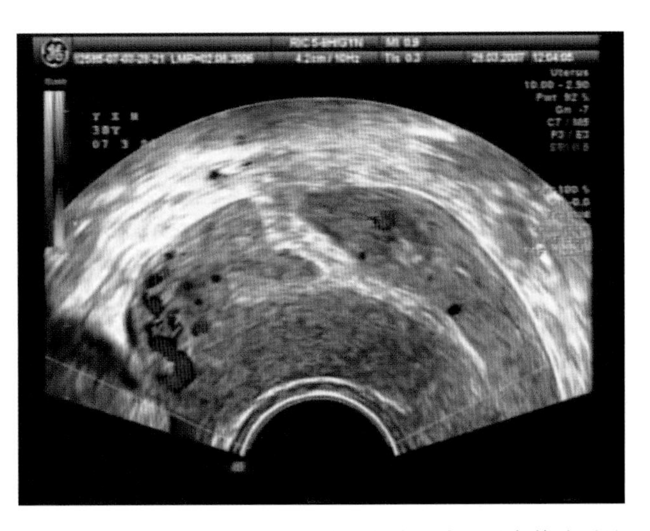

图11.11　后位子宫，子宫前壁穿孔超声图像。子宫前壁可见一强回声气体光条。

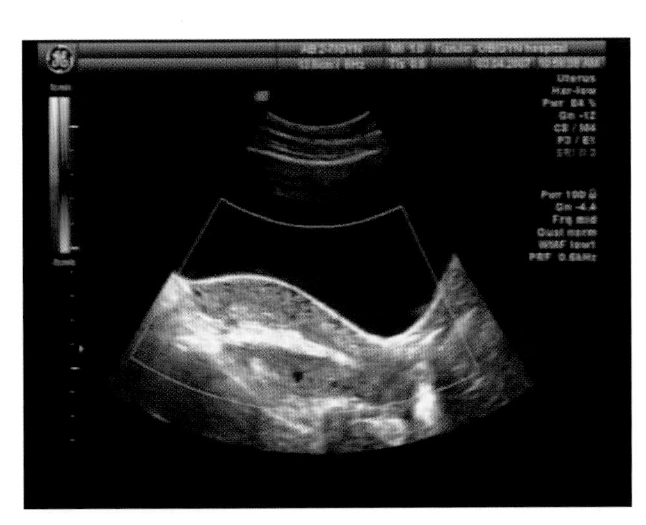

图11.12　前位子宫，子宫后壁穿孔超声图像。子宫后壁可见一强回声气体光条。

节育器嵌顿

由于上器时操作不当或绝经后超期不下环，子宫萎缩或节育器过大、接头断裂，则可使节育器部分或全部嵌入子宫内壁，下环困难或出血多。超声图像表现为节育器脱离宫腔，嵌入肌层或接近浆膜层。

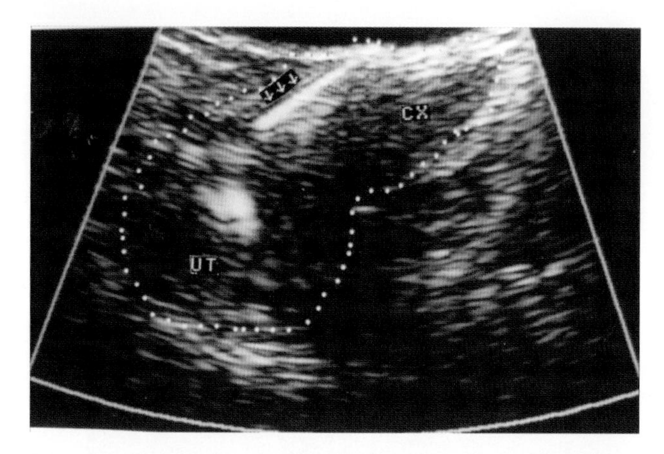

图11.13 后位子宫,节育器嵌顿至子宫、宫颈前壁超声图像。箭头所指处为嵌顿的节育器。
CX,子宫;UT,宫体

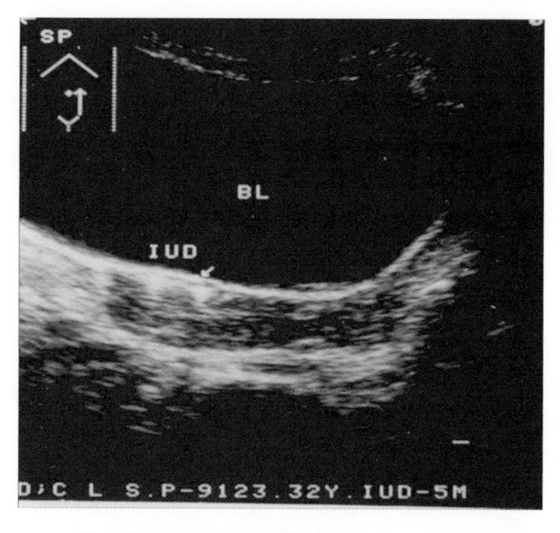

图11.14 节育器嵌顿于子宫前壁肌壁间、接近浆膜层超声图像。箭头所指处为嵌顿的节育器。
BL,膀胱;IUD,节育器

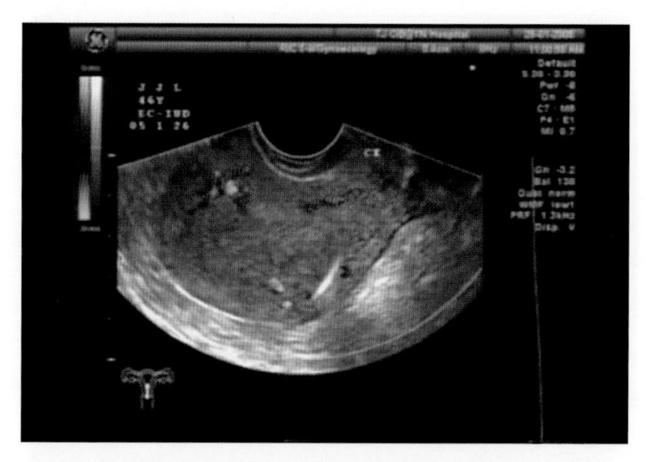

图11.15 节育器嵌顿于子宫后壁肌壁间超声图像。

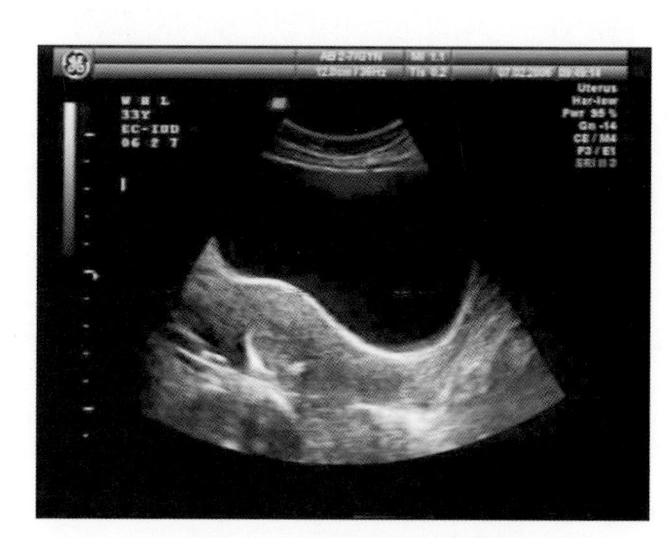

图11.16 节育器嵌顿于子宫壁肌壁间超声图像。

节育器外游

上环时损伤肌壁而使节育器外游，可外游于盆腹腔,也可停留在子宫周边。一般外游的节育器多位于子宫的周围,超声可查出其所在的踪迹,如节育器远离子宫而外游入腹腔与肠管相混,则只有借助X线才能找出其踪迹。

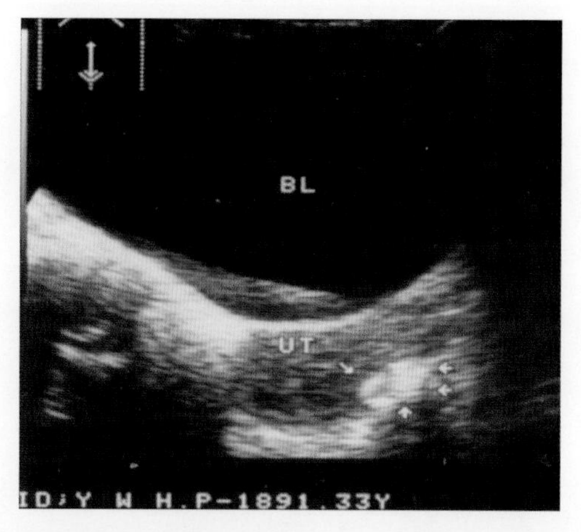

图11.17 节育器外游超声图像。图上可见,后位子宫,子宫后方可见一强回声光团。考虑为节育器外游(箭头)。
BL,膀胱;UT,子宫

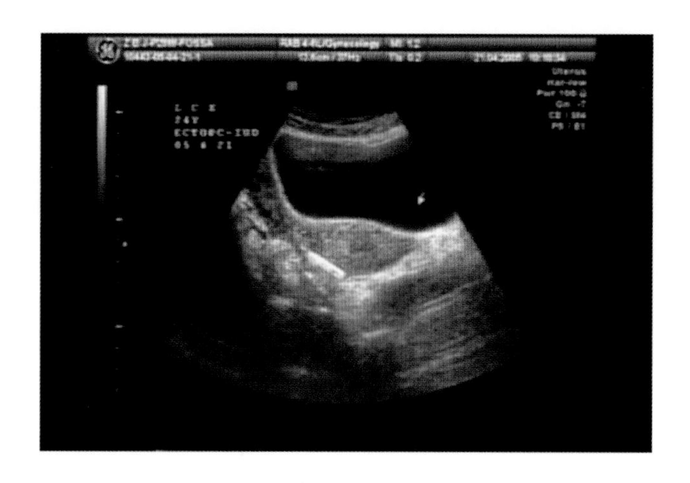

图11.18　节育器外游超声图像。子宫右后方可见一强回声节育器影。考虑为节育器外游。

综上所述，计划生育手术可引起以下并发症：节育器嵌顿、子宫穿孔损伤、节育器穿孔与外游、盆腔损伤部位的出血或形成血肿、盆腔炎症及肠梗阻。

由于损伤合并感染可发生子宫内膜炎、附件炎，严重者可引起盆腔脓肿及肠梗阻。

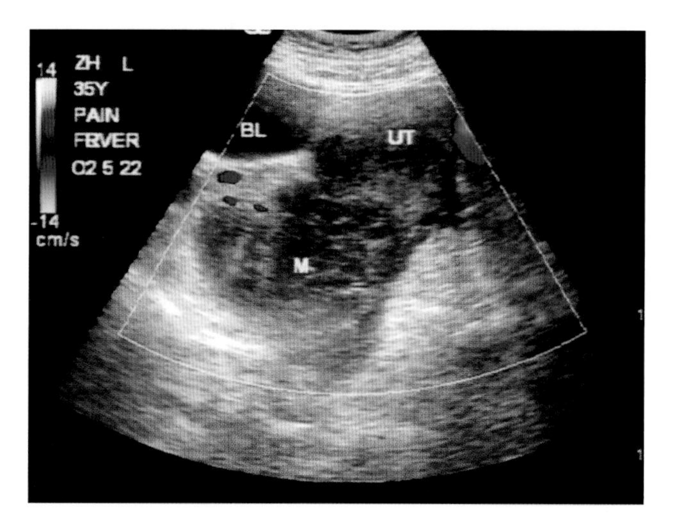

图11.19　计划生育术后发热、腹痛史，形成血肿超声图像。子宫后方可见一不均匀肿块，内可见细小分隔。考虑为术后出血、血肿形成。
BL，膀胱；UT，子宫；M，血肿

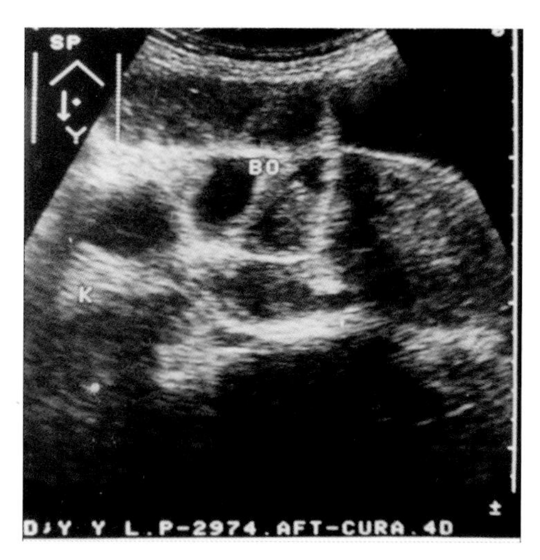

图11.20　计划生育术后损伤合并感染所致肠梗阻超声图像。图上可见部分肠管充盈扩张、粘连。
BO，肠管

第 12 章

多囊卵巢综合征的超声诊断

定义

多囊卵巢综合征(PCOS)是一种很复杂的疾病，多见于20~40岁，其表现为双侧卵巢增大，外观珍珠白色、光滑，切面含多个滤泡，严重者可伴有闭经、月经稀发、不孕、多毛、肥胖，故称为多囊卵巢综合征。性六项可有助于诊断。

基础 LH/FSH 为2~3，可作为诊断PCOS的主要指标。

（基础LH水平>10IU/L 即为升高，或LH维持正常水平，而基础FSH相对低水平，就形成了LH与FSH比值增高。LH，黄体生成素；FSH，促卵泡生成素）

超声图像特点

- 子宫稍小于正常。
- 双侧卵巢增大1~4倍，亦有不大者。
- 包膜厚，回声较强。
- 包膜下多个小囊泡排列成行，可多达数十个，小囊大小一般不超过1cm，内含清亮囊液。

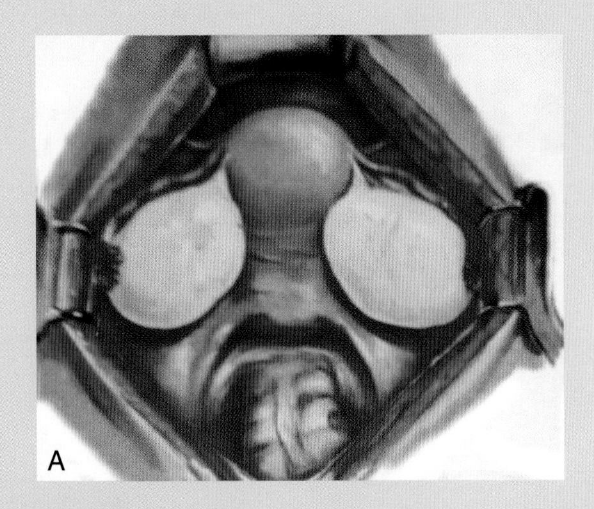

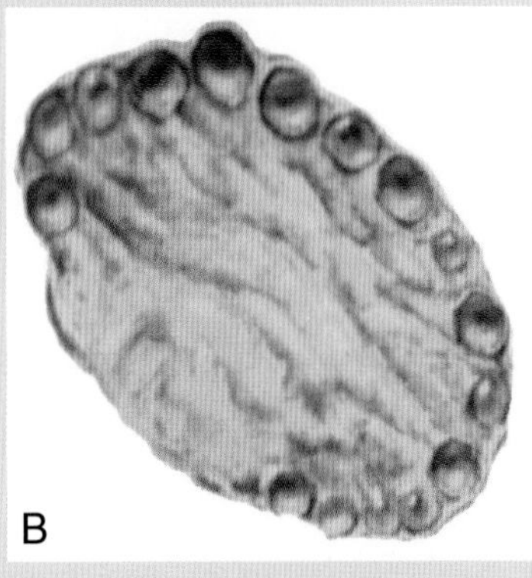

图12.1 多囊卵巢综合征示意图。(A)外观：双侧卵巢增大，壁厚，外观珍珠白色、光滑。(B)剖面：包膜下多个小囊泡沿囊壁排列成行，可多达数十个，囊泡最大不超过1cm。

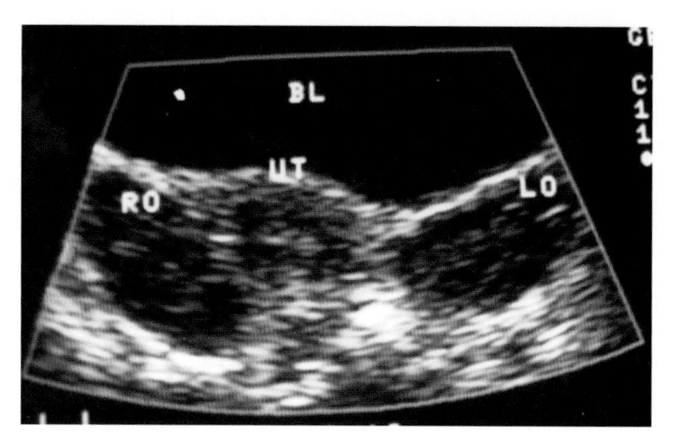

图12.2 多囊卵巢综合征超声图像。患者,23岁,不孕症。图上可见双侧卵巢增大,内见多个小囊泡。

BL,膀胱;UT,子宫;RO,右卵巢;LO,左卵巢

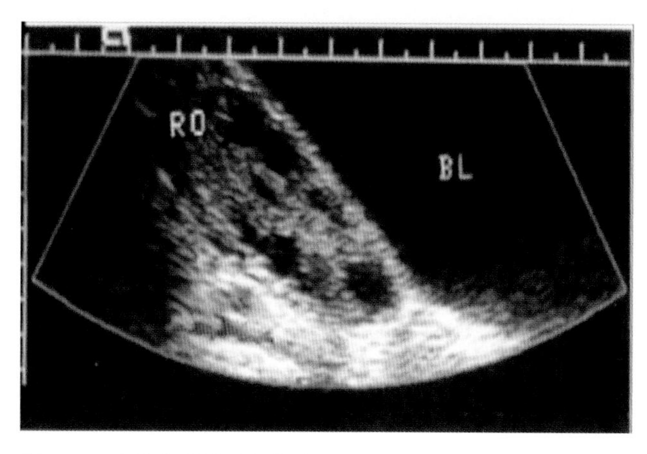

图12.3 多囊卵巢综合征超声图像。患者,23岁,闭经2年,肥胖,不孕症。图上可见卵巢增大,内可见多个小囊泡。

RO,右卵巢;BL,膀胱

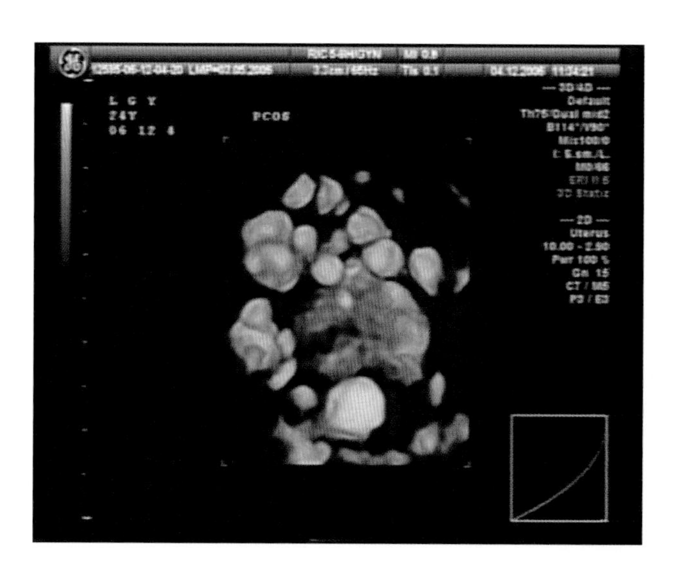

图12.4 多囊卵巢综合征三维图像。患者,24岁。三维反转模式下,卵巢内可见多个小囊泡。

索 引

吴钟瑜主任超声医学专著

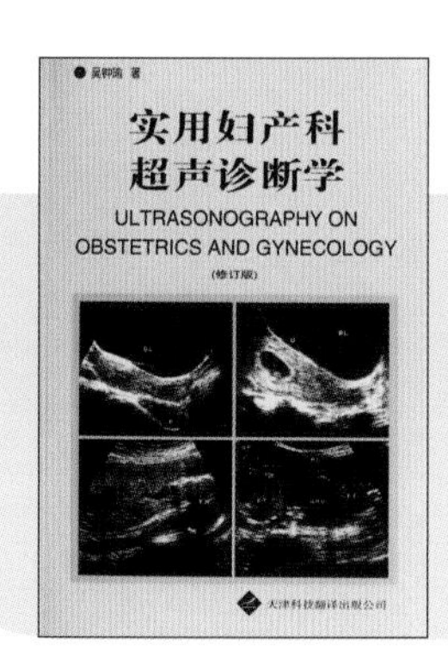

实用妇产科超声诊断学(修订版)

开本:16 开
装帧:平装
页码:406
ISBN:9787543308558
定价:48 元
出版日期:2000.1

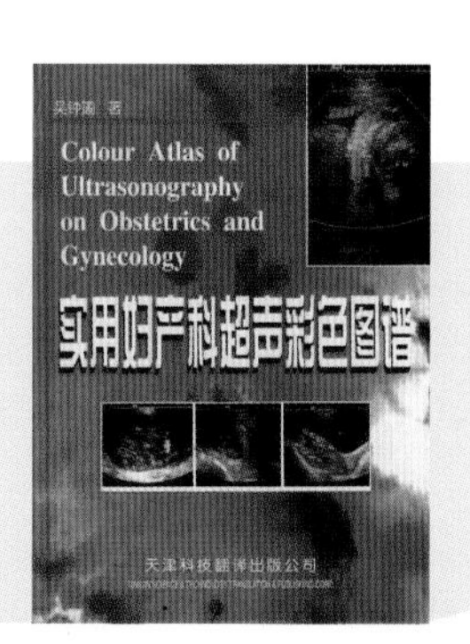

实用妇产科超声彩色图谱

开本:国际 16 开
装帧:精装
页码:386
ISBN:9787543309629
定价:240 元
出版日期:2001.7

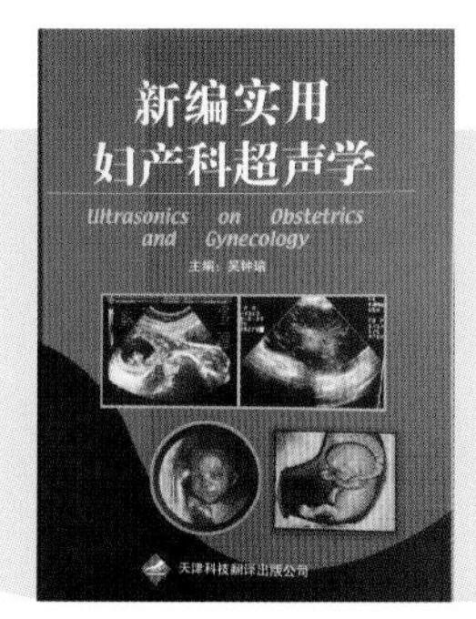

新编实用妇产科超声学

开本:国际 16 开
装帧:精装
页码:408
ISBN:9787543320878
定价:98 元
出版日期:2007.1

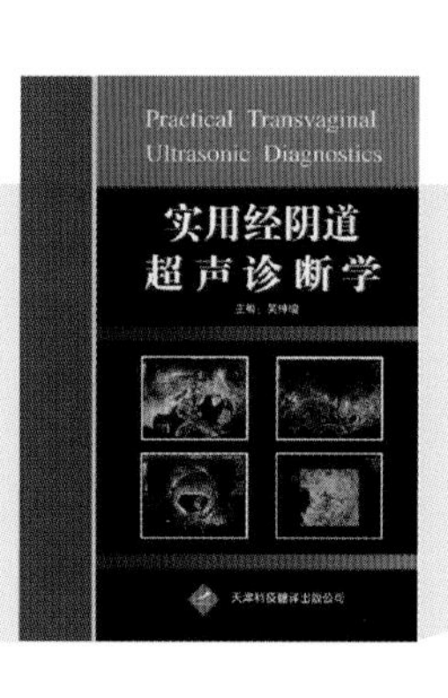

实用经阴道超声诊断学

开本:国际 16 开
装帧:精装
页码:253
ISBN:9787543322950
定价:180 元
出版日期:2008.5

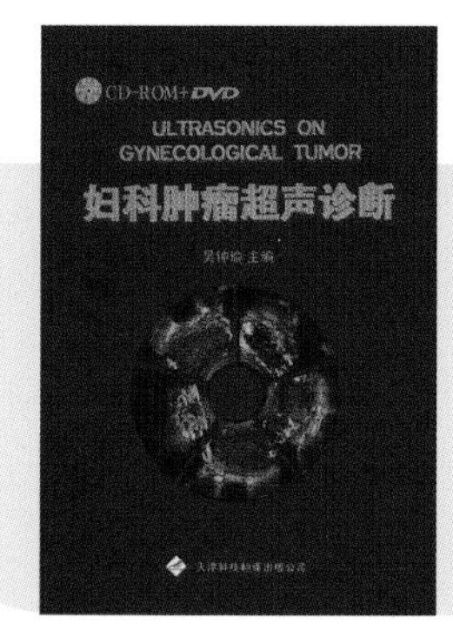

妇科肿瘤超声诊断
(2张CD-ROM电子书+2张DVD+书)

开本:16 开
装帧:精装盒
ISBN:9787543326729
定价:520 元
出版日期:2011.1

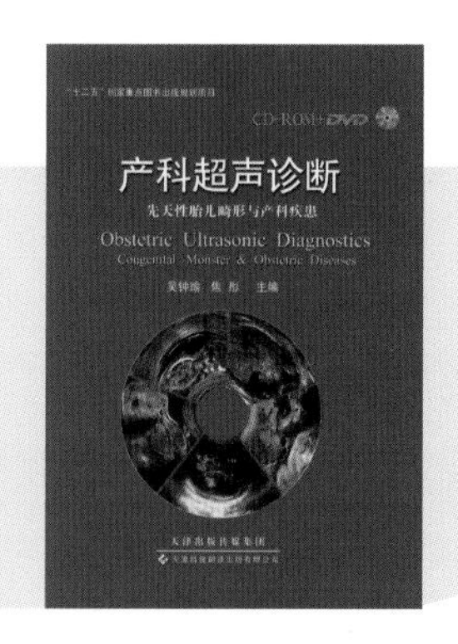

产科超声诊断:先天性胎儿畸形与产科疾患
(2张CD-ROM电子书+2张DVD+书)

开本:16 开
装帧:精装盒
ISBN:9787543331372
定价:520 元
出版日期:2012.12